R. Ottenjann   J. Müller   J. Seifert (Hrsg.)

Ökosystem Darm II
Mikrobiologie, Immunologie, Morphologie

Klinik und Therapie akuter und chronischer entzündlicher Darmerkrankungen

Mit 73 Abbildungen und 29 Tabellen

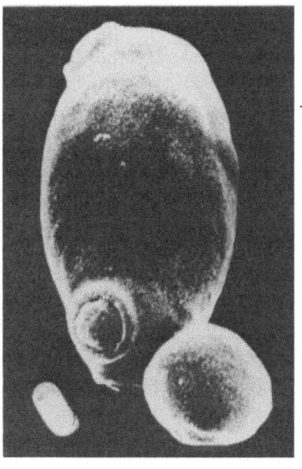

Expertenrunde Darmerkrankungen

Garmisch-Partenkirchen
März 1990

Springer-Verlag Berlin Heidelberg New York
London Paris Tokyo Hong Kong Barcelona

Prof. Dr. med. R. Ottenjann
Chefarzt der I. Med. Abt.
Städt. Krankenhaus Neuperlach
Oskar-Maria-Graf-Ring 51, D-8000 München 83

Prof. Dr. rer. nat. J. Müller
Institut für Med. Mikrobiologie und Hygiene
Zentrum für Hygiene der Universität Freiburg
Hermann-Herder-Straße 11
D-7800 Freiburg i. Br.

Prof. Dr. med. J. Seifert
Leiter der experim. Chirurgie d. Abt. Allg. Chirurgie
Christian-Albrechts-Universität
Michaelisstraße 5, D-2300 Kiel 1

Titelbild: Elektronenmikroskopische Aufnahme von Saccharomyces boulardii im Größenvergleich zu E. coli (nach M. Bastide, Pharmacy School, Montpellier).

ISBN-13:978-3-540-53330-6   e-ISBN-13:978-3-642-76207-9
DOI: 10.1007/978-3-642-76207-9

Dieses Werk ist urheberrechtlich geschützt. Die dadurch begründeten Rechte, insbesondere die der Übersetzung, des Nachdrucks, des Vortrags, der Entnahme von Abbildungen und Tabellen, der Funksendung, der Mikroverfilmung oder der Vervielfältigung auf anderen Wegen und der Speicherung in Datenverarbeitungsanlagen, bleiben, auch bei nur auszugsweiser Verwertung, vorbehalten. Eine Vervielfältigung dieses Werkes oder von Teilen dieses Werkes ist auch im Einzelfall nur in den Grenzen der gesetzlichen Bestimmungen des Urheberrechtsgesetzes der Bundesrepublik Deutschland vom 9. September 1965 in der Fassung vom 24. Juni 1985 zulässig. Sie ist grundsätzlich vergütungspflichtig. Zuwiderhandlungen unterliegen den Strafbestimmungen des Urheberrechtsgesetzes.

© Springer-Verlag Berlin Heidelberg 1990

Die Wiedergabe von Gebrauchsnamen, Handelsnamen, Warenbezeichnungen usw. in diesem Werk berechtigt auch ohne besondere Kennzeichnung nicht zu der Annahme, daß solche Namen im Sinne der Warenzeichen- und Markenschutz-Gesetzgebung als frei zu betrachten wären und daher von jedermann benutzt werden dürften.

Produkthaftung: Für Angaben über Dosierungsanweisungen und Applikationsformen kann vom Verlag keine Gewähr übernommen werden. Derartige Angaben müssen vom jeweiligen Anwender im Einzelfall anhand anderer Literaturstellen auf ihre Richtigkeit überprüft werden.

2119/3140/543210 – Gedruckt auf säurefreiem Papier

Vorwort

Das erste interdisziplinäre Gespräch über pathogenetisch bedeutsame Faktoren und Störungen bei verschiedenen Darmerkrankungen fand im März 1989 in Garmisch-Partenkirchen statt. Mikrobiologen, Immunologen, Allergologen und Kliniker verschiedener Disziplinen nahmen daran teil. Es entwickelte sich nach den Referaten eine lebhafte Diskussion, deren Ergebnisse allen Beteiligten Erkenntnisse vermittelte und Anregungen gab, wie sie in dieser Intensität bei Fachtagungen kaum geboten werden. Es ist daher nicht verwunderlich, daß der Wunsch nach einer Fortsetzung dieser Expertenrunde von vielen Beteiligten geäußert wurde.

Die 2. Darmexpertenrunde fand im März 1990 – ebenfalls in Garmisch-Partenkirchen – statt; die Referate betrafen die intestinale Immunologie und Allergologie, Phänomene wie Sekretion, Permeabilität (Permeation) und Motilität, mikrobiologische Ergebnisse und Entwicklungen und – last but not least – auch klinische Probleme, vor allem solche des sog. Morbus Crohn und extraintestinale Manifestationen bei enteralen Leiden. Die Referate und Diskussionsbeiträge dieser Expertenrunde sind in diesem 2. Band „Ökosystem Darm (II)" enthalten.

Der Wunsch nach einer Fortsetzung dieser Darmexpertenrunde war auch gegen Ende dieser Sitzung evident, weil die gebotene Informationsbreite und die Resultate des interdisziplinären Gedankenaustausches allen Beteiligten die Notwendigkeit derartiger Expertenrunden „vor Ohren" führte.

Herrn G. Hagenhoff (Thiemann Arzneimittel GmbH), der den Anstoß zu dieser Expertenrunde gab und unermüdlich für das Zustandekommen und die Fortsetzung engagiert war und ist, sei auch an dieser Stelle besonders gedankt, auch dafür, daß er sich für die Publikationen dieser Gespräche besonders und – wie man sehen kann – erfolgreich eingesetzt hat.

Oktober 1990 *R. Ottenjann, J. Müller, J. Seifert*

Inhaltsverzeichnis

I. Intestinale Permeabilität/Sekretion/Motilität
(Moderator: R. Ottenjann)

Hypothesen zur Entstehung der Diarrhö bei Sondenernährung
H.J. Lübke, M. Karaus 3
Diskussion 10

Motilitätsmuster des Dünn- und Dickdarms bei der Diarrhö
M. Karaus, H.J. Lübke 13
Diskussion 21

Intestinale Permeabilität von niedermolekularen Zuckern
bei chronisch-entzündlichen Darmerkrankungen
M. Ott, B. Lembcke, W.F. Caspary 23
Diskussion 27

Beeinflussung der toxininduzierten intestinalen Sekretion
durch Saccharomyces boulardii
H. Holst 29
Diskussion 35

Gastroenterologische Symptome bei HIV-Infizierten
H.D. Brede 37
Diskussion 42

II. Morbus Crohn
(Moderator: R. Ottenjann)

Zur Pathogenese des Morbus Crohn
R. Ottenjann 47
Diskussion 53

Aktueller Stand der chirurgischen Behandlungsmöglichkeiten
des Morbus Crohn
E. Deltz 56
Diskussion 59

Morbus Crohn aus pädiatrischer Sicht
R. Behrens 60

Die enterale Eiweißausscheidung als Parameter zur Beurteilung
der intestinalen Entzündungsaktivität bei M. Crohn – Untersuchung
mit Hilfe des endogenen Markers α_1-Antitrypsin
U. Karbach 69
Diskussion 76

Saccharomyces boulardii bei Morbus Crohn:
Eine neue Therapiemodalität?
J. Hotz 79
Diskussion 85

III. Chronische Enteropathien/Intramurale Darmkeime/ Extraintestinale Manifestationen
(Moderator: J. Müller)

Nachweis von Yersinien in Rektum- und Sigmaschleimhaut
bei Patienten mit entzündlich-rheumatischen Erkrankungen
M. Hammer, J. Heesemann, S. Gifhorn, C. Hamma, H. Zeidler 91
Diskussion 99

Dermatologische Manifestationen bei Enteropathien –
Was ist gesichert?
G. Stüttgen 102

Extraintestinale Erkrankungen durch enterohämorrhagische
Escherichia coli
M. Bitzan, H. Karch 109
Diskussion 124

Extraintestinale Komplikationen infektiöser Durchfallkrankheiten
M. Kist 127
Diskussion 137

IV. Intestinale mikrobielle Interaktionen/ Antibiotika und Kolonisationsbarriere
(Moderator: J. Müller)

Einfluß von Antibiotika auf die Darmbesiedlung
G. Linzenmeier 141
Diskussion 147

Clostridium difficile und antibiotikaassoziierte Diarrhöen:
Prävention und Therapie mit Saccharomyces boulardii
G. Hagenhoff, H. Heidt, W. Höchter 150
Diskussion 166

Untersuchungen zur In-vitro-Wechselwirkung zwischen Saccharomyces
boulardii und Enterobakterien
T. Friedland, J. Seifert 168
Diskussion 178

Mikrobieller Antagonismus: Zur Eliminierung von enteropathogenen
E. coli-Keimen und Salmonellen aus dem Darm
durch Saccharomyces boulardii
B. R. Gedek, W. Amselgruber 180
Diskussion 186

Pathogene und apathogene Hefen im Intestinaltrakt
J. Müller 189
Diskussion 193

V. Immunologie/Nahrungsmittelallergie
(Moderator: J. Seifert)

Nahrungsmittelinduzierte Immunreaktionen im Magen-Darm-Trakt
J. Seifert 201
Diskussion 207

Nicht beachtete Nahrungsmittelallergene und ihre Folgen
W. Jorde, K. L. Tschaikowski, M. Schata 210
Diskussion 218

Intestinale Immunantwort auf Candida albicans: Veränderte Reaktion bei Patienten mit HIV-Infektion
A. Voss, G. Rehra, R. Treiber, M. Steffen, A. Raedler 221
Diskussion 224

Rolle der Prostaglandine bei der immunologischen Ulkusprotektion
H.-J. Krämling, R. Merkle, T. Merkle, E. Bacha, R. Teichmann, G. Enders 227
Diskussion 232

Beeinflussung der Glykoproteinsynthese der gastralen Mukosa der Ratte durch Plättchen aktivierenden Faktor (PAF)
W.-A. Cappeller, E. J. Schiffrin, H.-J. Krämling, E. A. Carter 233
Diskussion 239

Auswirkung schwerer Traumen auf das sekretorische Immunsystem im Gastrointestinaltrakt
R. Hatz, P. Harmatz, E. Carter, D. Sullivan, W. Cappeller, H.-J. Krämling . 240
Diskussion 246

Immunologische Wirksamkeit von Saccharomyces boulardii – eine kritische Bestandsaufnahme
H.-U. Jahn, M. Zeitz 249
Diskussion 255

Intestinalmykose – Provokationsfaktor bei der Nahrungsmittelallergie
R. Hauss 257

Manifestationen von Immundefekten im Gastrointestinaltrakt
M. Zeitz 262
Diskussion 270

Entsprechen Zellsuspensionen aus der Lamina propria der histologischen
Verteilung der Lymphozytensubpopulationen in der Darmwand?
H.J. Rothkötter, R. Pabst 273
Diskussion 276

Opiatpeptide aus der Kuhmilch: Überempfindlichkeitsreaktionen
durch β-Casomorphin-7 im experimentellen Tiermodell
M. Kurek, J. Ring, K. Hermann, K.J. Schotten 279
Diskussion 286

Verzeichnis der erstgenannten Autoren

Behrens, R., Dr. med.
  Oberarzt der Klinik mit Poliklinik für Kinder und Jugendliche
  der Friedrich-Alexander-Universität Erlangen-Nürnberg,
  Lesengestr. 15, 8520 Erlangen

Bitzan, M., Dr. med.
  Kinderklinik des Universitätskrankenhauses Eppendorf,
  Martinistr. 52, 2000 Hamburg 20

Brede, H.D., Prof. Dr. med.
  Chemotherapeutisches Forschungsinstitut, Georg-Speyer-Haus,
  Paul-Ehrlich-Str. 42–44, 6000 Frankfurt 70

Cappeller, W.A., Dr. med.
  Klinische Forschung Chirurgie, Klinikum Großhadern,
  Marchioninistr. 15, 8000 München 70

Deltz, E., Prof. Dr. med.
  Abt. Allgemeine Chirurgie, Kliniken der Universität Kiel,
  Arnold-Heller-Str. 7, 2300 Kiel 1

Friedland, T.
  Experimentelle Chirurgie der Abt. Allgemeine Chirurgie,
  Christian-Albrechts-Universität, Michaelisstr. 5, 2300 Kiel 1

Gedek, B., Frau Prof. Dr. rer. nat.
  Institut für Medizinische Mikrobiologie und Infektions- und Seuchenmedizin,
  Veterinärstr. 13, 8000 München 22

Hagenhoff, G., Dr. rer. nat.
  Bereich Gastroenterologie, Thiemann Arzneimittel GmbH,
  Im Wirrigen 25, 4355 Waltrop

Hammer, M., Dr. med.
Abt. Rheumatologie, Medizinische Hochschule Hannover,
Konstanty-Gutschow-Str. 8, 3000 Hannover

Hatz, R., Dr. med.
Chirurgische Klinik und Poliklinik, Klinikum Großhadern,
Marchioninistr. 14, 8000 München 70

Hauss, R., Dr. rer. nat.
Labor Dr. Hauss, Kieler Str. 71, 2330 Eckernförde

Holst, H., Dr. rer. nat.
Bereich Medizin, Thiemann Arzneimittel GmbH,
Im Wirrigen 25, 4355 Waltrop

Hotz, J., Prof. Dr. med.
Chefarzt der Inneren Abteilung, Gastroenterologie,
Allgemeines Krankenhaus, Postfach 142, 3100 Celle

Jahn, U., Dr. med.
Abt. Innere Medizin, Medizinische Klinik und Poliklinik,
Universitätsklinikum Steglitz der FU Berlin,
Hindenburgdamm 30, 1000 Berlin 45

Jorde, W., Dr. med.
Wallstr. 12, 4050 Mönchengladbach 1

Karaus, M., Dr. med.
Medizinische Einrichtungen der Universität Düsseldorf,
Medizinische Klinik D, Moorenstr. 5, 4000 Düsseldorf 1

Karbach, U., Priv.-Doz. Dr. med.
Medizinische Klinik Innenstadt der Universität München,
Ziemssenstr. 1, 8000 München 2

Kist, M., Prof. Dr. med.
Leitender Oberarzt, Institut für Medizinische Mikrobiologie und Hygiene,
Universität Freiburg, Hermann-Herder-Str. 11, 7800 Freiburg i. Br.

Krämling, H.J., Priv.-Doz. Dr. med.
Klinische Forschung Chirurgie, Klinikum Großhadern,
Marchioninistr. 15, 8000 München 70

Kurek, M., Dr. med.
Bahnhofstr. 31–12, A-7000 Eisenstadt

Linzenmeier, G., Prof. Dr. med.
Emeritierter Direktor des Instituts für Medizinische Mikrobiologie,
Universitätsklinikum Essen, Hufelandstr. 55, 4300 Essen 1

Lübke, H. J., Dr. med.
Medizinische Einrichtungen der Universität Düsseldorf,
Medizinische Klinik D, Moorenstr. 5, 4000 Düsseldorf 1

Müller, J., Prof. Dr. rer. nat.
Leiter der Sektion Mykologie, Institut für Medizinische Mikrobiologie
und Hygiene der Universität Freiburg,
Hermann-Herder-Str. 11, 7800 Freiburg i. Br.

Ott, M., Dr. med.
Abteilung Gastroenterologie, Zentrum der Inneren Medizin,
Johann-Wolfgang-Goethe-Universität,
Theodor-Stern-Kai 7, 6000 Frankfurt am Main 70

Ottenjann, R., Prof. Dr. med.
Chefarzt der I. Medizinischen Abteilung,
Städtisches Krankenhaus Neuperlach,
Oskar-Maria-Graf-Ring 51, 8000 München 83

Rothkötter, H. J., Dr. med.
Zentrum Anatomie, Medizinische Hochschule Hannover,
Abt. Topographische Anatomie und Biomechanik,
Postfach 61 61 80, 3000 Hannover 61

Seifert, J., Prof. Dr. med.
Leiter der experimentellen Chirurgie der Abt. Allgemeine Chirurgie,
Christian-Albrechts-Universität, Michaelisstr. 5, 2300 Kiel 1

Stüttgen, G., Prof. Dr. med.
Chefarzt der Haut- und Poliklinik, Rudolf-Virchow-Krankenhaus,
Kissinger Str. 12, 1000 Berlin 33

Voss, A., Dr. med.
Kern- und Poliklinik des Universitäts-Krankenhauses Eppendorf,
Martinistr. 52, 2000 Hamburg 20

Zeitz, M., Priv.-Doz. Dr. med.
Oberarzt der Abt. für Innere Medizin mit Schwerpunkt Gastroenterologie,
Medizinische Klinik und Poliklinik,
Universitätsklinikum Steglitz der FU Berlin,
Hindenburgdamm 30, 1000 Berlin 45

I. Intestinale Permeabilität/Sekretion/Motilität

(Moderator: R. Ottenjann)

Hypothesen zur Entstehung der Diarrhö bei Sondenernährung

H. J. Lübke, M. Karaus

Unabhängig von der Diarrhödefinition sind bei der enteralen Sondenernährung gastrointestinale Komplikationen die am häufigsten beobachteten Nebenwirkungen. Sie sind nicht nur lästig für den Patienten und für das Pflegepersonal, sondern die übermäßige Frequenz von flüssigen Stühlen ist häufig der limitierende Faktor für eine Dosissteigerung der applizierten Nahrung. Meistens ist sogar eine Dosisreduktion erforderlich. Die Folge ist dabei eine unzureichende enterale Substrat- und Kalorienzufuhr, die einen mangelernährten Patienten u. U. weiter gefährden kann [12]. Der Pathomechanismus der Diarrhö während Sondenernährung ist bis heute umstritten und wahrscheinlich nicht einheitlich.

Folgende Hypothesen werden diskutiert:

1. Mangelhafte Aufbauphase – (eingeschränkte Resorption)
2. Bolusapplikation (Motilitätsstörung)
3. Antibiotikagabe
4. Änderung der intestinalen Keimbesiedlung
5. Zusammensetzung der Diät (LCT-Fette, Ballaststoffe, Laktose, Vitamin A)
6. Hypalbuminämie
7. Bakterielle Kontamination der Diät

Da die Diarrhörate bei Patienten mit stabilen Stoffwechselverhältnissen deutlich geringer ist (bis 20 %; [3]) als bei schwerkranken Patienten (z. B. Sepsis, Verbrennungen, postoperativ; bis 60%), müssen spezielle krankheitsimmanente oder therapeutisch bedingte Faktoren die Diarrhöen begünstigen. Ein vermehrtes Auftreten von Diarrhö ist bisher für bestimmte intensivpflichtige Krankheitsbilder nicht bekannt geworden [7]. Diarrhöen treten mit unterschiedlicher Häufigkeit auch ohne enterale Nährstoffzufuhr auf [7, 14].

Der klinische Einsatz der handelsüblichen flüssigen Formeldiäten hatte sowohl die bilanzierte langfristige enterale Ernährung möglich gemacht als auch primäre Diarrhöursachen weitgehend eliminieren können. Die meisten Diäten sind laktosefrei bzw. laktosearm, sie tragen somit einer möglichen Laktoseintoleranz (10–15%) Rechnung. Zusätzlich entfällt bei fachgerechter Handhabung (regelmäßiges Wechseln der Überleitsysteme und Vorratsbehälter) die bakterielle Kontamination der Nahrung, die früher bei Eigenherstellung in der Küche in bis zu 30% der Fälle registriert wurde. Bei Verwendung von flüssigen Sondennahrungen können dennoch die Wahl der Applikationsart (Bolus – kontinuierlich, gastral – postpylorisch) oder der eingesetzten Diät entscheidende Variablen für das Auftreten der Diarrhö sein [10].

Vorteil einer „Aufbauphase"?

Generell wurde bei Sondenernährung bisher ein langsamer, über mehrere Tage gesteigerter Kostaufbau empfohlen. Zur besseren Verträglichkeit sollte zunächst in hypotoner Dosierung (200–300 mosmol/l) das Volumen und erst zuletzt die Konzentration auf 300–400 mosmol/l gesteigert werden. Bei Patienten in der postoperativen Phase bzw. im sogenannten Postaggressionsstoffwechsel wird dieses Vorgehen mit einer möglichen Einschränkung der Dünndarmresorption begründet. Obwohl eine wesentliche postoperative Störung der resorptiven Funktion von mehreren Untersuchern bisher nicht belegt wurde, erscheint die Empfehlung eines adaptierten Ernährungsaufbaus bei operierten Patienten mit *jejunalem Ernährungskatheter* (z. B. Feinnadelkatheter-Jejunostomie, FKJ) erfahrungsgemäß angebracht. Bei stoffwechselstabilen Patienten mit einem gastralen Ernährungsweg konnte von Keohane et al. der Vorteil einer Aufbauphase nicht belegt werden [8]. Eine über 4 Tage eingehaltene allmähliche Steigerung der Nahrungszufuhr konnte die diätbedingten gastrointestinalen Nebenwirkungen, v. a. Diarrhöen, nicht vermindern. Ein hypertones Ernährungsregime ohne Aufbauphase (430 mosmol/l) führte sogar infolge der hohen Kalorienzufuhr zu einer signifikant besseren Stickstoffbilanz. Das Auftreten der Diarrhö war in dieser Studie signifikant mit einer begleitenden Antibiotikatherapie (Ampicillin allein oder in Kombination mit Oxacillin, Gentamycin oder Metronidazol) und *nicht* mit der Osmolarität der Diät korreliert.

Bolus oder kontinuierliche Ernährung?

Die Verabreichung eines Nahrungsbolus ist an die intakte Reservoirfunktion des Magens und an eine normale Motorik des oberen Gastrointestinaltraktes gebunden [10]. Die Applikation eines Nahrungsbolus in den oberen Dünndarm führt zu dumpingartigen Beschwerdebildern. Es ist verständlich, daß die Gabe eines Bolus über eine postpylorisch dislozierte Sonde zu erheblichen Mißempfindungen des Patienten und zu Diarrhöen führt. Die gastrale Aufnahme eines größeren Nahrungsbolus (> 400 kcal ≙ 1675 kJ) unterbricht beim Gesunden die normale Nüchternmotilität des oberen Verdauungstraktes. Diese zyklische Nüchternmotorik besteht aus einer Phase motorischer Ruhe (Phase I), die gefolgt wird von einer Phase irregulärer Kontraktionsaktivität (Phase II) und einer kurz dauernden, nach aboral wandernden phasischen Kontraktionsfront (Phase III). Dieses Muster kehrt variabel alle 90–120 min wieder. Beim postprandialen Kontraktionsbild, das sich durch anhaltende irreguläre Kontraktionen vom sog. interdigestiven migrierenden Motorkomplex (MMC) unterscheidet, sind periodische Abläufe bisher nicht identifiziert worden.

Kontinuierliche duodenale und jejunale enterale Ernährung bewirkt keine vollständige Unterbrechung der Nüchternmotilität, die Zykluslänge des MMC wird kalorienabhängig verlängert, das Auftreten einer neuen Phase III verzögert (eigene Ergebnisse).

Bei Verbrennungspatienten, also bei einer Gruppe von Schwerkranken, führte die gastrale Bolusapplikation im Vergleich zur kontinuierlichen Zufuhr zu einer deutlichen Zunahme der Stuhlfrequenz [6]. Die dadurch erforderliche Reduktion der täglichen Kalorienzufuhr verursachte im Durchschnitt ein Defizit von 700 kcal pro Tag, schließlich eine signifikant schlechtere kalorische Versorgung mit Gewichtsabnahme und eine Konzentrationsminderung der biochemischen Ernährungsparameter (Serumalbumin, Transferrin, Präalbumin) [12]. Die Diarrhöen nach Bolusgabe werden durch eine unkontrollierte Magenentleerung erklärt, die Flüssigkeiten sollen unresorbiert das terminale Ileum erreichen und einen osmotischen Flüssigkeitsverlust hervorrufen.

Zusammensetzung der Diät

Bis heute besteht keine Einigkeit darüber, ob (außer für schwere Bilder einer Malabsorption) für die enterale Ernährungstherapie bestimmter Krankheitsbilder modifizierte und stoffwechseladaptierte Diäten erforderlich sind. Selbst bei der Behandlung des Morbus Crohn, wobei bisher vorrangig eine chemisch definierte Diät (Oligopeptiddiät) eingesetzt wurde, kann eine nährstoffdefinierte Diät (hochmolekular) vergleichbaren ernährungstherapeutischen Nutzen bringen. Dennoch mehren sich die Hinweise, daß die Zusammensetzung der Diät für die gastrointestinale Verträglichkeit bei Intensivpatienten und für das intakte Zusammenspiel von Motilität, Sekretion und Resorption entscheidend ist. Diäten mit einer sehr geringen initialen Natriumkonzentration verstärken die intestinale Netto-Wasser- und Natriumsekretion, was bei einer eingeschränkten Rückresorptionsfähigkeit des Ileum und Kolon diarrhöinduzierende Wirkungen nach sich zieht [13]. Die zur Nettoresorption erforderliche Natriumkonzentration von ca. 90 mmol/l wird in keiner der handelsüblichen Formeldiäten erreicht.

In kontrollierten Untersuchungen konnte der Vorteil von modifizierten Diäten zur Verminderung von Diarrhöen nicht bestätigt werden: Weder ballaststoffangereicherte Diäten noch Oligopeptiddiäten konnten die Diarrhöraten signifikant reduzieren (Tabelle 1; [5]). Inwieweit hydrolysierte niedermolekulare Diäten bei

Tabelle 1. Diarrhö und Ballaststoffzusatz zur enteralen Sondennahrung. (Nach Hart 1988 [5])

	Ballaststoffe	Placebo
Anzahl der Patienten	35	33
Patienten mit täglicher Diarrhö		
(> 3 flüssige Stühle/Tag)	19 (54%)	19 (58%)
Anzahl der Ernährungstage	287	297
Anzahl der Diarrhötage	66 (23%)	68 (23%)

Tabelle 2. Pathogenetische Faktoren der Diarrhö bei Sondenernährung von Schwerverbrannten. (Nach Gottschlich 1988)

	Ø Diarrhö (n = 34)	+ Diarrhö (n = 16)	p <
Stuhlfrequenz/Tag	0,95	2,64	
% Verbrennung	41 (14–80)	48 (12–89)	n. s.
Krankenhausaufenthalt (Tage)	36	59	0,0001
Antibiotikagabe	13	13	0,005
Serumalbumin < 2 g/dl	19	10	n. s.
Dauer der enteralen Ernährung > 2 Tage	25	3	0,001
Modifizierte Sondenkost[a]	23	2	0,0001
Fettzufuhr < 20 g	25	2	0,05
Vitamin-A-Zufuhr > 10000 IE	23	3	0,001
Serumvitamin A (µg/dl)	33,2	22,8	n. s.
Mortalität	3	6	n. s.

[a] Vitamin A ↑; Fett ↓; spezifische Aminosäuren ↑; Fischöl ↑.

Patienten mit Hypalbuminämien hier effektiver sind als hochmolekulare Diäten, bleibt durch weiterführende Studien zu belegen [2]. Neue pathogenetische Aspekte werden durch die Untersuchungen von Gottschlich et al. aufgeworfen [4]. In einer prospektiven Studie an 50 Schwerverbrannten untersuchten sie die Faktoren, die zu der von ihnen beobachteten Diarrhörate von 32% führten (Tabelle 2). Obwohl das Risiko der Diarrhö signifikant mit der begleitenden Antibiotikagabe korreliert war, wurden keine pathogenen Keime im Stuhl nachgewiesen. Diese Untersuchungen legen einen signifikanten Zusammenhang zwischen einer erhöhten Fettzufuhr (> 20 g/Tag), einer erniedrigten Vitamin-A-Zufuhr und dem Auftreten von flüssigen voluminösen Stühlen nahe. Daneben spielt die Dauer der enteralen Ernährung eine Rolle. Die möglichen diarrhöinduzierende Mechanismen von Fett (Malabsorption, Änderung des Prostaglandinstoffwechsels der Mukosa) und einer niedrigen Vitamin-A-Versorgung (Beeinflussung der intestinalen Zellproliferation, der Schleimsekretion, der mukosalen Affinität gegenüber Bakterien) bleiben bisher noch spekulativ [4].

Veränderungen der intestinalen Keimflora

Unter physiologischen Bedingungen ist die bakterielle Besiedlung des Dünndarms relativ konstant [11]. Die geringe Besiedlung des oberen Dünndarms wird durch verschiedene protektive Mechanismen garantiert:

- Säuremilieu des Magens,
- propulsive Dünndarmmotorik,
- Integrität der Schleimhaut,
- Kompetenz des darmassoziierten Immunsystems,
- intakte Bauhin-Klappe.

Bei Magenresektionen mit Verlust der Säureproduktion, bei ausgeprägten Dünndarmmotilitätsstörungen (z. B. diabetische Enteropathie, chronische Pseudoobstruktion, Sklerodermie, Amyloidose) und unteren Dünndarmteilresektionen werden häufiger spontane bakterielle Fehlbesiedlungen des Dünndarms beobachtet. Es ist bisher nicht bewiesen, ob es bei schwerkranken Intensivpatienten durch die hypotone Motilitätsstörung oder durch die postoperative Magendarmatonie in ähnlicher Weise wie bei einer organischen Passagebehinderung im Dünndarm innerhalb weniger Stunden zu einer erheblichen Zunahme der aerob und anaerob wachsenden Flora kommt. Unter diesen Bedingungen wäre eine Maldigestion/Malabsorption infolge bakterieller Protein- und Kohlenhydratmetabolisierung und durch die dekonjugierten Gallensäuren während enteraler Ernährung vorstellbar.

Eine Diarrhö wird bei bis zu 20 % der antibiotikabehandelten Patienten beobachtet. Die Inzidenz der antibiotikaassoziierten Diarrhö (AAD) hängt vom applizierten Antibiotikum, von den besonderen Bedingungen der Grunderkrankung und der Definition der Diarrhö ab. Die Entstehung der AAD wird einer veränderten intestinalen Flora mit Proliferation pathogener Keime, einem geänderten Fettsäurestoffwechsel und einem vermehrten Anfall nicht resorbierter Kohlenhydrate zugeschrieben.

Die pseudomembranöse Kolitis, die durch den Toxinbildner Clostridium difficile verursacht wird, ist eine der schweren Verlaufsformen der AAD. Risikofaktoren für eine AAD sind Antibiotikamehrfachkombinationen (u. a. mit Clindamycin, Cephalosporine, Trimethoprim-Sulfamethoxazol; [14]) und evtl. die gleichzeitige Sondenernährung. Die enterale Ernährung hat vielleicht nur eine permissive Wirkung. Das Auftreten einer Diarrhö während enteraler Ernährung bei schwerkranken Patienten war in 3 Studien hoch signifikant mit der Antibiotikagabe assoziiert [4, 5, 8]. Dabei war aus einer Vielzahl von Antibiotika (13 bei Gottschlich, 4 bei Keohane) keine Substanzgruppe ersichtlich, die besonders für das Auftreten einer Diarrhö prädisponiert hätte. Die Diarrhöinzidenz war unabhängig von der Art der Antibiotikaapplikation (enteral/parenteral; [4]). Lediglich die Arbeitsgruppe um Kelly hat in einer früheren Arbeit keinen Zusammenhang zwischen dem Auftreten einer Diarrhö und der begleitenden Antibiotikatherapie aufzeigen können [7]. Bemerkenswert ist auch, daß in den zitierten Studien nur bei 2 Patienten (je 1mal mit/ohne Diarrhö) der Nachweis von Clostridium difficile bzw. seines Zytotoxins gelang [5]. Weitere pathogene Keime wurden nicht nachgewiesen, wobei über die Modalitäten und Häufigkeit der bakteriellen Stuhluntersuchung keine Angaben gemacht werden.

Therapeutische Ansätze

Saccharomyces boulardii ist eine apathogene Hefe mit einer optimalen Wachstumstemperatur von 37 °C. Der Einsatz dieser Hefe erscheint zur Prophylaxe von Reisediarrhöen und zur Verminderung einer AAD geeignet [9, 14]. Surawicz et al. konnten in einer placebokontrollierten Studie mit 180 hospitalisierten und antibiotikabehandelten Patienten nachweisen, daß nur 9,5 % der Patienten, die Saccharomyces boulardii (500 mg/die) erhielten, eine Diarrhö entwickelten (> 3 breiige/ flüssige Stühle/Tag für mindestens 2 Tage). Unter Placebogabe lag die Diarrhörate bei 22%. Die Arbeitsgruppe fand keine signifikante Korrelation zwischen dem Nachweis von Clostridium difficile (oder Zytotoxin) und dem Auftreten einer AAD. Etwa ein Drittel der Patienten *ohne* Diarrhö boten mindestens einen Stuhl mit Clostridium difficile. Die nasogastrische Sondenernährung erwies sich in dieser Studie als zusätzlicher Risikofaktor für eine AAD. Wenn auch der Wirkmechanismus von Saccharomyces boulardii gegen AAD noch nicht geklärt ist, ergibt sich aus dieser Beobachtung die Forderung, diesem Ansatz in der Prävention der Diarrhö bei Schwerkranken weiter nachzugehen. In 2 Pilotstudien konnte 1985 und 1988 bereits an kleinen Patientenkollektiven aufgezeigt werden, daß die Diarrhörate bei der enteralen Ernährung von Verbrennungspatienten [1] oder schwerkranken Intensivpatienten [15] durch die prophylaktische Gabe von Saccharomyces boulardii (Synonym: Saccharomyces cerevisiae Hansen CBS 5926) signifikant gesenkt werden kann (Tabelle 3). Teilweise wurde durch die bessere Verträglichkeit der enteralen Ernährung eine gesteigerte Kalorienzufuhr ermöglicht. Eine generelle Empfehlung zur Prophylaxe der AAD oder der ernährungsassoziierten Diarrhö mit einem solchen Hefepräparat ist zum jetzigen Zeitpunkt problematisch. Denn nur ein Teil der behandelten Patienten entwickelt eine Diarrhö. Hochrisikopatienten, die von einer solchen Prophylaxe vielleicht profitieren würden, können nicht a priori identifiziert werden.

Tabelle 3. Diarrhöraten während Sondenernährung mit/ohne Saccharomyces boulardii

		n	Dauer [Tage]	Diarrhötage [%]	p
Tempe et al.	Verum	20	19,4	8,7	< 0,001
1985	Placebo	20	18,6	16,9	
Bernasconi u.	Verum	9	22,7	1,5	< 0,001
Wassermann 1988	Placebo	9	23,1	9,1	

Zusammenfassung

1. Diarrhö ist die häufigste Nebenwirkung bei enteral ernährten Intensivpatienten (30–50%).
2. Die Ursachen der Diarrhö sind wenig untersucht und wahrscheinlich multifaktoriell (Applikationstechnik, Antibiotikagabe, Zusammensetzung der applizierten Diät).
3. Auch bei fehlendem Nachweis von primär pathogenen Darmkeimen ist eine bakterielle Hauptursache bisher nicht ausgeschlossen (bakterielle Fehlbesiedlung; s. Abb. 1).

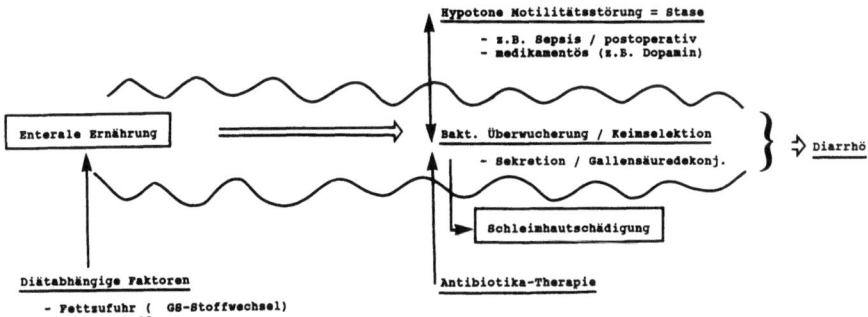

Abb. 1. Hypothesen zur Pathophysiologie der Diarrhö bei Intensivpatienten mit enteraler Ernährung

Literatur

1. Bernasconi P, Wassermann D (1988) Bedeutung von Saccharomyces cerevisiae Hansen CBS 5926 bei der Verdauungsverträglichkeit von enteraler Ernährung über Dauerinfusion bei Verbrennungspatienten. Therapiewoche [Sonderheft] 38:10–12
2. Brinson RF, Pitts M (1989) Enteral nutrition in the critically ill patient: role of hypalbuminemia. Crit Care Med 17:367–370
3. Cataldi-Betcher EL, Seltzer MH, Slocum BA, Jones KW (1983) Complications occurring during enteral nutrition support: a prospective study. JPEN 7:546–552
4. Gottschlich MM, Warden GD, Michel M, Havens P, Kopcha R, Jenkins M, Alexander JW (1988) Diarrhoe in tube-fed burn patients: incidence, etiology, nutritional impact, and prevention. JPEN 12:338–345
5. Hart GK, Dobb GJ (1988) Effect of fecal bulking agent on diarrhea during enteral feeding in the critically ill. JPEN 12:465–468
6. Hiebert JM, Brown A, Anderson RG, Halfacre S, Rodeheaver GT, Edlich RF (1981) Comparison and continous vs. intermittent tube feedings in adult burn patients. JPEN 5:73–75
7. Kelly TWJ, Patrick MR, Hillman KM (1987) Study of diarrhea in critically ill patients. Crit Care Med 11:7–9
8. Keohane PP, Attrill H, Love M, Frost P, Silk DBA (1984) Relation between osmolality of diet and gastrointestinal side effects in enteral nutrition. Br Med J 288:678–680
9. Kollaritsch HH, Tobüren D, Scheiner O, Wiedermann G (1988) Prophylaxe der Reisediarrhoe. Münch Med Wochenschr 130:671–674
10. Lübke HJ, Erckenbrecht JF, Strohmeyer G (1985) Sondenernährung durch kontinuierliche Zufuhr oder Bolusapplikation? Z Gastroenterol 23:16–25
11. Menge H (1986) Sind Bakterien im Dünndarm pathogen und behandlungsbedürftig? Leber Magen Darm 16:82–92
12. Pickard C, Roulet M (1984) Constant rate enteral nutrition in bucco-pharyngeal cancer care. A highly efficient nutritional support system. Clin Otolarynol 9:209–214
13. Spiller RC, Jones BJM, Silk DBA (1987) Jejunal water and electrolyte absorption from two proprietary enteral feeds in man: importance of sodium content. Gut 28:681–687
14. Surawicz CM, Elmer GW, Speelman P, McFarland LV, Chinn J, Van Belle G (1989) Prevention of antibiotic-associated diarrhea by Saccharomyces boulardii: a prospective study. Gastroenterology 96:981–988
15. Tempe JD, Steidel AL, Blehaut H, Hasselmann M, Lutun Ph, Mauvier F (1985) Prophylaxe von Diarrhöen unter kontinuierlicher enteraler Ernährung. Therapiewoche 35:3505–3509

Diskussion

Moderator:
Ganz herzlichen Dank für Ihr Referat. Darf ich fragen, bevor ich das Auditorium um Fragen bitte, wie Sie die Diarrhö definieren?

Antwort:
Mit den verschiedenen Diarrhödefinitionen habe ich mich befaßt. Auch in diesen Studien waren die Diarrhödefinitionen sehr unterschiedlich. Bei uns ist sie immer noch so definiert, daß flüssige Stuhlentleerungen mit mehr als 3 Stuhlentleerungen pro Tag gefordert sind. Die Versuche, das zu quantifizieren, sind sehr subjektiv, gerade bei solch schwerkranken Patienten.

Moderator:
Das Stuhlgewicht spielt also keine Rolle?

Antwort:
Nein.

Moderator:
Sind Fragen aus dem Auditorium?

Frage:
Ich habe vorhin ein Dia gesehen, auf dem 2 Patientengruppen abgebildet waren: einmal 40 Patienten mit Antibiotika und dann 38 ohne Antibiotika, und die Diarrhö war lediglich bei den Patienten mit Antibiotikagabe aufgetreten. Wenn auch in einem späteren Dia bei Clostridium difficile zweimal $\emptyset$ dastand, meine Frage: War insbesondere bei diesem früheren Dia Clostridium difficile mituntersucht worden bei den Patienten, die Antibiotika bekommen haben, und die zweite Frage: spielt möglicherweise ein „selection-bias" mit rein, d. h. daß die Patienten, die Antibiotika bekommen mußten, von vornherein schwerer krank waren?

Antwort:
Sie meinen die Arbeit von Kcohan in der Arbeitsgruppe um Silk; das ist aus der Arbeit nicht ersichtlich. Es wird immer nur in den Methodikteilen dieser Arbeiten gesagt, daß man auf pathogene Darmkeime untersucht hat. Manchmal wird darauf

hingewiesen, daß man speziell nach Clostridium difficile gesucht hat, und im Ergebnisteil taucht dann irgendwann auf, ob man Clostridium difficile gefunden hat oder nicht. Das ist sicherlich ein Manko bei all diesen Studien.

Moderator:
Man müßte ja eigentlich auch wissen, wie intensiv und wie vielfältig die Untersuchungen durchgeführt worden sind, denn sonst nützt uns das ja überhaupt nichts. Die Aussage „Wir haben auf Bakterien untersucht" ist ja eine ungeheuer unterschiedliche, was die Qualität und die Quantität betrifft.

Frage:
Ich schließe an die Frage von Herrn Kist an. Man sieht aus der Arbeit von Hart keinen Zusammenhang, aus den anderen aber doch einen Zusammenhang mit Antibiotikagabe. Was heißt Antibiotika? Sind es die darmwirksamen Antibiotika, die wir kennen; sind es die, von denen wir wissen, daß sie nicht darmwirksam sind; denn es gibt ja auch Antibiotika, die im Rahmen der Nebenwirkungen sogar Motilitätsveränderungen verursachen. Das ist sehr unklar ausgedrückt in den Arbeiten.

Antwort:
Das ist völlig richtig. Und ich meine, wer von Ihnen auf einer intensivmedizinischen Station gearbeitet hat und versucht, saubere Studien zu machen, der wird sehen, wie schwer das ist, und es gibt auch zu diesen Problemen keine weiteren Studien. Sie finden, wenn Sie zu einem speziellen Thema etwas suchen, nur Hinweise und fragmentarische Bruchstücke. Es wird in diesen Arbeiten global aufgeführt, welche Antibiotika man gegeben hat, aber natürlich nicht detailliert aufgeschlüsselt, welche Patienten Antibiotika bekamen, und ob bei diesen Patienten natürlich auch die entsprechenden Keimnachweise durchgeführt wurden oder Diarrhöen auftraten. Das ist das Problem bei Intensivstudien. Sie können viele Hinweise nur durch Faktorenanalysen erbringen und Sie haben gesehen, daß man eigentlich solche Faktorenanalysen gemacht hat und hinterher global zu einem Ergebnis kommt. Das ist methodisch sicherlich anfechtbar, nur es gibt meines Wissens keine anderen Studien.

Frage:
Darf ich Sie nochmals fragen nach der Diarrhödefinition. Sie hatten gesagt: mehr als 3 Stuhlabgänge pro Tag. Das entspricht ja der WHO-Definition. Sie haben aber auf der anderen Seite ein Dia gezeigt, wo die durchschnittliche Stuhlfrequenz bei Diarrhöpatienten mit 2,64 am Tag angegeben war. Das würde dann bedeuten, daß einige definitionsgemäß keine Diarrhö hatten?

Antwort:
Sie sehen ja auch, wie unterschiedlich das ist. Entweder Diarrhötage oder das Auftreten der Diarrhö. Das Auftreten der Diarrhö wird einmal in Inzidenzen angegeben und auch in Tagen mit Diarrhö, gemäß der entsprechenden Definition. Wenn Sie dann Inzidenzen zwar meinen, das Auftreten der Diarrhö aber als

durchschnittliche Stuhlfrequenz über die Behandlungsdauer berechnen, dann kommen Sie auf solche durchschnittlichen Stuhlfrequenzen.

Frage:
Die WHO-Klassifikation ist aber ja ganz eindeutig, sie gibt keine Tage an, sondern Anzahl pro Tag, und von daher wäre ja ein Leitfaden gegeben.

Antwort:
Ja. Das wird in diesen Studien auch z. T. gemacht. Wenn ein Patient ein oder zwei Tage solche Stühle absetzt, dann gilt er als Diarrhöpatient; das bedeutet aber nicht, daß ein Mittelwert von durchschnittlichen Stuhlfrequenzen pro Tag angegeben wird.

Motilitätsmuster des Dünn- und Dickdarms bei der Diarrhö*

M. Karaus, H. J. Lübke

Bei der Pathogenese der Diarrhö sind im wesentlichen 2 Faktoren beteiligt:
1. die intestinale Motilität und
2. transmurale Flüssigkeitstransportvorgänge.

Die Motilität kann über eine Beschleunigung der Darmpassage zur Diarrhö führen. Bei dem epithelialen Transport wirken eine Sekretionssteigerung und eine Resorptionshemmung diarrhöfördernd. Beide Mechanismen beeinflussen sich zudem gegenseitig. Eine vermehrte Sekretion führt zu einer größeren Volumenbelastung im Darm. Hierdurch kommt es zu einer Stimulation der Motilität, welche über eine Passagebeschleunigung eine verminderte Resorption bewirken kann (Abb. 1. [18]).

Nicht alle bei Durchfallerkrankungen beobachteten Motilitätsänderungen müssen aber passagebeschleunigend wirken. Es ist denkbar, daß sie im Sinne eines Schutzmechanismus zur Vermeidung größerer Flüssigkeits- und Elektrolytverluste sogar antipropulsiv, d. h. antidiarrhöisch wirken oder daß sie auch durch eine Hemmung des Abtransports von Infektionserregern und deren Toxinen erst indirekt eine diarrhöfördernde Wirkung ausüben.

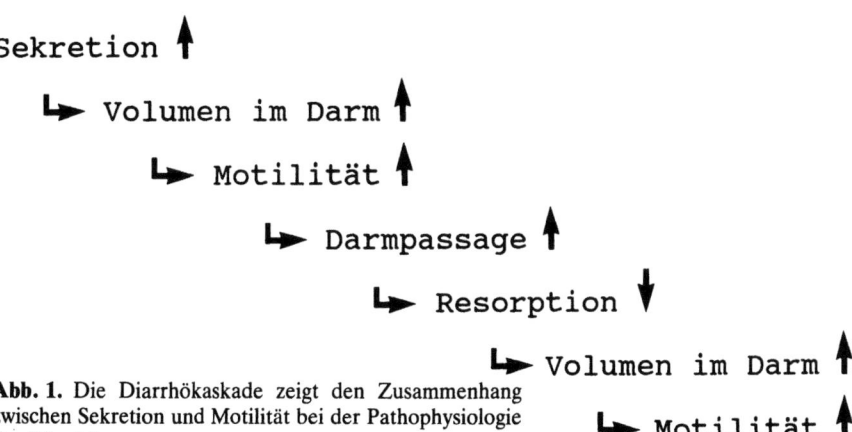

Abb. 1. Die Diarrhökaskade zeigt den Zusammenhang zwischen Sekretion und Motilität bei der Pathophysiologie der Diarrhö

---

* Mit Unterstützung durch die Deutsche Forschungsgemeinschaft (Ka 631/5-1).

Bei verschiedenen Diarrhöformen in Dünn- und Dickdarm sind unterschiedliche Motilitätsmuster beobachtet worden. Diese werden im folgenden beschrieben und in ihrer Wirkung auf die Darmpassage analysiert.

Dünndarm

Normale Motilität

Die normale Nüchternmotilität des Dünndarms zeigt ein periodisch wiederkehrendes Motilitätsmuster, den sog. migrierenden Motorkomplex (MMC), mit 3 Phasen: Eine Ruheperiode mit sehr wenig Aktivität (Phase 1), eine Periode unregelmäßiger Aktivität (Phase 2) und eine kurze Phase maximaler phasischer Kontraktionstätigkeit (Phase 3). Die Zyklen beginnen im Duodenum oder oberen Jejunum und wandern aboralwärts über den gesamten Dünndarm. Dabei kommt der Phase 3 eine Säuberungsfunktion zu, da sie alle Nahrungs-, Sekretions- und Zellabfallreste in den Dickdarm befördert. Nach einer Nahrungsaufnahme wird dieses Motilitätsmuster unterbrochen und durch ein unregelmäßiges Muster, ähnlich der Phase 2, ersetzt, welches ein Hin- und Herbewegen des Chymus, aber auch einen Nettovorwärtstransport gewährleistet [19].

Motilitätsmuster bei der Diarrhö

Im Dünndarm sind bisher 6 verschiedene Motilitätsmuster bei der Diarrhö beobachtet worden.

1. Große migrierende Kontraktionen (GMC)

Die GMC sind Kontraktionen mit einer 1,5- bis 2fach höheren Amplitude und einer längeren Kontraktionsdauer als die normalen phasischen Kontraktionen [20]. Sie wandern mit einer hohen Migrationsgeschwindigkeit durch den Dünndarm und sind mit einer deutlichen Darmpassagebeschleunigung assoziiert [7]. Physiologisch treten sie nur sporadisch im terminalen Ileum auf. Bei verschiedenen Durchfallerkrankungen kommen sie jedoch gehäuft vor und beginnen bereits im oberen Dünndarm (Abb. 2). Bisher sind sie z. B. bei der Diarrhö bei Infektion mit Trichinella spiralis [6], bei der Strahlenenteritis [16] und bei der Hyperthyreose [13] vermehrt beobachtet worden.

2. Migrierende Aktionspotentialkomplexe (MAPC)

Dieses myoelektrische Motilitätsmuster wurde bei verschiedenen infektiösen Diarrhöformen beobachtet. Es handelt sich um fortgeleitete Spikebündel, das myoelektrische Korrelat von Kontraktionen, die ebenfalls mit einer vermehrten Propulsion einhergehen [14]. Sie wurden vornehmlich bei Darminfektionen mit nichtinvasiven Erregern und deren Toxinen beobachtet, so nach Exposition mit

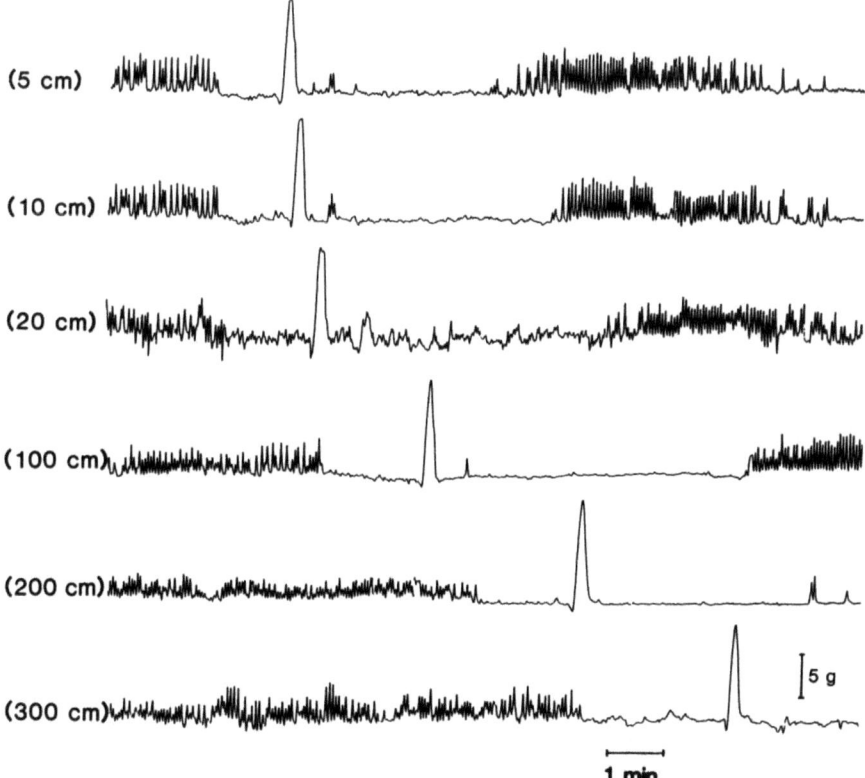

Abb. 2. Große migrierende Kontraktion des Dünndarms beim Hund während einer experimentellen Hyperthyreose mit Diarrhö. Die Hyperthyreose wurde durch subkutane Thyroxingabe (100 µg/kg/Tag) ausgelöst. Die Motilität wurde mit implantierten Dehnungsmeßstreifen gemessen. Die Zentimeterangaben bezeichnen die Aufzeichungspunkte im Abstand vom Treitz-Band

enterotoxischen und enteropathogenen E.-coli-Stämmen [23] und mit Vibrio cholerae und dessen Toxin [14]. Diesem Motilitätsmuster wird eine Säuberungsfunktion zugeschrieben, indem es die pathogenen Keime und Toxine abtransportiert.

3. Repetitive Aktionspotentialsalven (RBAB)

Hierunter werden nichtfortgeleitete kurze Spikebündel verstanden, die mit stationären Kontraktionen einhergehen und zu einer intestinalen Passageverlangsamung führen. Dieses Motilitätsmuster wurde vornehmlich bei Darminfektionen mit invasiven Erregern beobachtet, so nach Infektion mit Shigella, invasiven E. coli, Campylobacter, aber auch mit Clostridum perfringens [15, 3, 24]. Durch die Transporthemmung wirken die RBAB fördernd auf die Bakterieninvasion und somit nur indirekt diarrhöfördernd.

4. Änderung des MMC-Zyklus

Verkürzung oder Verlängerung der Zykluslänge des MMC wurde bei der Choleradiarrhö bzw. bei der experimentellen Hyperthyreose beobachtet [13, 5]. Eine signifikante Passageveränderung wird hierfür jedoch nicht angenommen. Hingegen ist das Fehlen des MMC mit einer bakteriellen Fehlbesiedlung assoziiert. Es wird angenommen, daß hierbei die fehlende Säuberungsfunktion des MMC zu der Bakterienansiedlung im Dünndarm und damit zur Diarrhö führt [27].

5. Verlängerte Fortleitung von Einzelkontraktionen

Während der Phase 2 der Nüchternmotilität und während der digestiven Motilität ist die Darmpassage abhängig von der Fortleitung der phasischen Kontraktionen. Je weiter eine Kontraktion über den Darm wandert, desto propulsiver wirkt sie. Nichtfortgeleitete Kontraktionen wirken hingegen passagehemmend. Durch computergestützte Auswertung von Motilitätsaufzeichnungen nahe beieinandergelegener Registrierpunkte kann die Fortleitung der Kontraktionen quantifiziert werden. Bestimmte gastrointestinale Peptide, denen z. T. auch bei Diarrhöerkrankungen eine Rolle zugesprochen wird, können die Fortleitung der Kontraktionen steigern und damit eine Passagebeschleunigung im Dünndarm bewirken. Bisher ist dies für Serotonin und Cholezystokinin gezeigt worden [22], aber auch bei der experimentellen Hyperthyreose haben wir dieses beobachten können (eigene Ergebnisse).

6. Minutenrhythmen („cluster contractions")

Unter diesem Begriff werden Kontraktionsgruppen oder die korrespondierenden myoelektrischen Spikebündel zusammengefaßt, die in regelmäßigen (1- bis 2minütigen) Abständen auftreten und aboralwärts über den Darm wandern. Wenn sie auch u. a. nach Gabe von Laxanzien und bei Patienten mit irritablem Darm und Diarrhö vermehrt beobachtet wurden, so treten sie auch physiologisch während der Phase 2 auf und wirken daher nicht per se über eine Passagebeschleunigung diarrhöfördernd [17, 8, 21]. Das vermehrte Auftreten dieses Motilitätsmusters bei der partiellen Obstruktion des Dünndarms, verbunden mit einer erhöhten Kontraktionsamplitude, ist hingegen mit abdominellen Schmerzen assoziiert [26].

Dickdarm

Normale Motilität

Im Dickdarm können folgende physiologische Motilitätsmuster unterschieden werden:
1. die rhythmische Basalaktivität mit Kontraktionen niedriger Amplitude und einer den Darminhalt durchmischenden Funktion;

2. die großen migrierenden Kolonkontraktionen (GMC), die mit schnellen Verschiebungen großer Fäzesanteile einhergehen und teilweise auch von einer Darmentleerung gefolgt sind. Sie treten aber nur wenige Male am Tag auf;
3. der gastrokolische Reflex. Hierbei kommt es zu einer Stimulierung der Motilität besonders im distalen Kolon sofort nach einer Nahrungsaufnahme, die teilweise mit Stuhldrang verbunden ist [11].

Motilitätsmuster bei der Diarrhö

Die *großen migrierenden Kolonkontraktionen (GMC)* sind das am stärksten propulsiv wirkende Motilitätsmuster des Dickdarms. Sie bewirken den raschen Transport größerer Mengen Dickdarminhalt über größere Kolonabschnitte. Dieser Fäzestransport wurde radiologisch als Massenbewegungen beschrieben [9]. Das gehäufte Auftreten der großen migrierenden Kontraktionen ist von einer vermehrten Stuhlfrequenz und Durchfall gefolgt. Pharmakologisch ist dieses Motilitätsmuster durch Laxanzien, Cholinergika und sympatholytisch wirkende Ganglienblocker zu stimulieren [10]. Eine plötzliche Volumenbelastung des Kolons und das Einfließen von hyperosmolaren Lösungen in den Dickdarm kann ebenfalls GMC auslösen [10]. Auch bei der Colitis ulcerosa und der Hyperthyreose sind diese Kontraktionen vermehrt beobachtet worden [25, 12]. Das myoelektrische Korrelat dieser Kontraktionen sind die migrierenden langen Spikebündel (LSB; [2]).

Bei Diarrhöpatienten wird häufig eine *Hypomotilität des distalen Dickdarms* beobachtet. Daraus entstand die Hypothese der paradoxen Motilität von Connell, die davon ausgeht, daß die Aufhebung oder Hemmung der ansonsten segmentierenden Motilität des Dickdarms eine ungehinderte Passage des flüssigen Darminhalts zur Folge hat [4]. Zur Untersuchung dieser Hypothese haben wir eigene Untersuchungen durchgeführt.

Eigene Untersuchungen

In einem neuen Tiermodell sind wir der Frage nachgegangen, welche Wirkung eine gehemmte und welche eine stimulierte Kolonmotilität auf die Passage flüssigen Darminhalts ausübt.

Methodik

Bei 4 Hunden wurden operativ Dehnungsmeßstreifen zur Motilitätsmessung auf den Dickdarm aufgesetzt, eine Stahlkanüle in den distalen Dickdarm und ein Silastikkatheter in das Zökum implantiert. Am wachen Tier wurde über den Katheter der Dickdarm mit einer Elektrolytlösung perfundiert (2,5 ml/min). Zur Transitmessung wurde ein Farbstoffbolus (Phenolrot) injiziert und im Ausfluß aus der distalen Kanüle die Farbstoffkonzentration gemessen. Die Transitzeit wurde als die Zeit bis zum Erreichen der maximalen Farbstoffkonzentration definiert

[27]. Die Motilität wurde computergestützt als Fläche unter den Kontraktionen ausgewertet (Motilitätsindex). Die Dickdarmmotilität wurde mit dem Cholinergikum Neostigmin (10 µg/kg) und dem Prokinetikum Cisaprid (0,25 mg/kg) stimuliert und mit dem Anticholinergikum Atropin (50 µg/kg) und dem Ca-Antagonisten Nifedipin (1 mg/kg) gehemmt. Jeder Versuch wurde 2mal bei jedem Tier durchgeführt.

Ergebnisse

Neostigmin und Cisaprid bewirkten eine signifikante Steigerung des Motilitätsindex und eine Verkürzung der Transitzeit (Tabelle 1; Abb. 3). Hingegen bewirkten Atropin und Nifedipin eine Abnahme des Motilitätsindex. Die Transitzeit war dadurch verlängert.

Tabelle 1. Korrelation von Dickdarmmotilität und Transitzeit in einem Diarrhömodell beim Hund (% des Kontrollwerts ± SEM; n = 8)

	Motilitätsindex	Transitzeit
Neostigmin (10 µg/kg)	378 ± 87***	51 ± 15*
Cisaprid (0,025 mg/kg)	218 ± 58*	67 ± 5*
Atropin (50 µg/kg)	52 ± 9*	283 ± 66*
Nifedipin (1 mg/kg)	74 ± 11*	189 ± 23**

* $p < 0,05$, ** $p < 0,01$, *** $p < 0,001$ vs. Kontrolle

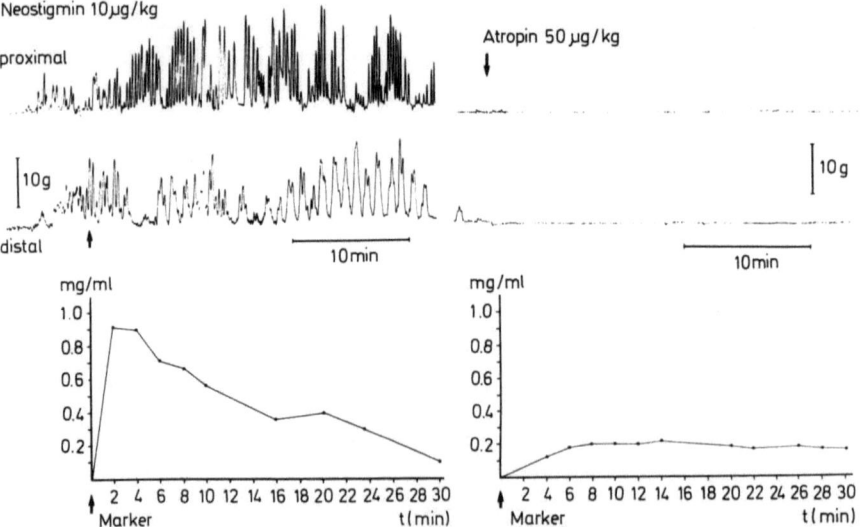

Abb. 3. Korrelation von Dickdarmmotilität und Transitzeit in einem Diarrhömodell beim Hund. *Unten:* Konzentration des Farbstoffmarkers im distalen Effluat nach proximaler Markergabe zum Zeitpunkt 0. *Oben:* Dazugehörige Kolonmotilität, die durch Neostigmin stimuliert *(links)* und durch Atropin gehemmt wurde *(rechts)*. Durch Hemmung der Motilität kam es zu einem wesentlich langsameren Durchfluß des Farbstoffmarkers durch den Dickdarm

Schlußfolgerungen

Eine Hypermotilität des Dickdarms steigert die Passage flüssigen Darminhalts, und eine Hemmung der Motilität verlängert den Kolontransit. Wir leiten daraus die folgende Hypothese ab: Die Hypomotilität des Dickdarms bei der Diarrhö stellt einen Schutzmechanismus des Kolons dar, welcher dem vermehrten Flüssigkeitseinstrom aus dem Dünndarm entgegenwirkt. Damit soll eine vorzeitige Entleerung des flüssigen Stuhls verhindert werden.

Zusammenfassung

Bei der Diarrhö werden im Dünn- und Dickdarm spezielle Motilitätsmuster beobachtet, die nur zum Teil eine Passagebeschleunigung bewirken. Über eine Transitzeitverkürzung wirken im Dünndarm die großen migrierenden Kontraktionen, die MAPC und die verlängerte Fortleitung von Einzelkontraktionen diarrhöfördernd. Änderungen in der MMC-Zykluslänge und die Minutenrhythmen sind eher als diarrhöassoziiert, aber ohne bisher nachgewiesenen Effekt auf die Dünndarmpassage zu beschreiben. Über die RBAB kann es bei bestimmten Formen der infektiösen Diarrhö zu einer intestinalen Passagehemmung und damit zu einer vermehrten Bakterieninvasion kommen. Das Fehlen des MMC kann von einer bakteriellen Fehlbesiedlung gefolgt sein, die dann sekundär zur Diarrhö führt. Im Dickdarm sind das einzige bisher bekannte diarrhöfördernde Motilitätsmuster die großen migrierenden Kontraktionen und ihr myoelektrisches Korrelat, die migrierenden LSB. Die Hypomotilität des Kolons verhindert eher einen raschen Transport flüssigen Darminhalts und wirkt somit antidiarrhöisch.

Literatur

1. Barreiro MA, McKenna RD, Beck IT (1968) Determination of transit time in the human jejunum by the single-injection indicator-dilution technique. Am J Dig Dis 13:222–233
2. Bueno L, Fioramoni J, Frexinos J, Ruckebusch Y (1980) Colonic myoelectrical activity in diarrhea and constipation. Hepato Gastroenterology 27:381–389
3. Burns TW, Mathias JR, Martin JL, Carlson GM, Shields RP (1980) Alteration of myoelectrical activity of small intestine by invasive Escherichia coli. Am J Physiol 238:G57–62
4. Connell AM (1962) The motility of the pelvic colon (II) Paradoxical motility in diarrhoea and constipation. Gut 3:342–348
5. Cowles VE, Sarna SK (1989) Effects of cholera toxin on small intestinal motor activity in the fasted state. J Gastroint Mot 1:90–98
6. Cowles VE, Sarna SK (1988) Comparative effects of toxigenic and invasive organisms on small intestinal motor activity in conscious dogs. Gastroenterology 95:860
7. Ehrlein HJ, Schemann M, Siegle ML (1985) Motor patterns of the canine small intestine. Dig Dis Sci 30:767
8. Fleckenstein P, Bueno L, Fioramonti J (1982) Minute rhythm of electrical spike bursts of the small intestine in different species. Am J Physiol 342:G654–659
9. Holzknecht G (1909) Die normale Peristaltik des Kolon. Münch Med Wochenschr 56:2401–2406
10. Karaus M, Sarna SK (1987) Giant migrating contractions during defecation in the dog colon. Gastroenterology 92:925–933

11. Karaus M, Wienbeck M (1988) Colon. In: Kumar D, Gustavsson S (eds) An illustrated guide to gastrointestinal motility. Wiley & Sons, Chichester, pp 207–228
12. Karaus M, Neumann CC, Grussendorf M, Strohmeyer G, Erckenbrecht JF (1988) Motilitätsstörungen des Dickdarms bei der experimentellen Hyperthyreose. Z Gastroenterol 26:514
13. Karaus M, Wienbeck M, Grussendorf M, Erckenbrecht JF, Strohmeyer G (1989) Intestinal motor activity in experimental hyperthyroidism in conscious dogs. Gastroenterology 97:911–919
14. Mathias JR, Carlson CM, DiMarino AJ, Bertiger G, Morton HE, Cohen S (1976) Intestinal myoelectrical activity in response to live Vibrio cholera and cholera enterotoxin. J Clin Invest 58:91–96
15. Mathias JR, Carlson GM, Martin JL, Shields RP, Formal S (1980) Shigella dysentericae I enterotoxin: proposed role in pathogenesis of shigellosis. Am J Physiol 239:G382–386
16. Otterson MF, Sarna SK, Moulder JE (1988). Effects of fractionized doses of ionizing radiation on small intestinal motor activity. Gastroenterology 95:1249–1257
17. Read NW (1983) Speculations on the role of motility in the pathogenesis and treatment of diarrhoea. Scand J Gastroenterol [Suppl 84] 18:45–63
18. Read NW (1986) Diarrhée motrice. Clin Gastroenterol 15:657–685
19. Sarna SK (1985) Cyclic motor activity; migrating motor complex: 1985. Gastroenterology 189:894–913
20. Sarna SK (1987) Giant migrating contractions and their myoelectric correlates in the small intestine. Am J Physiol 253:G697–705
21. Schemann M, Ehlein HJ (1986) Mechanical characteristics of phase II and phase III of the interdigestive migrating motor complex in dogs. Gastroenterology 91:117–123
22. Schemann M, Siegle ML, Sayhoun H, Ehrlein HJ (1986) Effects of cholecystokinin and neurotensin on jejunal contraction patterns. Z Gastroenterol 24:262–268
23. Sjogren RW, Sherman PM, Boedeker EC (1989) Altered intestinal motility precedes diarrhea during Escherichia coli enteric infection. Am J Physiol 257:G725–731
24. Sninsky CA, Ramphal R, Gasdins DJ, Goldberg DA, Mathias JR (1985) Alterations of myoelectrical activity associated with campylobacter jejuni and its cell-free filtrate in the small intestine of rabbits. Gastroenterology 89:337–344
25. Spriggs EA, Code CF, Baren JA, Curtiss RK, Higthower NC (1951) Motility of the pelvic colon and rectum of normal persons and patients with ulcerative colitis. Gastroenterology 19:480–491
26. Summers RW, Anuras S, Green J (1983) Jejunal manometry patterns in health, partial intestinal obstruction, and pseudoobstruction. Gastroenterology 85:1290–1300
27. Vantrappen G, Janssens J, Hellemans J (1977) The interdigestive migrating motor complex of normal subjects and patients with bacterial overgrowth. J Clin Invest 59:1158–1166

Diskussion

Frage:
Wird denn eine normale Motilität „umgeschaltet" in eine Diarrhö, was ist da der auslösende Faktor? Wie wird denn dieser Komplex, den Sie gezeigt haben, verändert, wodurch?

Antwort:
Das hängt natürlich auch von der Diarrhöform ab. Wenn Sie von der zuletzt angesprochenen Veränderung ausgehen, der Schutzreaktion des Dickdarms, dann ist das sicherlich eine nerval vermittelte Reaktion der Motilität. Wenn aber die propulsiven Motilitätsmuster beim Dünndarm unter Einfluß bestimmter pathogener Darmkeime auftreten – das ist noch spekulativ –, so nimmt man hier auch eine nervale Vermittlung an.

Frage:
Spielen Toxine eine Rolle bei der Auslösung der Motilitätsstörungen?

Antwort:
Die Frage kann man z. T. im in-vitro-Versuch beantworten. Da hat man gesehen, daß Toxine, z. B. die Choleratoxine oder auch die Clostridientoxine, selbst Wirkung am Darmmuskel entfalten. Ob sie in vivo diese Wirkung auch haben, das weiß natürlich niemand. Aber zumindest können sie diese Wirkung am Muskel entfalten, als komplette Toxine.

Moderator:
Sie dürfen nicht vergessen, daß die Motilität ein Gebiet ist, das man erst seit einigen Jahren konkret untersuchen kann. Deshalb haben wir sicherlich noch einige Ergebnisse zu erwarten, und viele Fragen kann man zu diesem Zeitpunkt nicht beantworten.
Mich würde noch eines interessieren; wenn ich das richtig verstanden habe, haben Sie gesagt, ein gastrokolischer Reflex würde sich nur am Rektum auswirken?

Antwort:
Nein, es tut mir leid, wenn ich das so gesagt habe. Es geht mir um das distale Kolon. Gerade im Colon descendens oder im Sigma kommt es zu einer Hyperakti-

vität. Das kann mal zu einer Propulsion oder auch zu einer Rückwärtsbewegung führen, deswegen ist die Funktion dieses Reflexes letztendlich unklar; aber häufig beobachtet man dabei einen Stuhldrang.

Bemerkung:
Das hat ja wichtige klinische Konsequenzen. Die Meinung ist weit verbreitet, wenn Beschwerden im Oberbauch auftreten nach Aufnahme von Nahrung, dann heißt es immer, das sei der Magen. Das kann aber durchaus der Querdarm sein, der durch einen gastrokolischen Reflex in entsprechende Tätigkeit versetzt wird. Das wird selten beachtet.

Intestinale Permeabilität von niedermolekularen Zuckern bei chronisch-entzündlichen Darmerkrankungen

M. Ott, B. Lembcke, W. F. Caspary

Intestinale Permeabilität beschreibt die Fähigkeit des Darms, den passiven Ein- und Austritt von gelösten hydrophilen Substanzen zu begrenzen und dadurch eine Barriere gegenüber der Aufnahme antigener und toxischer Substanzen aufzubauen.

Als passiver Vorgang ist die Permeation durch die Mukosa des Darmes abhängig von den Eigenschaften der permeierenden Teilchen, ihren transmembranen Stoffkonzentrationsdifferenzen und der Fläche, Integrität und spezifischen Struktur des Darmepithels. Polare Substanzen mit einem Molekulargewicht von < 185 (z. B. Rhamnose, Mannit) permeieren bevorzugt über funktionscharakterisierte hydrophile Kanäle der Enterozytenmembran. Die passiven transzellulären Permeationswege werden ergänzt durch parazelluläre, die auch die Aufnahme höhermolekularer Substanzen ermöglichen. Testsubstanzen mit geringer Polarität permeieren bevorzugt über lipophile Domänen der Zellmembran, wie es für die Polyäthylenglykole angenommen wird (Abb. 1) [3, 8].

In den letzten Jahren konnte gezeigt werden, daß sich die transzelluläre (z. B. Rhamnose, D-Xylose, Mannit) und die parazelluläre (z. B. Lactulose, Cellobiose, ^{51}Cr-EDTA) Permeation unter pathologischen Bedingungen gegenläufig verhalten können und einen sensitiven Parameter zur Erfassung von Dünndarmerkrankungen darstellen [1, 2, 4, 5, 6, 9, 10].

Zahlreiche Testsubstanzen und Techniken werden zur Untersuchung der intestinalen Permeabilität eingesetzt. Mit den Perfusionstechniken, die eine Differenzierung regionaler Permeabilitätsunterschiede durch Vorgabe eines definierten Testsegmentes erlauben, der elektrischen Potentialdifferenzmessung und den Untersuchungen an Membranvesikeln sind grundlegende Daten zur intestinalen Permeabilität von hydrophilen Substanzen erhoben worden. Die klinische Erfassung von intestinalen Permeabilitätsveränderungen wird dagegen weitgehend mit oral zugeführten Testlösungen, die eine geringere Belastung für Probanden und Patienten bedeuten, durchgeführt. Für die hier vorgestellten Untersuchungen von Permeabilitätsveränderungen wurde eine oral zugeführte Rhamnose-Lactulose-Testlösung (1 g Rhamnose, 10 g Lactulose in isotonischer Lösung) verwendet. Die niedermolekularen Zucker sind toxikologisch unbedenklich, werden unverändert von der Darmschleimhaut aufgenommen und ohne Metabolisierung quantitativ im Urin ausgeschieden [3, 8]. Der Nachweis der Permeabilitätssubstanzen im 5-h-

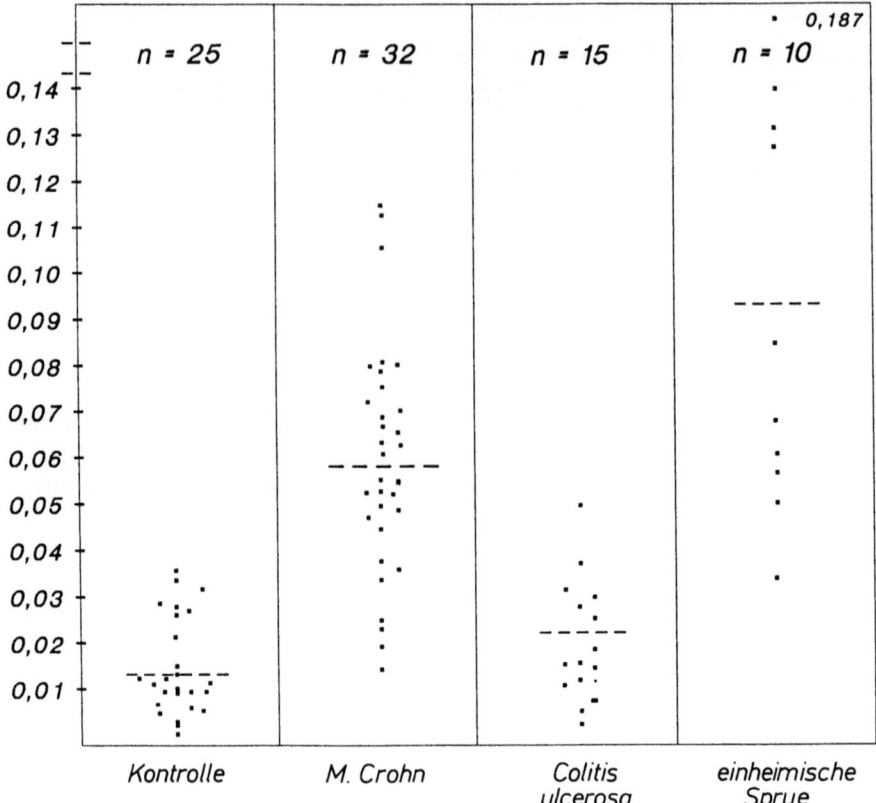

Abb. 1. Intestinale Permeationswege von Monosacchariden, Disacchariden, Cr^{51}-EDTA und Polyäthylenglykolen

Sammelurin erfolgt enzymatisch (Lactulose) oder mit einer neu entwickelten HPLC-Methode (Rhamnose).

Die intestinale Permeabilität wurde mit dem Lactulose/Rhamnose-Test bei 25 gesunden Kontrollpersonen, 32 Patienten mit Morbus Crohn, 18 Patienten mit Colitis ulcerosa und 10 Patienten mit einheimischer Sprue untersucht. Die Diagnosen waren jeweils histologisch gesichert.

Die normale Darmschleimhaut ist für die Lactulose aufgrund ihrer chemischen Struktur und Molekülgröße nur sehr begrenzt permeabel. 0,13 ± 0,10 % der oral aufgenommenen Lactulose konnte im 5-h-Sammelurin der Kontrollpersonen nachgewiesen werden. Dagegen werden 9,0 ± 1,6 % Rhamnose, die wegen ihres geringeren Molekulargewichtes transzellulär durch die Enterozytenmembran permeieren kann, im Urin ausgeschieden. Die individuelle Berechnung des Permeationsquotienten von Lactulose und Rhamnose ermöglicht es darüber hinaus, Fehler wie unvollständige Urinsammlung oder variable intestinale Passagezeiten, die das Permeationsverhalten der Testsubstanzen gleichsinnig beeinflussen, zu vermindern.

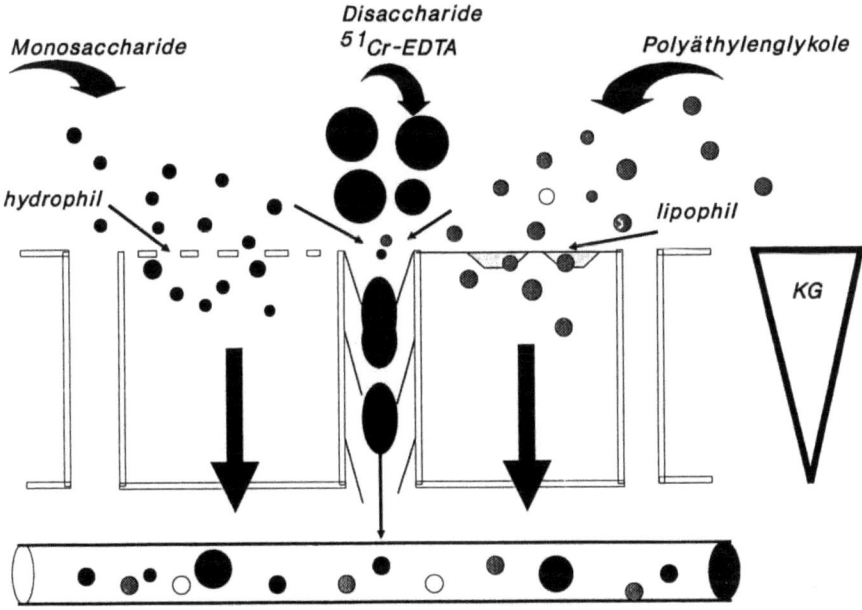

Abb. 2. Lactulose/Rhamnose-Quotienten der Kontrollpersonen im Vergleich mit den Patientenkollektiven (KG = Konzentrationsgefälle)

Der Lactulose/Rhamnose-Quotient betrug in der Kontrollgruppe 0,014 ± 0,01. Bei den Patienten mit Morbus Crohn (0,059 ± 0,025) und einheimischer Sprue (0,116 ± 0,094) konnten signifikant höhere Quotienten nachgewiesen werden. Die intestinale Permeabilität zeigte bei den Colitis-ulcerosa-Patienten (0,021 ± 0,013) keine signifikanten Unterschiede zur Kontrollgruppe (Abb. 2). Die mit dem Lactulose/Rhamnose-Test erhobenen Befunde geben Hinweise dafür, daß bei Patienten mit einheimischer Sprue und Morbus Crohn die intestinale Permeabilität und damit die Barriere für die fakultative Aufnahme toxischer und antigener Substanzen gestört ist. Die Bewertung veränderter Permeabilität hinsichtlich ihrer pathogenetischen [7] oder klinischen Bedeutung für diffuse intestinale Störungen muß allerdings berücksichtigen, daß die intestinale Permeabilität ein komplexes Phänomen darstellt, das durch zahlreiche endogene und exogene Faktoren beeinflußt werden kann. Inwieweit mit der hier vorgestellten Methode eine neue diagnostische Möglichkeit zur Erfassung diffuser intestinaler Erkrankungen eröffnet wird [4, 5, 6], müssen weitere Untersuchungen zeigen.

Gefördert mit Mitteln des BMFT III-005-89.

Literatur

1. Andre F, Andre C, Emery Y, Forichon J, Descos L, Minaire Y (1978) Assessment of the lactulose – mannitol test in Crohn's disease. Br Med J 1060

2. Bjarnason I, Peters TY, Veall N (1983) A persistent defect in intestinal permeability in coeliac disease demonstrated by a Cr^{51}-labelled EDTA absorption test. Lancet I:323
3. Bjanarson I, Peters H, Levi AJ (1983) Intestinal permeability: clinical correlates. Dig Dis 4:83
4. Cobden I, Rothwell J, Axon ATR (1980) Intestinal permeability and screening tests for coeliac disease. Gut 21:512
5. Hamilton I, Cobdon I, Rothwell J, Axon ATR (1982) Intestinal permeability in coeliac disease: response to gluten withdrawal and single-dose gluten challenge. Gut 23:202
6. Juby LD, Rothwell J, Axon ATR (1989) Cellobiose/mannitol sugar test – a sensitive tubeless test for coeliac disease: results on 1010 unselected patients. Gut 30:476
7. Katz K, Hollander D, Vadheim CM, McElree C, Delahunty T, Dadufalza VD, Krugliak P, Rotter JI (1989) Intestinal permeability in patients with Crohn's disease and their healthy relatives. Gastroenterology 97:927
8. Menzies IS (1974) Absorption of intact oligosaccharides in health and disease. Biochem Soc Trans 2:1042
9. Ukabam SO, Cooper BT (1984) Small intestinal permeability to mannitol, lactulose and PEG 400 in coeliac disease. Dig Dis Sci 29:809
10. Ukabam SO, Clamp JR, Cooper BT (1983) Abnormal intestinal permeability to sugars in patients with Crohn's disease of the terminal ileum and colon. Digestion 27:70

Diskussion

Frage:
Sie haben mit Ihren 32 Crohn-Patienten noch einen relativ guten Überblick über den Einzelpatienten. Wenn man die Dias betrachtet, sieht man relativ starke Streuungen, einerseits der Rhamnoseresorptionsverminderung und andererseits der Lactuloseresorptionsvermehrung. Wie sieht es jetzt für den Einzelpatienten aus? Korreliert dort eine verminderte Rhamnoseaufnahme mit einer vermehrten Lactuloseaufnahme, oder ergibt sich das nur über das Gesamtbild? Wie ist das beim Einzelpatienten: ist das gegenläufig beim einzelnen Patienten?

Antwort:
Es scheint so zu sein, aber ich würde diese Ergebnisse, da die Daten sehr weit streuen, auf keinen Fall individualisieren und aufgrund eines möglicherweise pathologischen Lactulose-Rhamnose-Ausscheidungsquotienten auf die Aktivität oder das Vorhandensein einer chronisch-entzündlichen Darmerkrankung oder eine einheimische Sprue schließen. Es scheint eine Korrelation zu bestehen, aber die Streuwerte sind sehr hoch und sicherlich nur bei größeren Patientengruppen statistisch signifikant verändert. Wir müssen sicherlich noch eine weitere Differenzierung der Patientengruppen vornehmen, hinsichtlich der Entzündungsaktivität bei den M.-Crohn-Patienten beispielsweise, aber auch der Dünndarmbeteiligung, die mir sehr wichtig erscheint.

Frage:
Ich gehe davon aus, daß die meisten Ihrer Crohn-Patienten einen distalen Befall im Dünndarm hatten. Aus dem Grunde kann ich mir eigentlich nicht vorstellen, daß eine verminderte Resorptionsfläche die Ursache sein kann für die verminderte Rhamnoseaufnahme. Ich würde eher vermuten, was vorher gesagt worden ist, daß es Motilitätsphänomene sind, die zu einer verminderten Resorption führen.

Antwort:
Motilitätsphänomene müßten sich auf beide Zucker auswirken. Daher verwenden wir ja die Doppelzuckermethode. Ich habe Patienten ausgewählt aus einem noch wesentlich größeren Patientengut, die auch einen Befall des oberen Dünndarmtraktes bis zum Ösophagus aufwiesen. Das sind sicher nur wenige Patienten, verglichen zum Gesamtkollektiv. Sie sind selektioniert hinsichtlich des Dünn-

darmbefalls, auch des oberen Dünndarms. Es scheint so zu sein, daß das ein ganz entscheidender Faktor ist.

Frage:
Darf ich ganz kurz ketzerisch fragen, wie haben Sie denn festgestellt, ob der obere Dünndarm betroffen ist? Sie können doch röntgenologisch Veränderungen beim Morbus Crohn im oberen Dünndarm nicht finden, bis auf ganz wenige Ausnahmen, abgesehen vom Duodenum.

Antwort:
Die Beteiligung des oberen Gastrointestinaltraktes wird bei uns grundsätzlich durch die Ösophagogastroduodenoskopie und eine Dünndarmdoppelkontrastuntersuchung nach Sellink nachgewiesen. Daß die resorptive Fläche bei diesen Patienten erheblich vermindert ist, muß in der Tat angezweifelt werden; die Befunde zeigen, daß wir hier verstärkt in funktionsorientierten Kategorien denken müssen.

Bemerkung:
Ich würde das noch unterstreichen, gerade im Hinblick auf den Morbus Crohn. Wenn man bedenkt, daß die Skandinavier jetzt festgestellt haben, daß solche Permeabilitätsstörungen nicht nur bei Crohn-Patienten, sondern sogar bei deren Angehörigen (ohne manifesten M. Crohn) nachweisbar waren, so ist die Bedeutung dieser Befunde eigentlich noch völlig unklar.

Beeinflussung der toxininduzierten intestinalen Sekretion durch Saccharomyces boulardii

H. Holst

Viele Diarrhöen werden durch Toxine hervorgerufen, die von pathogenen Keimen im Darm sezerniert werden, d. h. eine Vergiftung des Darms resultiert letztlich in einer vermehrten Wasserausscheidung. Wenn auch z. Z. noch nicht alle Details dieser Toxinwirkung bekannt sind, so liegen doch Daten über etliche Zwischenschritte vor, die zunächst referiert werden sollen.

Wirkungsweise von Toxinen

Am besten untersucht sind die Wirkungen von Choleratoxin und Enterotoxinen von E. coli. Das Toxin gelangt in die Darmzelle, wo es über Zwischenschritte indirekt die Aktivität der Adenylatzyklase erhöht (Abb. 1). Diese höhere Enzymaktivität bewirkt eine vermehrte Bildung von cAMP aus ATP. Über eine Veränderung der intrazellulären Kalziumkonzentration bewirkt cAMP eine Verschiebung des Nettoelektrolytflusses, wobei verschiedene Mechanismen disku-

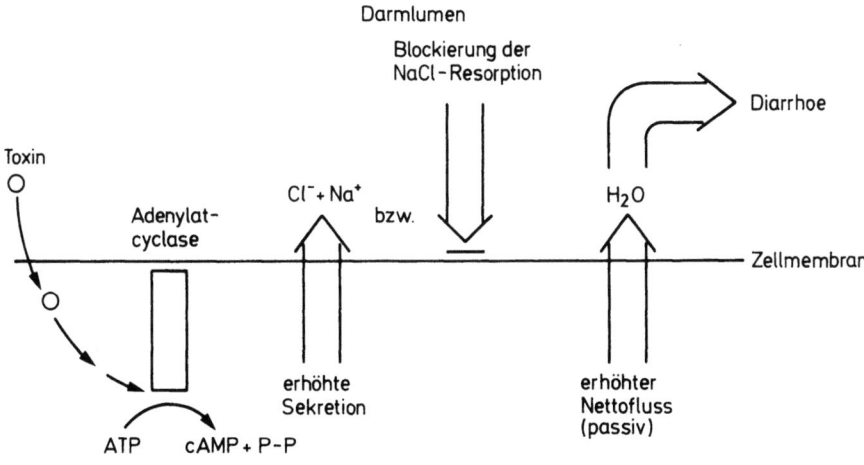

Abb. 1. Einfluß von Toxin auf die Sekretionssteigerung einer Darmzelle

tiert werden. Einerseits wird eine erhöhte Sekretion von Chloridionen und wegen der Elektroneutralität nachfolgend von Natriumionen aus der Darmzelle in das Darmlumen diskutiert. Andererseits wird eine Blockierung der elektroneutralen NaCl-Resorption aus dem Darmlumen in die Darmzelle angenommen [3]. Das Resultat dieser Elektrolytverschiebungen ist eine höhere Anzahl gelöster Teilchen und damit eine Erhöhung des osmotischen Wertes im Darmlumen. Entlang des so entstandenen osmotischen Gradienten strömt nun Wasser passiv aus der Darmzelle in das Lumen. Um es noch einmal zu verdeutlichen: Wasser wird niemals aktiv transportiert, es folgt immer dem osmotischen Gradienten, vorausgesetzt, daß die entsprechenden Zell- oder Gewebestrukturen für Wasser durchlässig sind. Dieser vermehrte Einstrom von Wasser in das Darmlumen bewirkt schließlich die Diarrhö als klinisches Symptom der Toxinwirkung.

Im folgenden werden Ergebnisse von Untersuchungen referiert, die den Einfluß von Saccharomyces boulardii auf einzelne dieser Mechanismen zum Gegenstand hatten und die antisekretorische Wirkung dieser Hefe belegen.

Saccharomyces boulardii und intestinale Sekretion

Aus früheren Untersuchungen ist bekannt, daß bei neugeborenen Mäusen das Gewichtsverhältnis von Darm und übrigem Tierkörper relativ konstant bei weniger als 0,073 liegt. Es wurde in Untersuchungen geprüft, inwieweit die Injektion enterotoxischer E. coli in den Magen dieser neugeborenen Mäuse eine Verschiebung dieses Gewichtsverhältnisses bewirkt und inwieweit Saccharomyces boulardii diese Verschiebung beeinflussen kann [4]. Hierzu wurden die Tiere in 5 Gruppen unterteilt. Gruppe 1 diente als Kontrolle und erhielt als Injektion TSB-Medium. Gruppe 2 diente ebenfalls als Kontrolle und erhielt als Injektion lebende Saccharomyces boulardii. Den Tieren der Gruppe 3 wurden die enterotoxischen E. coli injiziert. Gruppe 4 erhielt die Injektionen sowohl der Gruppe 2 als auch der Gruppe 3, d. h. sie bekamen enterotoxische E. coli sowie lebende Saccharomyces boulardii appliziert. Der 5. Gruppe schließlich wurden enterotoxische E. coli sowie durch Pulverisierung abgetötete Saccharomyces boulardii injiziert. Danach wurden die Mäuse für 4 Stunden auf Baumwolle bei 26 °C gehalten. Anschließend wurden die Tiere getötet, die Verdauungstrakte mit Inhalt entnommen und gewogen. Die Tierkörper ohne Darm wurden ebenfalls gewogen, und es wurde das Gewichtsverhältnis ermittelt.

In den Kontrollgruppen 1 und 2 betrug das Verhältnis 0,062 bzw. 0,059, d. h. es lag unterhalb des Grenzwertes von 0,073. Bei den Tieren der Gruppe 3, die die enterotoxischen E. coli erhalten hatten, war das Gewichtsverhältnis auf 0,101 erhöht. Die Därme dieser Tiere waren geschwollen, die Tiere hatten flüssige Fäzes auf die Baumwolle abgesetzt. In der Gruppe 4, d. h. bei den Tieren, die enterotoxische E. coli sowie lebende Saccharomyces boulardii erhalten hatten, betrug das Gewichtsverhältnis 0,076. Es war also nur leicht erhöht gegenüber den Kontrollen, jedoch deutlich niedriger als bei den Tieren der Gruppe 3. Die Därme dieser Tiere zeigten keine makroskopischen Veränderungen, die Tiere hatten keine

Tabelle 1. Gewichtsverhältnis des Darmtraktes zum restlichen Körper bei neugeborenen Mäusen. Mittelwerte von 25 (Gruppe 1–4) bzw. 20 (Gruppe 5) Tieren. *TSB* Trypticase Soja Medium, *S. b.* Saccharomyces boulardii. Nach [4]

Gruppe	1	2	3	4	5
Behandlung	Kontrolle TSB	Kontrolle lebende S. b.	E. coli	E. coli + lebende S. b.	E. coli + abgetötete S. b.
Verhältnis	0,062	0,059	0,101	0,076	0,102

Diarrhö. In der Gruppe 5 hatten die Tiere E. coli sowie abgetötete Saccharomyces boulardii bekommen. Hier betrug das Gewichtsverhältnis 0,102 (Tabelle 1).

Die Injektion der enterotoxischen E. coli hatte also einen Anstieg des Wassereinstroms in das Darmlumen bewirkt, wodurch der Darmtrakt einen höheren Gewichtsanteil am Gesamtgewicht des Tieres erhielt. Durch die gleichzeitige Applikation lebender Saccharomyces boulardii konnte dieser vermehrte Wassereinstrom fast vollständig unterdrückt werden. Abgetötete Saccharomyces boulardii zeigten diesen Effekt nicht.

In einer weiteren Versuchsreihe wurde an Wistarratten die Beeinflussung der Natrium- und Wassersekretion durch Choleratoxin untersucht sowie eine Beeinflussung dieser Sekretion durch Saccharomyces boulardii [6].

Hierzu wurden Darmsegmente von ca. 10 cm Länge für 3 h mit Choleratoxin behandelt; anschließend wurden die Darmabschnitte gereinigt und es wurde eine Lösung, die ^{14}C-markiertes Polyethylenglykol 4000 enthielt, bzw. eine Lösung, die ^{14}C-Polyethylenglykol 4000 + Saccharomyces boulardii enthielt, in die Darmabschnitte injiziert. Nach weiteren 20 min wurde der Inhalt der Darmabschnitte entnommen sowie die Länge des Darmabschnittes gemessen. In der Darmflüssigkeit wurde die Konzentration des radioaktiv markierten Polyethylenglykol radiometrisch gemessen und daraus der Wassereinstrom errechnet; Natrium wurde mittels Flammenspektrometrie bestimmt.

Auch in diesem Versuch wurden nicht nur lebende Saccharomyces boulardii getestet, sondern auch abgetötete, und zwar einerseits γ-bestrahlte, zum anderen autoklavierte Zellen. Zusätzlich wurden noch die Überstände der lebenden sowie der γ-bestrahlten Saccharomyces boulardii untersucht.

Es zeigte sich, daß lebende Saccharomyces boulardii die Sekretion von Natrium in das Darmlumen um nahezu 50% unterdrückten (Abb. 2); auch bestrahlte bzw. autoklavierte Saccharomyces boulardii verminderten die Natriumsekretion, jedoch in einem geringeren Ausmaß. Die untersuchten Überstände hatten keinen Effekt.

Tendenziell das gleiche Ergebnis zeigte sich bei der Wassersekretion ins Darmlumen. Auch hier unterdrückten die lebenden Saccharomyces boulardii den Wassereinstrom prägnant. Das gleiche gilt für die γ-bestrahlten Zellen, auch die autoklavierten Zellen hatten einen deutlichen, jedoch etwas geringer ausgeprägten Effekt. Auch bei der Wassersekretion zeigten die Überstände keine Wirksamkeit. Im Gegensatz zu den Ergebnissen des zuerst dargestellten Versuchs war hier die Wirksamkeit der Saccharomyces nicht an ihre Lebensfähigkeit gebunden.

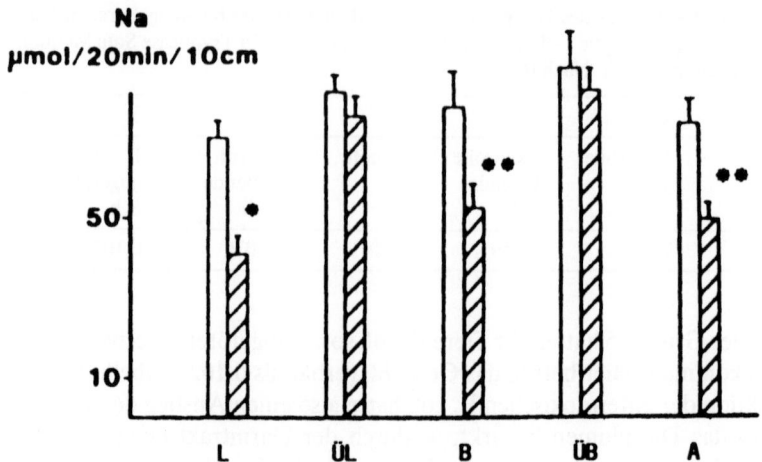

Abb. 2. Choleratoxininduzierte Natriumsekretion ohne (□) und mit (▨) S. boulardii (S.b.), *L* lebende S.b., *ÜL* Überstand lebende S.b., *B* γ-bestrahlte S.b., *ÜB* Überstand γ-bestrahlte S.b., *A* autoklavierte S.b. *p 0,001; **p 0,01. (Nach [6])

Wie anfangs erläutert, wird der Elektrolytnettoflux intrazellulär über cAMP reguliert, wobei ein erhöhter cAMP-Level in der Zelle zu einem erhöhten Nettofluß aus der Zelle heraus führt. Inwieweit Saccharomyces boulardii den cAMP-Gehalt von Zellen beeinflussen kann, wurde in einer weiteren Versuchsreihe erforscht.

In diesem Experiment wurden Darmepithelzellen der Linien IRD 98 und IEC 17 in vitro untersucht [1]. 20000 Zellen pro Ansatz wurden für 48 h mit $5 \cdot 10^4$ Saccharomyces boulardii inkubiert. Als Kontrolle dienten Ansätze ohne Hefezellen. Nach dieser Vorinkubation wurde für 90 min Choleratoxin zugegeben. Anschließend erfolgte die Bestimmung des cAMP-Gehalts in den Darmepithelzellen.

Das Ergebnis zeigte, daß unter Choleratoxin der cAMP-Gehalt der Zellen dramatisch erhöht war, er lag um ein Vielfaches über den Kontrollwerten (Abb. 3). Durch die Zugabe von Saccharomyces boulardii konnte diese Erhöhung des cAMP-Gehaltes um ca. 50% reduziert werden. Die wesentlich geringeren Kontrollwerte wurden allerdings nicht erreicht. Bemerkenswerterweise trat dieser Effekt nur bei den Ansätzen auf, die kein oder maximal 0,5% fetales Kälberserum enthielten, bei den Ansätzen mit 10% fetalem Kälberserum wurde dieser Effekt nicht beobachtet. Diese Resultate gelten für beide Zelltypen. Auch dieser Versuch wurde mit abgetöteten Saccharomyces boulardii durchgeführt, die 30 min bei 120°C autoklaviert worden waren. Diese abgetöteten Zellen zeigten keinen Effekt auf die Absenkung des durch Choleratoxin erhöhten cAMP-Gehaltes in den Darmepithelzellen.

Es konnte also gezeigt werden, daß Saccharomyces boulardii antisekretorische Wirkung besitzt, und zwar auf verschiedenen Ebenen der Regulation des Wasserflusses.

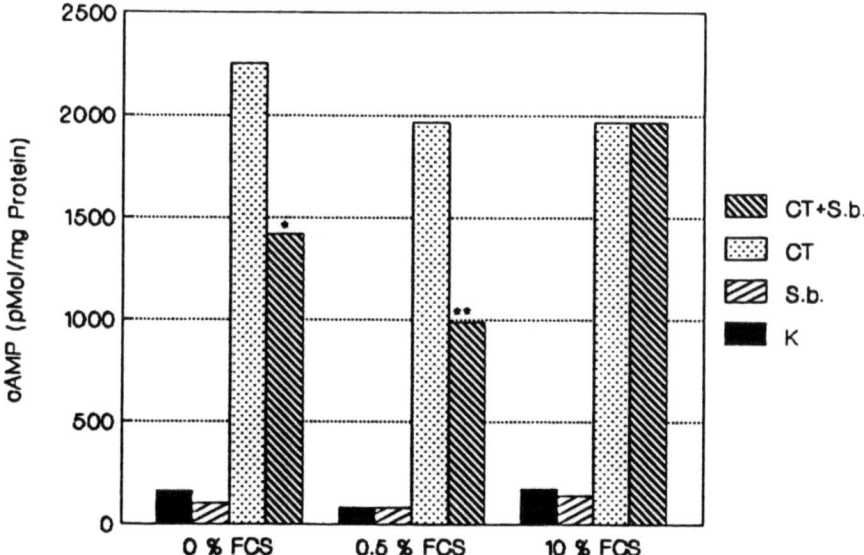

Abb. 3. Einfluß von S. boulardii auf die cAMP-Synthese durch IRD 98-Zellen. ■ Kontrolle ▨ S. boulardii, ▧ Choleratoxin, ▨ Choleratoxin und S. boulardii, FCS fetales Kälberserum. *p 0,0005; **p 0,005. (Nach [1])

Es stellt sich somit die Frage nach dem Mechanismus, der für die beobachteten Effekte verantwortlich ist. Während bei 2 Untersuchungen (der Bestimmung des Gewichtsverhältnisses von Darm und Restkörper und der cAMP-Messung) nur lebende Saccharomyces boulardii einen Effekt zeigten, war die Verringerung der Natrium- und Wassersekretion an isolierten Darmsegmenten sowohl mit lebenden wie mit abgetöteten Zellen zu erreichen.

Bestimmte Wirkungen von Saccharomyces boulardii, wie z. B. die antagonistischen Eigenschaften, sind an die Lebensfähigkeit der Hefe gebunden [2]; andere Effekte – z. B. die Stimulierung des Immunsystems – können auch mit abgetöteten Saccharomyces boulardii bzw. Zellfragmenten erzielt werden [5]. Welche Eigenschaften von Saccharomyces boulardii den gezeigten Effekten zugrundeliegen, ist unbekannt. Möglicherweise werden die Toxine an die Oberflächen der Hefezelle adsorbiert und somit neutralisiert. Eine weitere Wirkung von Saccharomyces boulardii könnte auch in der Sezernierung von Proteasen liegen. Diese Enzyme würden dann die Toxine, die ja Eiweißstoffe sind, abbauen und hierdurch unwirksam machen.

Untersuchungen zur Aufklärung dieses Teils des komplexen Wirkmechanismus von Saccharomyces boulardii sind initiiert.

Literatur

1. Czerucka D, Naus JL, Bernasconi P, Rampal P (1989) Effect of Saccharomyces boulardii on cholera toxin-induced cAMP level in rat epithelial intestinal cell lines. Gastroenterol Clin Biol 3:383–387
2. Ducluzeau R, Bensaada M (1982) Effect comparé de l'administration unique ou en continu de Saccharomyces boulardii sur l'établissement de diverses souches de candida dans le tractus digestif de souris gnotoxéniques. Ann Microbiol 133 B:491–501
3. Ewe K, Karbach U (1987) Funktionen des Magen-Darm-Kanals. In: Schmidt RF, Thews G (Hrsg) Physiologie des Menschen. 23. Aufl. Springer, Berlin Heidelberg New York Tokyo, S 733–777
4. Massot J, Desconclois M, Astoin J (1982) Protection par Saccharomyces boulardii de la diarrhée à Escherichia coli du souriceau. Ann Pharmaceutiques Franc 40:445–449
5. Petzoldt K, Müller E (1986) Tierexperimentelle und zellbiologische Untersuchungen zur Wirkung von Saccharomyces cerevisiae Hansen CBS 5926 bei der unspezifischen Steigerung der Infektionsabwehr. Arzneim Forsch/Drug Res 36/(II) 7:1085–1088
6. Vidon N, Huchet B, Rambaud JC (1986) Influence de Saccharomyces boulardii sur la sécrétion jéjunale induite chez le rat par la toxine cholérique. Gastroenterol Clin Biol 10:13–16

Diskussion

Frage:
Wenn ich an den Vortrag vom vorigen Jahr von Frau Gedek erinnere, dann müßte man bei den abgetöteten Zellen von S. boulardii auch elektronenmikroskopisch untersuchen, ob sie sich verändert haben, weil die Frage der Adsorption oder der Anlagerung der Kolibakterien an diese Zellen vorgetragen worden war.

Antwort:
Autoklavierte Zellen haben sich sicherlich verändert. Bezüglich der γ-bestrahlten Zellen liegen keine Untersuchungen vor.

Frage:
Wenn man unterstellt, daß diese Hefezellen hochspezialisierte biochemische Fabriken sind mit den verschiedensten Enzymsystemen, dann entwickeln sie ja auch unterschiedliche Aktivitäten, je nachdem, in welchem Milieu sie sich befinden. Ich glaube, es wäre doch ein Weg, Fraktionen mit unterschiedlichen Molukulargewichten aus einem solchen Extrakt zu machen, um zu sehen, welche Fraktionen welche Aktivität entwickeln, so daß man möglicherweise auf unterschiedliche aktive Substanzen dieser Hefe kommen wird.

Antwort:
Hier möchte ich einem Referat nicht vorgreifen, das noch kommen wird. (Beitrag: T. Friedland und J. Seifert, S. 168). Gestatten Sie, daß wir das zurückstellen?

Frage:
Ist die Wirkung, die Sie hier beschreiben, einmal austitriert worden? Das muß doch quantitativ abgestuft faßbar sein?

Antwort:
Es ist in einem Versuch mit unterschiedlichen Konzentrationen gearbeitet worden, und es zeigten sich konzentrationsabhängige Effekte.

Frage:
Das ist ja erstaunlich. Es ist kein sezerniertes Produkt, denn sonst würden Überstände wirken. Und es ist an die lebende Zelle gebunden, d. h. es muß etwas sein,

was nicht einfach nur Bestandteil der Hefezelle, sondern an den aktiven Stoffwechsel gebunden ist.

Antwort:
Ich hoffe, wir werden bei dem Beitrag, auf den ich hingewiesen habe, weitere Erhellung bekommen.

Gastroenterologische Symptome bei HIV-Infizierten

H. D. Brede

Der Gastrointestinaltrakt wird häufig während einer HIV-Infektion in Mitleidenschaft gezogen. Dies betrifft v. a. die Endstadien der Krankheit, die nach der CDC-Klassifikation dem Stadium IV (opportunistische Infektionen) zugeordnet werden müssen. Gastrointestinale Symptome treten aber auch schon unregelmäßig in den Frühstadien, die wir im Rahmen des HIV-Projektes beobachten, auf. Dabei sind auch im Gastrointestinaltrakt Veränderungen des lymphatischen Gewebes nachweisbar [2]. Im Frühstadium von Aids finden sich nicht selten lymphatische Hyperplasien der Kolonschleimhaut, die mit einer ausgeprägten Vergrößerung der Lymphfollikel einhergehen und dem LAS der Lymphknoten ähneln. Schließlich ist auch im Gastrointestinaltrakt die Reduktion des lymphatischen Gewebes erkennbar. Dies kann zum vollständigen Schwund der Lymphfollikel im Blinddarm führen [3].

Cholesterinwerte

Bei unseren eigenen Untersuchungen an etwa 1000 HIV-Infizierten, die wir im Rahmen des HIV-Projektes beraten, fiel ein Zusammenhang zwischen einer Erniedrigung der Cholesterinwerte bei gleichzeitigem Abfall der T4-Zellen und gleichzeitig auftretenden Gastrointestinalbeschwerden auf [4]. Abbildung 1 zeigt einen Vergleich der Cholesterinkonzentrationen bei Gesunden und bei HIV-Infizierten, die entsprechend der Anzahl ihrer T4-Zellen in 7 Gruppen eingeteilt wurden. Die niedrigsten Cholesterinwerte zeigt die Gruppe mit den niedrigsten T4-Zellzahlen.

Diese Beobachtungen führten zur Aufstellung der folgenden Hypothese. Als extrazelluläre Ursachen der Fettstoffwechselstörung bei HIV sind zu diskutieren:

1. Schädigung der Darmmukosa bei asymptomatischen HIV-Infizierten

Schon in einem sehr frühen, asymptomatischen HIV-Stadium klagen Infizierte oft über starke Diarrhöen. Diese sind häufig das einzige Symptom ihrer Erkrankung.

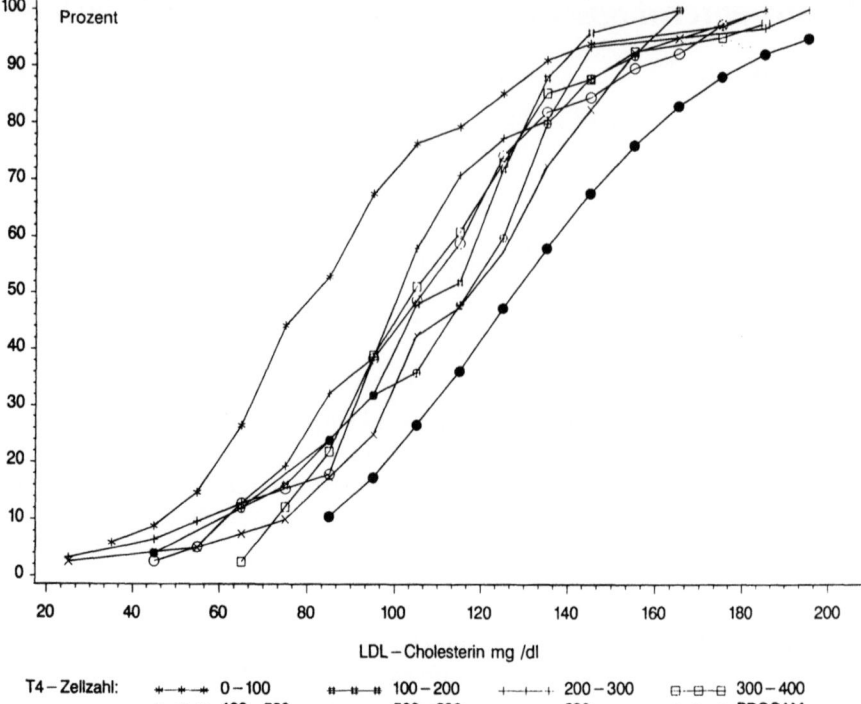

Abb. 1. Vergleich der Cholesterinkonzentrationen im Serum bei Gesunden (PROCRAM-Studie; n = 11151) und HIV-Infizierten (n = 323) mit abnehmender T4-Zellzahl

Die dadurch gestörte Apoproteinproduktion liefert eine Erklärung einer generellen Fettstoffwechselstörung bei HIV-Infektion. Die Konzentrationen der Apolipoproteine A1, A2 und B sind statistisch signifikant im Vergleich zur Normalpopulation erniedrigt.

2. Bildung von Tumornekrosefaktor (TNF, Kachexie)

Maligne Erkrankungen führen häufig zu einer Erniedrigung des Cholesterins und einer erhöhten Produktion von TNF. Dieser beeinflußt den Fettstoffwechsel und hemmt die Bildung von Apolipoproteinen. Erhöhte TNF-Werte sind wahrscheinlich an der HIV-Kachexie in Endstadien der Erkrankung entscheidend beteiligt. TNF wird bei HIV-Infizierten wohl hauptsächlich im Hauptreservoir des Virus, den Makrophagen, gebildet. Hohe TNF-Werte sind bei HIV-Positiven beschrieben worden.

Lokalisation und Erreger

Grundsätzlich kann der gesamte Gastrointestinaltrakt von der Mundhöhle bis zum Analbereich, einschließlich des Leber-Gallen-Systems und der Bauchspeicheldrüse, betroffen sein. Das Rektalgewebe kann dabei die Eintrittspforte für das HI-Virus sein. Mehrere Zellsysteme des Kolon können mit HIV infiziert werden. In-situ-Hybridisierung bioptischer Proben vom Rektum und Duodenum hat HIV-infizierte Zellen in Krypten der Darmschleimhaut und der Lamina propria nachweisen lassen. Gastrointestinale Symptome wie Anorexia, Übelkeit, Erbrechen und Diarrhö werden von der Mehrzahl HIV-infizierter Patienten beschrieben. Ein Gewichtsverlust, der etwa 10% des Gesamtkörpergewichts beträgt, ist kennzeichnend für die Mehrzahl der Patienten mit dem Vollbild „Aids". Die Rolle des HI-Virus selbst ist bei diesen Störungen nach wie vor unklar, weil vielfältige andere pathogene Organismen, darunter Viren (CMV, Herpes), Chlamydien, Bakterien (Shigella, Salmonella, Campylobacter, Mykobakterien) und Parasiten (Giardia, Cryptosporidia, Isospora, Amoeba, Strongyloides) an diesen Erscheinungen beteiligt sind. Laboratoriumsuntersuchungen haben bei HIV-Infizierten ein oder mehrere Enteropathogene in etwa 85% aller Fälle erkennen lassen; 69% dieser Fälle ließen sich durch Behandlung bessern.

Zytomegalievirus

Sehr häufig ist die gastrointestinale Infektion mit Zytomegalievirus (CMV). Es erscheint möglich, daß HIV und CMV in der Pathogenese des Gewebeschadens im Darm, aber auch im übrigen Körper einander begünstigen. Die CMV-Infektion des Darmes tritt meistens als eine diffuse Kolitis auf, die mit wäßriger oder blutiger Diarrhö und abdominalen Schmerzen verläuft. Gleichzeitig können Ösophagitis, Gastritis oder Cholangitis bestehen. Lokalisierte CMV-Geschwüre im Kolon können zu einer toxischen Dilatation und in seltenen Fällen zu einer Perforation führen. Chronischer Herpes simplex (anal und perianal) ist häufig bei homosexuellen Männern mit HIV-Infektion. Bei der gleichen Risikogruppe kommen auch Infektionen mit Entamoeba histolytica, Giardia lamblia, Isospora belli, Cryptosporidia und Mikrosporidia vor. Von diesen Protozoen können die Cryptosporidia und Isospora schwere, lang anhaltende Diarrhöen verursachen, die zu erheblichem Gewichtsverlust führen. Zusätzlich können Cryptosporidia oft in Kombination mit CMV-Infektionen Symptome der Gallenwege hervorrufen, die als Cholezystitis oder Cholangitis diagnostiziert werden.

Von den Mykobakterien, die bei etwa 10% aller HIV-Infizierten vorliegen, ist es vor allen Dingen Mycobacterium avium, das intestinale Erscheinungen (Diarrhö, Malabsorption, Gewichtsverlust und Fieber) verursachen kann. Die Diagnose kann durch Kultivierung von M. avium aus bioptischem Material, Blut oder Stuhlgang gesichert werden.

Der klinische Verlauf von Salmonella- und Campylobakterinfektionen des Gastrointestinaltraktes von HIV-Infizierten unterscheidet sich sehr häufig von dem immunologisch intakter Individuen. Die HIV-Infizierten haben einen sehr langen chronischen Verlauf mit häufig wiederkehrenden Bakteriämien. Deshalb ist es bei ihnen nötig, langzeitig mit Antibiotika zu behandeln.

Eine ganze Reihe von bösartigen Tumoren des Gastrointestinaltrakts können bei fortgeschrittenen HIV-Infektionen beobachtet werden. Hierzu gehört v. a. das Kaposi-Sarkom, das im gesamten Darmverlauf vorkommen kann. Zusätzlich kommen Lymphome des Dündarms in verschiedensten Typen vor. Sie können undifferenziert sein oder einem Burkitt ähneln. Letztlich werden auch squamöse Zellkarzinome des Rektums und des Analbereichs beobachtet.

Behandlung

Bei der Behandlung gastrointestinaler Symptome HIV-Positiver ist besonders auf eine ätiologische Klärung von Infektionen zu achten. Salmonellosen und Campylobakter-Protozoen-Infektionen sprechen bei spezifischer Behandlung auch bei HIV-Positiven durchaus auf die Therapie an. Dies erklärt die Besserungsrate von 69% (vgl. S. 39). Während der Anfangsstadien, d. h. bei noch erhaltener Arbeitsfähigkeit, nehmen viele Betroffene Perenterol oder Imodium mit befriedigendem Erfolg. Bei späteren starken Durchfallerkrankungen hat sich uns auch ein altindisches Volksmittel, das unter dem Namen Colpermin (Hersteller: Tyllene) in England erhältlich ist, bewährt. Dieses Präparat besteht aus konzentriertem Pfefferminzöl, das in Kapseln verabreicht wird und den Darmtrakt ruhigstellt. Der genaue Mechanismus der Einwirkung auf den HIV-Zustand ist noch unbekannt. Dextransulfat und HOE/BAY 946 können die Durchfallneigung erhöhen. Wir führen dies auf die allgemeine Wirkung von Zuckern zurück. Bei Zytomegalievirusinfektionen des Darmes können erstaunlich gute Erfolge mit CMV-Hyperimmunglobulin erreicht werden.

Zusammenfassung (in Anlehnung an [1])

1. Etwa 50% der Patienten mit HIV-Infektion im Stadium IV haben eine gastrointestinale Symptomatik.
2. Leitsymptome sind: Dysphagie, Retrosternalschmerz, chronischer Durchfall, Abdominalschmerz, Gewichtsverlust.
3. Etwa 30–50% der Patienten mit Mundsoor haben gleichzeitig eine Soor-Ösophagitis.
4. Schluckbeschwerden oder Retrosternalschmerz sind verdächtig auf schwere Soorösophagitis oder Ösophagusulzera, verursacht durch CMV oder Herpesvirus.
5. Abdominalschmerzen sollen durch obere und untere Endoskopie und Biopsie aus Läsionen abgeklärt werden; diese sind histologisch und mikrobiologisch aufzuarbeiten.
6. Chronische Diarrhöen sollen Anlaß zur hohen Koloskopie mit Inspektion des terminalen Ileum geben, Biopsate aus Läsionen sollen histologisch und mikrobiologisch untersucht werden. Dabei ist auf die Differentialdiagnose Colitis ulcerosa, M. Crohn zu achten.

7. Serologische Untersuchungen zum Nachweis von opportunistischen Erregern sind wenig aussagekräftig.
8. CMV-Ulzera von Ösophagus, Magen, Duodenum sowie die CMV-Kolitis sind einer Therapie mit Gancyclovir zugänglich, Herpesvirusläsionen einer Therapie mit Aciclorvir.
9. CMV-Ulzera des Gastrointestinaltraktes können zur Perforation von Magen und Darm führen.
10. Bei Verdacht auf eine gastrointestinale CMV-Manifestation sollte obligatorisch eine augenärztliche Untersuchung zum Ausschluß einer CMV-Retinitis erfolgen.
11. Endoskopische Untersuchungen von HIV-Patienten setzen die strikte Einhaltung von strengen Hygienemaßnahmen voraus.

Literatur

1. Heise W, L'Age M (1989) Gastroenterologische Krankheitsbilder. In: L'Age-Stehr J (Hrsg) „Aids und die Vorstadien, ein Leitfaden für Praxis und Klinik. Springer, Berlin Heidelberg New York Tokyo
2. Hirsch MS, Curran J (1990) Human immunodeficiency viruses, biology and medical aspects, chapter 54, Fields Virology 2:1553–1554
3. Hübner K (1988) Pathologisch-anatomische Befunde. In: Jäger H.: AIDS und HIV-Infektionen. ecomed, Landsberg, Teil II–4
4. Regeniter A et al (1990) „Fettstoffwechselstörungen bei HIV-Infizierten" In: Brede HD, Keller H (Hrsg) HIV-Skriptum. GIT, Darmstadt VII:7, 9–16

Diskussion

Frage:

Sie haben sehr eindrucksvoll gezeigt, daß bei diesen Patienten mit HIV und Durchfallerkrankungen die Lymphknoten „praktisch leer" aussehen. Sie haben hinzugesetzt, daß es im gesamten Magen-Darm-Trakt so ist, von oben bis unten. Meine 1. Frage ist: Betrifft das auch das restliche Darmgewebe, denn im restlichen Darmgewebe sind ja auch Lymphozyten, und zwar sehr viele? Und die 2. Frage ist: Ab welchem Zeitpunkt kann man eine solche Abnahme erwarten?

Antwort:

Der Zeitpunkt schwankt, genauso wie die Virulenz der einzelnen HIV-Isolate ja auch unglaublich schwankt. Pauschal möchte ich die Antwort so geben: mit dem Stadium IV, also mit dem Auftreten der opportunistischen Erkrankungen. Und bezüglich des 1. Teils Ihrer Frage: Es betrifft sämtliche Lymphozyten, also nicht nur die in der Oberfläche.

Frage:

Sie erwähnten den Soor. Sehen Sie auch invasive Zustände, oder sind das oberflächliche Schleimhautbesiedlungen?

Antwort:

Primär sind es rein oberflächliche. Wir haben bis jetzt zwischen 6 und 9 invasive unter 1000 Patienten beobachtet.

Kommentar:

Das paßt an sich zu dem allgemeinen Eindruck, den man ja bei HIV-Positiven hat, daß sie zwar schwerste Schleimhautbesiedlungen aufweisen, aber nur höchst selten invasive lokalisierte Kandidosen, während die Kryptokokkose ja in etwa 7% zum Tode führt. Ich möchte einer anderen These widersprechen, die Sie angeführt haben, nämlich daß die Serologie nicht aussagekräftig sei. Also erstens gehört zur Serologie auch die ganze Palette der Antigennachweise, diese sind ja überhaupt nicht beeinflußt durch irgendwelche Immunitätsstörungen, und dann liegt ja der spezifische Defekt, den das HI-Virus bedingt, im zellulären System. Die humorale Serologie ist, mindestens was die Mykoserologie betrifft, immer noch aussagekräftig. Das sehen wir wiederholt; wir sehen exzessive Titerkinetiken, die auch mit entsprechenden klinischen Mykosesituationen verbunden sind.

Kommentar:
Also zwischen humoral und zellulär grundsätzliche Unterschiede zu machen, da warne ich vor. Das geht ineinander über. Wir haben eine überschüssige humorale Reaktion beim HIV-Infizierten. Wenn ich Ihnen sage, daß wir in Western Blots bei einem Arbeitsfähigen sehr oft noch in Verdünnungen von über 1 Mio. positive Nachweise führen können, g24 z. B. oder gp 120, dann merkt man, daß das extrem überschüssig ist. Mit den Antigenen gebe ich Ihnen recht. Antigennachweis, wo er gelingt, ja. Aber er gelingt nicht immer. Das können Sie einem alten Mikrobiologen glauben. Aber die anderen IgM-Nachweise, gut, wenn sie geführt werden können, aber IgG sagt verteufelt wenig. Ich wollte es eigentlich mehr auf die Antikörperserologie beziehen, nicht auf die Antigenserologie. Und letzten Endes bedeutet mir ein Kulturergebnis mehr, bei Mykobakterien – Blutkultur z. B., oder eine Salmonelle oder eine Shigelle aus dem Stuhl, dann weiß ich wenigstens, woran ich bin. Auch hinsichtlich der Behandlung.

II. Morbus Crohn

(Moderator: R. Ottenjann)

Zur Pathogenese des Morbus Crohn

R. Ottenjann

Es ist immer noch üblich, chronische Enterokolitiden, wie Colitis ulcerosa und M.Crohn, als idiopathische von anderen mit spezifischer Ätiologie oder charakteristischer Phänomenologie abzugrenzen. Die nosologische Differenzierung von M. Crohn und Colitis ulcerosa gelingt zwar in den meisten Fällen, in bis zu 20 % ist aber mit nichtklassifizierbaren (indeterminierten) Enterokolitiden zu rechnen, die weder eindeutig der einen noch der anderen idiopathischen Enterokolitis zuzurechnen sind. Das Dilemma der üblichen Klassifizierung wird deutlich, wenn man sich vor Augen führt, daß es keine spezifischen Merkmale der einen oder anderen Erkrankung gibt, daß pathognomonische Phänomene nicht existieren – weder morphologisch noch funktionelle oder laborchemische – und nur bestimmte Symptomgruppierungen für die Diagnostik bestimmend sind [15]. In den letzten Jahren wurden Stimmen laut, die die nosologische Entität des M. Crohn infrage gestellt haben, so Allan 1988 („Crohn's disease proves in practice not to be a single disorder, the term covers a wide variety of disorders"; [1]) oder Lennard-Jones 1989 („It is possible that the disorder we at present regard as Crohn's disease may in the future be devided into more than one condition"; [13]).

Der geneigte Leser wird unschwer erkennen, in welches Dilemma ein „aufgeklärter" Kliniker geraten kann, wenn er bemüht bleibt, vor dem Beginn eines therapeutischen Procedere zweifelsfreie Diagnosen zu stellen.

Nach dieser Einführung mag es nicht verwunderlich erscheinen, daß es in den letzten Jahren nicht gelang, einen Durchbruch zu erreichen, der uns Einblick in die Ätiologie des M. Crohn gebracht hätte [16]. Es wurden viele Faktoren aufgezeigt und ermittelt, die Bedeutung in der Pathogenese dieser Erkrankung haben könnten, nach allem ist es aber eher wahrscheinlich, daß unterschiedliche exogene Faktoren (Bakterien, Viren und andere Umweltfaktoren) bei genetisch oder anderweitig Disponierten mit von der Norm abweichender Immunantwort die Entwicklung der Erkrankung beeinflussen oder bestimmen, als daß eine einheitliche Ätiologie festzulegen wäre [10–12, 16].

Bakterielle Antigene

Ibbotson hat 1987 [10] seiner Überzeugung Ausdruck gegeben, daß Antigene verschiedener Arten von Enterobacteriaceae die entzündliche Reaktion bei idiopathischer Enterokolitis initiieren oder den Krankheitsprozeß unterhalten. Nach vergeblichen diesbezüglichen Untersuchungen in früheren Jahren wurde in jüngster Zeit das Augenmerk insbesondere auf Mykobakterien gerichtet. Unter diesen hat Mycobacterium paratuberculosis besonderes Interesse gefunden. Dieses Mykobakterium ist der Erreger der Johne's-Krankheit bei Rindern. Die befallenen Tiere entwickeln eine terminale Ileitis ähnlich der bei M. Crohn; das hervorstechende Symptom ist eine ausgeprägte Diarrhö, an der die Rinder schließlich sterben. Mycobacterium paratuberculosis produziert kein spezifisches Toxin, das klinische Bild dürfte auf eine Immunreaktion gegen Mykobakterienantigene zurückzuführen sein. Die Organismen lassen sich im Gewebe und in den Fäzes nachweisen. Die Serologie ist bei mykobakteriellen Infektionen problematisch. Bei mit Mycobacterium paratuberculosis infizierten Affen ließen sich Antikörper nachweisen, ohne daß klinische Krankheitszeichen evident waren, während diese Versuche bei erkrankten Affen fehlschlugen. Bisher konnte in 5 Zentren bei 10 Crohn-Kranken Mycobacterium paratuberculosis gefunden werden. In jüngster Zeit gelang auch der Nachweis von Antikörpern gegen Mycobacterium paratuberculosis bei Patienten mit M. Crohn [18]. Eine Behandlung von Patienten mit M. Crohn mit Tuberkulostatika wurde verschiedentlich durchgeführt [6, 17]; bisher fehlt aber eine kontrollierte Therapiestudie. Die Organismen sollten mit ergiebigeren Methoden gesucht werden, so z. B. durch In-situ-Hybridisierung oder mittels DNA-DNA-Hybridisierung und der Polymerasekettenreaktion unter Verwendung eines Signalverstärkers. Sollten diese Intentionen erfolgreich sein, so könnte die Darmresektion bei M. Crohn dasselbe Schicksal erleiden wie die Thorakoplastik bei der Lungentuberkulose.

Auch andere Bakterienantigene könnten in der Pathogenese des M. Crohn eine Rolle spielen, so z. B. solche von Yersinien, Mycobacterium kansasii und Bacteroides fragilis. Ibbotson et al. [10] haben entsprechende serologische Untersuchungen bei Patienten mit M. Crohn, Colitis ulcerosa und bei Kontrollpersonen durchgeführt. Die Ergebnisse zeigten, daß Antikörpertiter gegen Yersinia enterocolitica der Typen 0:3 und 0:9 bei Patienten mit Colitis ulcerosa und M. Crohn signifikant höher waren als bei Kontrollpatienten, ähnlich fielen auch die Antikörpertiter gegen Klebsiella pneumoniae, aber nicht gegen Pseudomonas maltophilia bei diesen Gruppen signifikant unterschiedlich aus. Zudem wurden unterschiedliche Antikörpertiter bei Dünndarm- und Kolonbefall nachgewiesen. Ein signifikanter Abfall der Serumantikörper konnte 9–12 Monate nach erfolgreicher konservativer Therapie nachgewiesen werden.

Permeabilität als pathogenetischer Faktor

Neuere Studienergebnisse haben Hollander [9] veranlaßt, die Frage zu stellen: „Crohn's disease – a permeability disorder of the tight junction?" Die Frage ist im Prinzip nicht neu, schon vor Jahren wurden entsprechende Untersuchungen durchgeführt; sie waren im Ergebnis nicht konklusiv. Neuere Resultate gaben Anlaß zu der Hypothese, daß eine gesteigerte intestinale Permeabilität die Penetration von Antigenen oder infektiösen Agenzien zur Folge haben kann. Diese

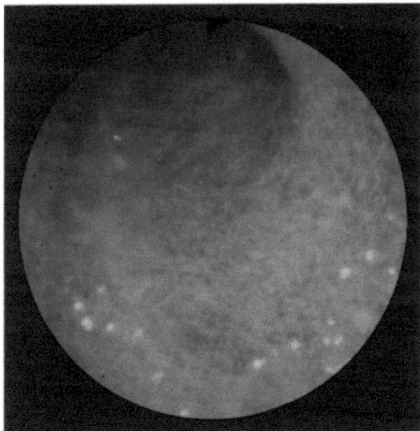 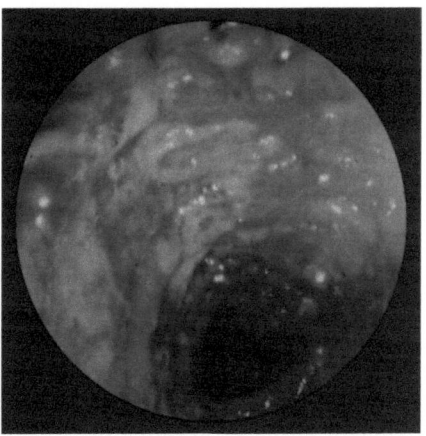

Abb. 1. Colitis ulcerosa mäßigen Grades. Diffus ausgebreitete Colitis mit feinfleckigen Blutungen und granulierter Oberfläche

Abb. 2. Colitis ulcerosa mittelschweren Grades. Diffus ausgebreitete Colitis mit oberflächlichen Nekrosen, Blutungen in die Schleimhaut und Submukosa sowie Blutauflagerungen. Das Colon descendens imponiert wie ein starres Rohr (Fahrradschlauch)

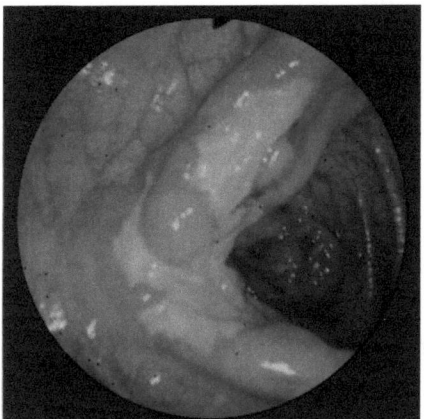 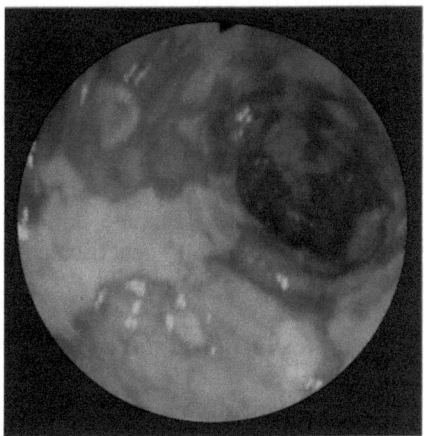

Abb. 3. Morbus Crohn des Kolons. Diskontinuierliche Entzündung mit umschriebenen, bizarr begrenzten Nekrosen, umgeben von normal erscheinender Schleimhaut (gut sichtbares submuköses Gefäßnetz)

Abb. 4. Morbus Crohn des Kolons. Streifenförmige („snailtracks", Schneckenspuren) und umschriebene, teils bizarre oberflächliche Nekrosen

Penetration in die Darmwand könnte einen Prozeß auslösen, der bei disponierten Patienten zum Krankheitsbild des M. Crohn kulminieren würde [9].

Das intestinale Zylinderepithel fungiert normalerweise als selektive Eintrittspforte in den Körper; es kann die Absorption wasserlöslicher Partikel mit einem

Durchmesser > 0,4 nm verhindern. Diese Partikeldimensionen gelten nicht für fettlösliche Moleküle, weil diese die absorptiven Zellmembranen direkt penetrieren. In bezug auf die Pathogenese des M. Crohn wird der Terminus Permeabilität beschränkt auf die passive Penetration des intestinalen Epithels durch mittlere oder größere Moleküle, die wasserlöslich sind und einen Durchmesser > 0,4 nm aufweisen. Dazu gehören das Monosaccharid Rhamnose und das Disaccharid Lactulose, Polyäthylenglykol und Makromoleküle wie Inulin oder Albumin. Eine veränderte oder gesteigerte Permeabilität bedeutet, daß diese Moleküle eine höhere Absorptionsrate als das normale Darmepithel erkennen lassen. Die Absorptionsbarriere für diese Moleküle kann defekt („disrupted") sein und ist dann nicht länger in der Lage, die Penetration der genannten Moleküle zu verhindern [9].

Wenn eine Substanz die Zellmembran nicht permeieren kann, bleibt die parazelluläre Permeation durch die „Tight junctions". Die gegenwärtig favorisierte Hypothese sieht als Ursache der gesteigerten Permeabilität defekte tight junctions; eine Permeation durch eine abnorme Membran oder Mukosakanäle ist jedoch nicht auszuschließen. Marin et al. [14] und Dvorak et al. [4, 5] haben morphologische Studien in nichtentzündlichen Darmarealen bei M. Crohn durchgeführt; sie konnten aufzeigen, daß Veränderungen im Bereich der tight junctions bestanden mit einer verstärkten Separation der Darmepithelien und strukturellen Alterationen der tight junctions. Somit liefern diese Ergebnisse Hinweise für die Gültigkeit der Hypothese, daß die verstärkte Permeabilität infolge abnormer tight junctions einer der pathogenetischen Faktoren beim M. Crohn sein könnte. In weiteren Studien wurde eruiert, daß gesunde Verwandte von Patienten mit M. Crohn eine erhöhte Permeabilität für Polyäthylenglykol 400 aufweisen. Das gibt Anlaß anzunehmen, daß die gesteigerte Permeabilität nicht ein sekundäres Phänomen der Entzündung ist, sondern eher ein ätiologischer Faktor sein könnte [8]. Zudem weisen die Resultate darauf hin, daß die abnorme Permeabilität bei Patienten mit M. Crohn genetisch bestimmt ist.

Intestinale Läsionen durch nichtsteroidale Antirheumatika (NSAR)

Nichtsteroidale Antirheumatika steigern, wie gezeigt werden konnte, die intestinale Permeabilität [2, 3]. Zudem werden durch NSAR entzündliche Reaktionen des Dünndarms induziert, wahrscheinlich über eine Hemmung der Zyklooxygenase; der Arachidonsäurezyklus wird umgelenkt in den Lipoxygenaseschenkel und führt zur Steigerung der Leukotrienproduktion. Misoprostol und Rioprostol können den Effekt der NSAR auf die intestinale Permeabilität inhibieren, sind also diesbezüglich protektiv. Die durch NSAR induzierten intestinalen Läsionen haben eine Latenzzeit von etwa 6 Monaten und verschwinden nach Ende der Therapie nach Monaten (bis zu 16 Monaten). Keines der gebräuchlichen NSAR ist von der Wirkung auf die Dünndarmschleimhaut ausgeschlossen. NSAR induzieren nicht nur mikroskopische und makroskopische Läsionen (vornehmlich) im terminalen Ileum, sie gehen auch einher mit gesteigertem enteralem Blutverlust und exsudativer Enteropathie [2]. NSAR-Enteropathie und M. Crohn des terminalen Ileum weisen erstaunliche Ähnlichkeiten auf, es ergeben sich auch ähnliche therapeutische Ansatzpunkte, so. z. B. mit Sulfasalazin. Rezidive bei M. Crohn können zudem durch NSAR ausgelöst werden und weisen somit auf eine Interaktion von gesteigerter intestinaler Permeabilität mit nachfolgender verstärkter Permeation luminaler Substanzen und der Aktivität des entzündlichen Darmprozesses hin. In diesem Zusammenhang ist es interessant, den parallelen Anstieg der Inzidenz des M. Crohn und der Zunahme des Verbrauches der über den Ladentisch erhältlichen NSAR in westlichen Ländern aufzuzeigen. Insgesamt ergeben diese auffälligen Zusammenhänge Ansatzpunkte für eine Einsicht in die Prozesse, die für die Pathogenese der idiopathischen chronisch-entzündlichen Darmkrankheiten Bedeutung haben könnten.

Multifokale gastrointestinale Infarzierungen bei M. Crohn

Jüngst wurde eine neue, aufgrund morphologischer Studien an Resektionspräparaten entwickelte Hypothese der Pathogenese des M. Crohn entwickelt und publik gemacht [19]. Prospektiv wurden 15 Dünn- und Dickdarmresektate systematisch mit besonderer Technik auf vaskuläre Veränderungen untersucht (histopathologisch, raster- und transmissionselektronenmikroskopisch). Es wurde eine pathogenetische Sequenz entdeckt: vaskuläre Schädigung, fokale Arteriitis, Fibrinablagerung, arterieller Verschluß, und zwar vornehmlich im Bereich der Muscularis propria; diese vaskulären Alterationen hatten eine Infarzierung oder eine Neovaskularisation zur Folge. Diese aufgezeigten vaskulären Alterationen waren beschränkt auf Segmente, die Crohn-Läsionen aufwiesen, und wurden nicht in makroskopisch unauffälligen Darmarealen gefunden. Die Autoren schließen daraus, daß Crohn-Läsionen durch multifokale gastrointestinale Infarzierungen „hervorgerufen" werden. Dieser pathogenetische Prozeß – so die Autoren – ist vereinbar mit vielen klinischen Erscheinungen beim M. Crohn, seine Beachtung könnte für die Identifizierung der primären Ursache und für die klinische Behandlung des M. Crohn Bedeutung erlangen. Man kann nur wünschen, daß dieser Optimismus Früchte tragen möge.

Literatur

1. Allan RN (1988) Medical management: It's accomplishments in Crohn's disease and indications for surgery. World J Surg 174:12
2. Bjarnason I, Price AB, Zanelli G et al. (1988) Clinicopathological features of nonsteroidal antiinflammatory drug-induced small intestinal strictures. Gastroenterology 94:1070
3. Bjarnason I, Peters TJ (1989) Intestinal permeability, non-steroidal-antiinflammatory drug enteropathy and inflammatory bowel disease. Gut 30 (Festschrift Christopher Booth)
4. Dvorak AM, Connel AB, Dickerson GR (1979) Crohn's disease: a scanning electron microscope study. Hum Pathol 10:165
5. Dvorak AM, Dickerson GR (1979) Crohn's disease: electron microscopic studies. Pathol Ann 14:259
6. Hampson SJ, Parker MC, Savarymuttu SH et al. (1988) Results of quadruple antimycobacterial chemotherapy in 17 Crohn's disease patients completing six months treatment. Gastroenterology 94:94 (abstract)

7. Hampson SJ, McFadden JJ, Hermon-Taylor J (1988) Mycobacteria and Crohn's disease. Gut 29:1017
8. Hollander D, Vadheim CM, Brettholz E et al. (1986) Increased intestinal permeability in patients with Crohn's disease and their relatives. Ann Intern Med 105:883
9. Hollander D (1988) Crohn's disease – a permeability disorder of the tight junction? Gut 29:1621
10. Ibbotson JP, Pease PE, Allan RN (1987) Serological studies in Crohn's disease. Eur J Clin Microbiol 6:286
11. James SP (1988) Remission of Crohn's disease after human immunodeficiency virus infection. Gastroenterology 95:1667
12. Kirsner JB (1984) Crohn's disease. JAMA 251:80
13. Lennard-Jones JE Classification of inflammatory bowel disease. Scand J Gastroent 24 (Suppl) 170:2
14. Marin ML, Greenstein AJ, Geller SA et al. (1983) A freeze fracture study of Crohn's disease of the terminal ileum: Change in epithelial tight junction organization. Am J Gastroenterol 78:537
15. Ottenjann R (1985) Morbus Crohn – Entität oder „nur" Syndrom. DMW 110:1225
16. Pena AS (1989) Medical treatment of inflammatory bowel disease. Curr Opin Gastroenterology 5:487
17. Schultz MC, Rieder HL, Hersh H et al. (1987) Remission of Crohn's disease with antimicrobacterial chemotherapy. Lancet II:1391
18. Tytgat GNJ (1989) Diskussionsbemerkung. Scand J Gastroent 24:(Suppl) 170:23
19. Wakefield AJ, Sawyers AM, Dhillon AP et al. (1990) Pathogenesis of Crohn's disease: multifocal gastrointestinal infarction. Lancet I:1057

Diskussion

Frage:
Zunächst einmal ist es sicherlich Ihr Verdienst gewesen, darauf hinzuweisen, daß die bakteriellen Enterokolitiden ein ähnliches Bild machen. Früher war es ja so, daß wir erst koloskopiert haben, nachdem ein Patient 1–2 Jahre Symptome hatte. Heute wird er sofort endoskopiert, so daß ich glaube, daß wir deswegen prozentual immer mehr Morbus-Crohn-ähnliche Läsionen sehen. Ich meine, daß wir aus diagnostischen Gründen doch sagen müssen zum jetzigen Zeitpunkt, ein Morbus Crohn wird anders behandelt und geführt als eine bakterielle Enterokolitis und daß wir nach einem halben Jahr persistierender Läsionen doch annehmen dürfen, daß es sich um eine chronische Enterokolitis handelt im Sinne eines Morbus Crohn, was immer die heterogene Ursache sein mag. Können Sie dem zustimmen?

Antwort:
Ich würde dem zustimmen, denn wir haben ja auch gefordert, daß man nach einem halben Jahr eine Kontrolluntersuchung macht, und daß, wenn das Bild konstant ist, man dann eine idiopathische chronische Enterokolitis annehmen kann. Aber es kann Ihnen keiner die Frage beantworten: Kann das, was wir als Crohn bezeichnen, spontan oder unter Therapie vollständig verschwinden und nicht wieder auftauchen? Wir haben in den letzten Jahren, neugierig gemacht durch die Veränderungen der bakteriellen Enterokolitiden, an vielem gezweifelt, u. a. auch daran, ob unsere Diagnosen gestimmt haben. Wir haben eine ganze Reihe von Fällen, wo wir die Patienten wiedergesehen haben nach 5, 10 und 15 Jahren: es war überhaupt nichts mehr nachweisbar. Die Patienten hatten in der Regel eine Enterokolitis mit Gelenkaffektion. Wir haben damals allerdings eine mikrobiologische Untersuchung praktisch überhaupt nicht ausgeführt, weil das in Europa auch nicht üblich war. Jetzt hat Lennard-Jones das aufgegriffen und hat gefordert: grundsätzlich muß eine mikrobielle Erkrankung ausgeschlossen werden. Aber das ist ja praktisch gar nicht möglich. Bei unseren heutigen Nachweismethoden können wir höchstens sagen, daß wir froh sein können, wenn wir ein Bakterium finden oder eine Mikrobe oder einen Parasiten. Und deshalb bin ich auch nicht sicher, ob es nicht Crohn-Fälle gibt, die spontan verschwinden. Aber kein Mensch kann sicher sagen, ob es ein solch spontanes Verschwinden gibt.

Diskussion

Frage:
Mich würde für die Praxis interessieren: Was ziehen Sie für Konsequenzen für die Therapie? Zwei Fragen speziell dazu: Würden Sie Ihrem Patienten empfehlen, sich einschleusen zu lassen in die europäische Multi-Center-Studie, die langfristig mit 4fach antituberkulostatischen Schema behandelt? Die 2. Frage im Hinblick auf die mögliche Infarzierung und auf die anderen epidemiologischen Zusammenhänge, die das Rauchen betreffen bei chronisch-entzündlichen Darmerkrankungen: Empfehlen Sie Ihren Patienten, das Rauchen aufzugeben, allein im Hinblick auf die entzündliche Darmerkrankung?

Antwort:
Man muß sagen, daß die Untersuchungen bezüglich der Beeinflussung des Ablaufs des M. Crohn oder der Läsionen, die wir bei Crohn sehen, durch Nikotin oder die Anti-Baby-Pille noch unzureichend sind. Man sagt ja, ein Colitis-ulcerosa-Kranker sollte nicht aufhören zu rauchen, denn wenn er aufhört, kriegt er mit größerer Wahrscheinlichkeit einen Schub. Auf der anderen Seite sagt man, der Morbus-Crohn-Patient solle aufhören zu rauchen. Aber das ist m. E. noch zu wenig belegt. Man spekuliert allerdings – auch die Autoren, die diese Infarzierungstheorie aufgestellt haben – daß eben das Rauchen und die Anti-Baby-Pille gleichsam durch diese Infarzierungstendenz einen negativen Einfluß ausüben. Aber ich würde einen Patienten in die Studie nur dann hineinnehmen, wenn mit Hilfe eines oder mehrerer mikrobiologischer Institute – denn nicht alle sind auf allen Gebieten gleich valide – ausgeschlossen wurde, daß eine mikrobielle Erkrankung vorliegt. Anderenfalls halte ich es für unsinnig, die Patienten dort hineinzunehmen. Unsere ganzen Studien, die bisher durchgeführt wurden, kann man eigentlich vergessen, weil diese Voraussetzungen nicht erfüllt sind. Man kann sie auch vergessen, weil die statistischen Bedingungen fragwürdig waren. Herr de Dombal hat ja alle Studien dieser Art untersucht und ist zu dem Schluß gekommen, man könne alle Studien als irrelevant bezeichnen.

Frage:
Wie ist denn der Zusammenhang zwischen den nichtsteroidalen Antirheumatika (NSAR) und dem schubauslösenden Moment?

Antwort:
Die Permeabilitätssteigerung und damit das Eindringen von Antigenen oder Toxinen werden verantwortlich gemacht. Und die NSAR machen das ja, indem sie über die Zyklooxygenase einwirken, d. h. sie ändern den Arachidonsäurestoffwechsel in Richtung Lipooxygenase, und damit fallen vermehrt Leukotriene an. Diese Leukotriene sind es wahrscheinlich, die die tight junctions beeinflussen und auf diese Weise bewirken, daß Antigene eingeschleust werden können. Und da wir ja aus vielen Beobachtungen wissen, daß zu Beginn einer Colitis ulcerosa wie auch eines Morbus Crohn gar nicht selten eine bakterielle Erkrankung oder Infektion vorliegt, ist der Weg wahrscheinlich der, daß über NSAR eine Manifestation oder ein Schub ausgelöst werden. Man kann dem entgegentreten, indem man Sulfasalazin gibt. Man hat also feststellen können, daß die Permeabilitätsstei-

gerung durch NSAR zurückgeht, wenn man Sulfasalazin gibt. Das ist aber bisher nur in *einer* Studie aufgezeigt worden.

Frage:
Welche Bakterien oder Mikroben kommen in Frage?

Antwort:
Es können multiple sein, es können Yersinien sein, es kann Mycobacterium paratuberculosis sein. Ich weiß auch nicht, wo das Erregerreservoir ist. Weiß das jemand von den Mikrobiologen?

Antwort:
Nur bei Rindern und bei Schweinen. Ich möchte aber, wenn es die Zeit erlaubt, kurz auf die Hautreaktionen eingehen. Eine Hautreaktion kann ja nur dann positiv werden, wenn überschüssige Antikörper vorhanden sind. Schwererkrankte haben eine negative Hautreaktion; das kennen wir ja auch von der Tuberkulose. Bei aktiver Tuberkulose ist das ein schlechtes Zeichen. Hinsichtlich der Standardisierung dieser vielen Mykobakterien: Richtig standardisiert sind eigentlich nur Mycobacterium humanum und kansasii. Die anderen sind zu wenig standardisiert. Ich glaube, es ist eine Frage der Zukunft, die Dinge erst einmal zu standardisieren und dann in die Diagnostik einzuschleusen – mit Vorsicht.

Aktueller Stand der chirurgischen Behandlungsmöglichkeiten des Morbus Crohn

E. Deltz

Der Morbus Crohn befällt in typischer segmentaler Ausdehnung den gesamten Magen-Darm-Trakt vom Mund bis zum Anus. Der Verlauf ist durch die Ausbildung eines entzündlichen Krankheitsbildes sowie von Stenosen und anorektalen Fisteln geprägt.

Die Primärtherapie des M. Crohn ist konservativ-medikamentös [3, 9].

Ist die konservative Therapie nicht in der Lage, die Symptome zu kontrollieren, die Aktivität der Erkrankung anzuhalten und eine ausreichende Lebensqualität des Patienten zu gewährleisten, so muß chirurgisch interveniert werden.

Indikation

Nach Herfarth u. Heil [5] besteht eine absolute Operationsindikation bei Perforation, Peritonitis, toxischem Megakolon und therapieresistenten Blutungen. Die Operation muß mit aufgeschobener Dringlichkeit bei septischen Komplikationen mit toxisch-infektiösen Erscheinungen, Fisteln zur Harnblase, Ureterkompression mit Aufstauung und einem kompletten Ileus durchgeführt werden. Eine relative Operationsindikation besteht bei Versagen der konservativen Therapie mit therapieresistenten enterokutanen, enterovaginalen und enteroenterischen Fisteln, Konglomerattumoren und ausgedehnten Analfisteln mit drohender Sphinkterinsuffizienz sowie ausgedehnten systemischen Manifestationen von Haut, Augen und Gelenken, die auf konservative Therapie nicht ansprechen.

Operative Therapie

Die Resektion des befallenen Darmabschnitts orientiert sich nicht an den Prinzipien der Karzinomchirurgie, indem sie die befallenen Darmabschnitte mit einem Sicherheitsabstand reseziert, sondern sie hat die möglichst sparsame Resektion zum Ziel. Die Anastomosierung erfolgt durch End-zu-End-Nahttechnik, mit resorbierbarem Nahtmaterial.

Ausgedehnte Eingriffe, die zu einem Verlust langer Darmsegmente führen, verringern die Rezidivquote nicht. Deshalb wird die Resektion befallener Darmabschnitte im Dünndarmbereich sparsam, unter Erhaltung möglichst langer Darmsegmente durchgeführt, um im Falle einer bei einem Rezidiv des M. Crohn notwendig werdenden erneuten Darmresektion einen weitgehenden Darmverlust zu vermeiden. Im Falle eines wiederholt auftretenden Rezidivs des M. Crohn stellt somit das Kurzdarmsyndrom mit nicht mehr ausreichender Resorptionskapazität des Dünndarms, wobei dann die totale parenterale Ernährung durchzuführen ist, ein drohendes Problem dar.

Bei ausgedehntem Befall des Dickdarms kann eine totale Proktokolektomie erforderlich werden.

Während bei der Proktokolektomie nach einer familiären Polyposis oder einer Colitis ulcerosa ein Rektumersatz durch ein aus Dünndarm zu bildendes intrapelvines Reservoir möglich ist, so verbietet sich diese Operationsmethodik beim M. Crohn [7]. Bei einem Befall von M. Crohn muß deshalb trotz der Rezidivgefahr die subtotale Kolektomie mit ileorektaler Anastomose als das Verfahren der Wahl angesehen werden [1].

Das entscheidende Problem bei der chirurgischen Behandlung des M. Crohn stellt die Rezidivneigung dar.

In Abhängigkeit von der primären Lokalisation am Dünndarm, der Ileozäkalregion oder im Kolon werden Rezidivraten von 20–40 % [8] angegeben. Hawley [4] gibt eine Rezidivwahrscheinlichkeit nach einer Rechtshemikolektomie nach 10 Jahren von 50 %, nach 20 Jahren von 68 %, nach einer Proktokolektomie nach 10 Jahren von 7 %, nach 25 Jahren von 25 % und nach Kolektomie mit ileorektaler Anastomose nach 10 Jahren von 50 % und nach 20 Jahren von 50 % an.

Ein großer Teil der Patienten nach einer Resektion hat jedoch eine gute Lebensqualität bei klinischer Remission des Leidens, die besser ist als bei konservativ behandelten Patienten [5]. Dem gegenüber steht jedoch das Problem, daß eine früh durchgeführte Operation möglicherweise zu einem Verlust von Darmsegmenten führt, so daß bei wiederholt notwendig werdender Dünndarmresektion ein Kurzdarmsyndrom resultieren kann.

Die spezielle Problematik der Anlage eines kontinenten Ileostomas bei M. Crohn ist schwierig zu beurteilen. Der Kock-Pouch muß in Fällen eines M. Crohn häufig sekundär exstirpiert werden, da es zum Auftreten eines Rezidivs kommt.

Aus diesem Grunde ist die ileorektale Anastomose beim M. Crohn zu bevorzugen.

Krebsrisiko

Wie die Colitis ulcerosa so ist auch der M. Crohn eine Krebsrisikoerkrankung [6]. Das Risiko, ein Karzinom zu entwickeln, ist abhängig von der Dauer der Erkrankung, von der Ausdehnung und Schwere der entzündlichen Läsion.

So können auch bei einem langdauernden M. Crohn Karzinome entstehen. Exakte Daten zur Inzidenz und Prävalenz fehlen jedoch [6]. Beim M. Crohn können Dünndarmkarzinome v. a. in ausgeschalteten, Crohnbefallenen Darmabschnitten auftreten. 30–40 % aller berichteten Fälle von Dünndarmkarzinom beim M. Crohn ließen sich in umgangenen Schlingen nachweisen [10].

Glotzer [2] weist darauf hin, daß Karzinome beim M. Crohn des Kolons häufig in Gebieten von Strikturen, Fisteln und Abschnitten sehr starker Entzündungsreaktionen entstehen.

Auch in langjährig bestehenden perianalen und rektovaginalen Fisteln beim M. Crohn können Karzinome entstehen [11].

Aus diesen Tatsachen ergibt sich jedoch keine Indikation zur routinemäßigen Überwachung von M.-Crohn-Patienten im Sinne einer Karzinomvorsorgeuntersuchung oder Karzinomprävention. Aufgrund der Hinweise, daß in ausgeschalteten Darmsegmenten oder auf dem Boden von langandauernden Fisteln und narbigen Stenosen Karzinome entstehen können, sollten primär Bypassoperationen und Bypasssituationen vermieden bzw. aufgehoben werden. Aus der Sicht der Karzinomprophylaxe sollte die Resektion von Stenosen und Fisteln vorgenommen werden [6].

Zusammenfassung

Die Therapie des M. Crohn erfordert in enger Zusammenarbeit zwischen internistischer und chirurgischer Therapie eine zurückhaltende Indikationsstellung zur Resektionsbehandlung. Die chirurgische Intervention ist nur bei Versagen der konservativen Therapie bzw. in der Situation akuter lebensbedrohlicher Komplikationen wie Blutung, toxische Megakolonperforation, akute, komplette Ileussymptomatik angezeigt. Die Resektion hat zur Vermeidung eines Kurzdarmsyndroms sparsam zu erfolgen. Chronisch bestehende Fistelungen oder Abszesse sind auch im Hinblick auf die Karzinomprophylaxe chirurgisch zu beseitigen.

Literatur

1. Buchmann P, Weterman I, Keighley MRB, Pena SA, Allan RN, Alexander-Williams J (1981) The prognosis of ileorectal anastomosis in Crohn's disease. Br J Surg 68:7
2. Glotzer DJ (1985) The risk of cancer in Crohn's disease. Gastroenterology 89:438
3. Gugler R, Jensen JC, Schulte H, Vogel R (1989) Verlauf des Morbus Crohn und Nebenwirkungsprofil unter Langzeittherapie mit Metronidazol. Z Gastroenterol 27:676–682
4. Hawley PR (1982) Recurrent Crohn's disease and complications. In: Gall FP, Groitl H (Hrsg) Entzündliche Erkrankungen des Dünn- und Dickdarmes. Perimed, Erlangen, S 214–219
5. Herfarth C, Heil T (1981) Morbus Crohn und Colitis ulcerosa – Standortbestimmung: Chirurgische Aspekte. Chirurg 52:749–757
6. Herfarth C, Otto HF (1987) Carcinompräventive Operationsindikationen bei entzündlichen Darmerkrankungen. Chirurg 58:221–227
7. Herfarth C, Stern J (1988) Rectumersatz durch Dünndarm – Das intrapelvine Reservoir. Chirurg 59:133–142
8. Lock MR, Farmer RG, Fazia VW, Jagelman DG, Lavery IC, Weakley FL (1981) Recurrence and reoperation for Crohn's disease. N Engl J Med 304:1580
9. Malchow H, Ewe K, Brandes W, Goebell H, Ehms H, Sommer H, Jesdinsky H (1984) European cooperative Crohn's diseases study (ECCDS): Results of drug treatment. Z Gastroenterol 86:249–266
10. Prior P, Gyde SN, MacCartney JC, Thompson H, Waterhouse JAH, Allan RN (1982) Cancer morbidity in ulcerative colitis. Gut 23:490
11. Walgenbach S, Junginger T, Rothmund M, Nagel K (1987) Morbus Crohn und Plattenepithelcarcinom des anorektalen Übergangs. Chirurg 58:248–251

Diskussion

Frage:
Macht man bei diesen Crohn-Operationen genauso, wie bei den Operationen wegen Kolonkarzinomen, eine Antibiotikaprophylaxe?

Antwort:
Nur im Sinne der allgemeinen Darmdekontamination, um die postoperative Wundinfektion zu vermindern. Wenn keine Stenosesymptomatik vorliegt, machen wir eine normale Darmspülung, dann aber eine parenterale Antibiotikaprophylaxe.

Morbus Crohn aus pädiatrischer Sicht

R. Behrens

Es besteht Einigkeit darüber, daß die *Inzidenz* des M. Crohn zunimmt. Während sie Anfang der 60er Jahre noch bei $1{,}8/10^5$/Jahr lag [1], wurde sie 10 Jahre später mit maximal $8{,}3/10^5$/Jahr angegeben [2].

Es muß davon ausgegangen werden, daß 20–40% der Patienten im Kindes- und Jugendalter erkranken [3, 4].

Die Inzidenz des M. Crohn hat sich bei pädiatrischen Patienten in den vergangenen 20 Jahren versechsfacht [5, 6].

Im folgenden möchte ich auf einige Besonderheiten des M. Crohn aus der Sicht des Pädiaters eingehen und hierzu das eigene Patientenkollektiv vorstellen.

Von Februar 1983 bis Januar 1990 untersuchten wir an der Universitätsklinik Erlangen 46 Kinder und Jugendliche (30 männlich, 16 weiblich) im Alter von 0,5–19 Jahren (durchschnittliches Alter bei Erkrankung 9,9 Jahre, s. Abb. 1).

Die Diagnose wurde in jedem Fall histologisch und/oder radiologisch nach den Kriterien von Schmitz-Moormann bzw. Ball et al. gesichert.

Die *Geschlechtsverteilung* liegt bei unseren Patienten, wie auch in den beiden großen multizentrischen Studien über M. Crohn im Kindesalter, bei 3:2 [5, 6].

Aus der *Altersverteilung* läßt sich erkennen, daß die Erkrankung nicht selten vor dem 10. Lebensjahr beginnt. Wir konnten 3 Patienten beobachten, bei denen die Erkrankung im 1. bzw. 2. Lebensjahr begann.

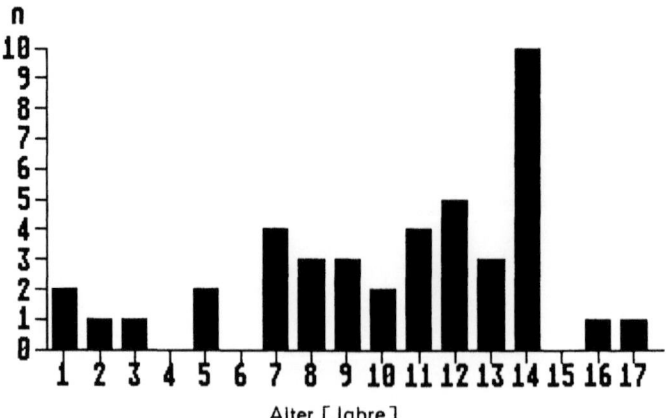

Abb. 1. Alter bei Erkrankungsbeginn

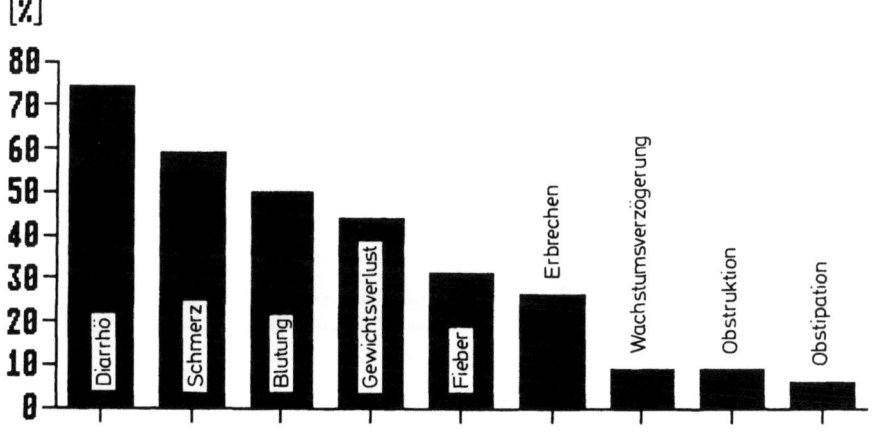

Abb. 2. Symptomatik bei Erkrankungsbeginn

Das *klinische Bild* (Abb. 2) entspricht weitgehend dem des erwachsenen Patienten: Leibschmerzen, Durchfall, Gewichtsverlust, Fieber, entzündliche Laborveränderungen [6-10].

Die Kombination von Schmerzen, Gedeihstörung und Durchfall war bei nahezu allen Patienten nachweisbar, bei denen später ein M. Crohn gesichert wurde.

In der Kinderheilkunde kommt dem *Wachstum* eine überragende Bedeutung zu, da es eines der besten Kriterien einer gesunden Entwicklung ist. Bei Patienten mit M. Crohn ist es in 7-30% der Fälle verzögert, wobei das Skelettalter sogar in 60% der Fälle (um 1,5-2 Jahre) retardiert ist [4-8, 10-11]. Analog gilt dies auch für die Pubertätsentwicklung.

Zudem tritt diese Wachstumsverzögerung nicht selten bereits Jahre *vor* Beginn der übrigen Crohn-Symptome auf [7, 10].

Die Ursache der Wachstumsretardierung ist vermutlich multifaktoriell bedingt durch verminderte Kalorienzufuhr, erhöhten Nahrungsbedarf und -verlust sowie Malabsorption [10]. Endokrinologische Störungen konnten bislang nicht bestätigt werden [11, 12].

Vier von 37 Patienten lagen unter der 3. Längenperzentile (11%; Abb. 3 und 4).

Unter Therapie ist v. a. bei minder- und kleinwüchsigen Patienten ein Aufholwachstum zu verzeichnen. Die 9 Patienten, die auf ihrer Längenperzentile zurückfielen, bedürfen besonderer Beachtung:

4mal kam es während der Beobachtungszeit zum Ende des Wachstums. Hier war der Rückfall gering und endete 2mal auf der 50. Altersperzentile. Bei 3 weiteren Patienten lag eine hohe Krankheitsaktivität vor, die entsprechende Steroiddosen erforderlich werden ließ. Bei einer Patientin handelt es sich um ein 3jähriges Mädchen, dessen Wachstum noch nicht sicher beurteilt werden kann.

Bemerkenswert sind ferner die beiden Patienten, die unter Therapie weiterhin mit ihrer Körperlänge unter der 3. Perzentile blieben. Der 1. Patient, ein jetzt 17jähriger Junge, wurde nach 9jährigem Krankheitsverlauf vor gut einem Jahr

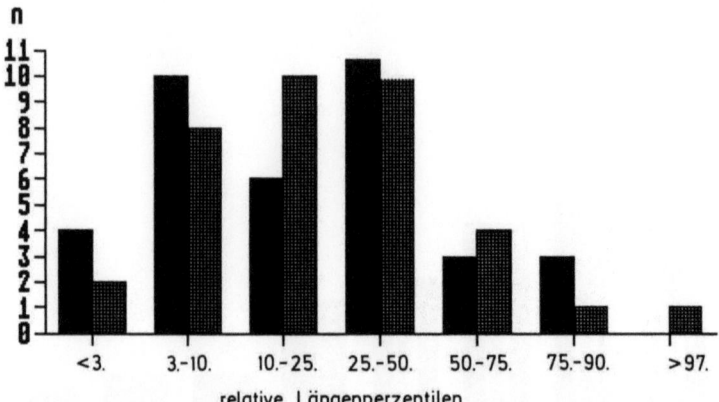

Abb. 3. Wachstumsverlauf bei 37 pädiatrischen M.-Crohn-Patienten. ■ vor Therapie, □ während Therapie

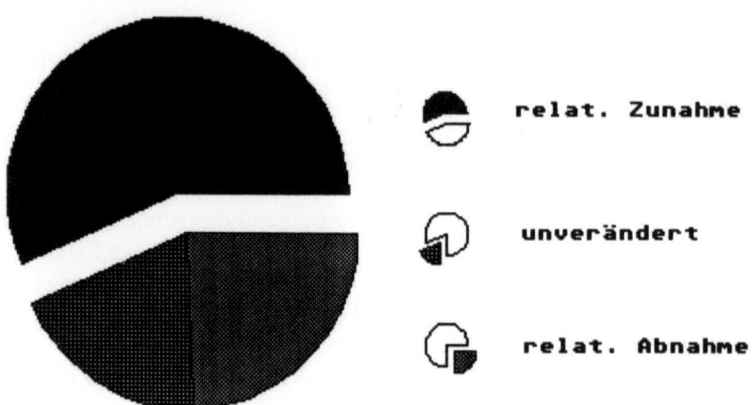

Abb. 4. Wachstumsverlauf bei 37 pädiatrischen M.-Crohn-Patienten unter Therapie

operiert und dabei diagnostiziert. Damals lag er 16, heute nur noch 5 cm unter der 3. Perzentile. Der 2. Patient, ebenfalls 17 Jahre alt, holte von initial 7 auf jetzt 2 cm unter der 3. Perzentile auf.

Abbildung 5 korreliert Wachstum und Steroiddosis. Einerseits ist eine niedrigdosierte Cortisontherapie mit einem günstigeren Wachstumsverlauf verbunden. Andererseits ist eine eindeutig negative Korrelation an unseren Patienten nicht abzuleiten. So sind in der Gruppe der 5 Patienten mit Wachstumsverzögerung unter einer Steroiddosis von 0,2–0,3 mg/kg KG/Tag 2 Patienten enthalten, die bereits ausgewachsen waren und dann auf die 50. Perzentile zurückfielen. Allerdings lassen die niedrigen Patientenzahlen Aussagen nur unter Vorbehalt zu.

Bei 24 Patienten wurde die Somatomedin-C-Aktivität bestimmt und mit der Längenperzentile korreliert (Abb. 6). Hierbei fand sich bei 7 Patienten mit einer

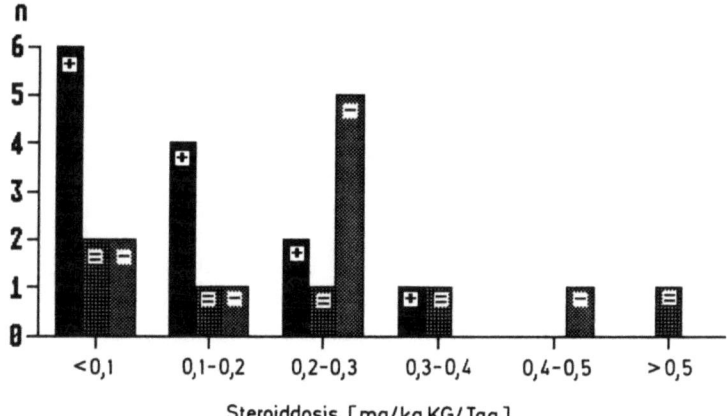

Abb. 5. Wachstum und Steroiddosis (n = 28)

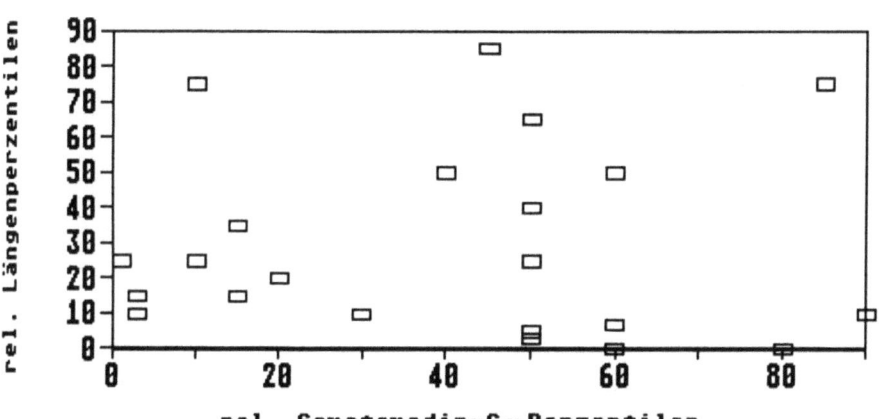

Abb. 6. Somatomedin-C-Aktivität und Längenperzentilen bei 24 M.-Crohn-Patienten

Körperlänge unter der 10. Perzentile lediglich 1mal ein erniedrigter Somatomedin-C-Wert. Dagegen lag die Somatomedinkonzentration bei normwüchsigen 5mal außerhalb der entsprechenden Perzentilen.

Insgesamt konnte somit keine signifikante Korrelation zwischen Längenperzentile und Somatomedin-C-Wert gefunden werden.

Zusammenfassend läßt sich sagen, daß das Wachstum bei M. Crohn durch Therapie in der Regel günstig beeinflußt werden kann, wobei das Wachstumsende leicht hinausgeschoben zu sein scheint (Jungen: knapp 18, Mädchen: 15,4 Jahre).

Ähnliches gilt auch für die Pubertätsentwicklung (Tabelle 1). Von 25 Patienten über 12 Jahre zeigten 21 eine altersgemäße Pubertätsentwicklung, während sie 4mal leicht bzw. deutlich verzögert verlief. Letzteres betrifft 2 Jungen mit 14,5 und

Tabelle 1. Pubertätsentwicklung bei 25 jugendlichen M.-Crohn-Patienten

	Altersgerecht	Verzögert
Mädchen (n = 8)	6	2
Jungen (n = 17)	15	2
	21	4

17,3 Jahren, der 1. mit sehr hoher Krankheitsaktivität, der 2. nach 9jährigem Krankheitsverlauf und Therapiebeginn erst vor 1 Jahr.

Extraintestinale Manifestationen (Tabelle 2) kommen bei 12–46, im Mittel bei 17% der Kinder vor [5–8, 13, 14]. Für Erwachsene liegt der Anteil fast doppelt so hoch. Dies gilt v. a. für Gelenkbeteiligungen.

Tabelle 2. Extraintestinale Manifestationen bei M. Crohn [%]

	Gelenke	Haut	Augen	Leber	Gesamt
Eigene Patienten	19	6	<1	<1	26
Literatur Pädiatrie	10	6	<1	<1	17
Literatur Erwachsene	19	5	4	4	32

Assoziierte Krankheiten kommen vor. Berichtet wird über zusätzliches Auftreten von Zöliakie, Adenokarzinom des Dünndarmes, Leukämie und Seminom [6, 8, 15].

Drei Publikationen liegen vor über gleichzeitiges Auftreten von zystischer Fibrose und M. Crohn [16–18].

Wir haben selber kürzlich über 3 weitere Fälle berichten können, in denen Patienten mit Mukoviszidose einen M. Crohn entwickelten [19].

Diese Patienten sind in unseren Untersuchungen zum Wachstumsverlauf nicht enthalten, da ihre Grunderkrankung einen nicht berechenbaren Einfluß hat.

In den letzten Jahren wird vermehrt über einen möglichen Zusammenhang zwischen *Nahrungsmittelunverträglichkeit* und chronisch-entzündlichen Darmerkrankungen diskutiert. Bekannt ist, daß bis zu 10% der Crohn-Patienten eine Milchunverträglichkeit aufweisen [20, 21].

In einer großen multizentrischen Studie konnte jetzt gezeigt werden, daß *kein* Unterschied in der Ernährung oder bezüglich allergischer Krankheiten zu einer entsprechenden Kontrollgruppe bestand [8]. Es wurde in den Crohn-Familien lediglich über vermehrte Ekzemneigung berichtet. So wird eine spezielle Diätform auch weitgehend abgelehnt, von individuellen Unverträglichkeiten natürlich abgesehen [10, 20, 21].

Dies gilt selbstverständlich nicht für den erwiesenen günstigen Effekt von Elementardiäten.

Wir haben unter 32 hierzu untersuchten Patienten 3mal eine reproduzierbare und 1mal eine fragliche Milchunverträglichkeit gefunden. Die RAST-Klassen waren jeweils normal. Bei einem weiteren Patienten besteht außerdem eine Bienengiftallergie.

Die *diagnostische Latenz* (Zeit von Beginn der krankheitsbedingten Beschwerden bis zur Diagnose) liegt zwischen 11 Monaten [7] und mehreren Jahren [4, 6, 9]. Dies stellt in der Pädiatrie v. a. hinsichtlich der Wachstums- und Pubertätsverzögerung ein großes Problem dar. So kommen auch heute noch Patienten in unsere Ambulanz mit dem Zitat eines Hausarztes: „M. Crohn oder Colitis ulcerosa gibt es bei Kindern nicht". Dies führt nicht selten zu einer Fülle von Fehldiagnosen:

In einer Gruppe von 46 M.-Crohn-Patienten wurden folgende initiale Diagnosen gestellt:

– Appendizitis	– Kollagenose
– Lambliasis	– erosive Gastritis
– Meckel-Divertikel	– Zöliakie
– Eisenmangel	– Meningitis
– Parasitose	– Myokarditis
– chronische Gastroenteritis	– exsudative Enteropathie
– Tuberkulose	– Malaria
– Wachstumshormonmangel	

So wurde 2mal erst anläßlich einer „Appendektomie" der Verdacht auf einen M. Crohn gestellt.

In unserer Gruppe betrug die Latenz im Mittel 16 Monate.

Auf die *diagnostischen Kriterien* und die *konservative Therapie* brauche ich nicht näher einzugehen, da sie denen des Erwachsenen entsprechen.

Der Einsatz von Steroiden muß wegen der möglichen Auswirkungen auf das Wachstum sicher noch strenger gehandhabt werden.

Die Anwendung von 7S-Immunglobulinen, Interferon und Zyklosporin A ist derzeit Gegenstand einiger Studien. Überzeugende Ergebnisse liegen bislang nicht vor [14, 24].

Wir haben selbst bei 3 Patienten einen Therapieversuch mit Immunglobulinen unternommen, jedoch ohne Erfolg.

Der Anteil der *chirurgischen Therapie* im pädiatrischen Kollektiv liegt sicher niedriger als bei Erwachsenen.

Hier muß jedoch berücksichtigt werden, daß die Beobachtungszeiträume naturgemäß kürzer sind. Auch muß unterschieden werden zwischen perianalen Operationen und Resektionen.

Die Operationsfrequenz hängt offensichtlich vom Darmbefall ab. So müssen Patienten mit Ileokolitis früher und häufiger operiert werden [23, 27].

Bei unseren Patienten mußte 12mal eine Resektion durchgeführt werden (25%). Einmal war ein Subileus gleichzeitig die Erstmanifestation. Die Operationen wurden im Mittel 6,2 Jahre nach Krankheitsbeginn erforderlich wegen Therapieresistenz.

Chirurgische Therapie bei 46 M.-Crohn-Patienten

1. Resektionen n = 12
   davon mit *Fisteln:* interenterisch: 7
                      enterovesikal: 1
                      enterokutan: 1
                      perianal: 1
2. perianale Abszesse n = 18

Der *postoperative Verlauf* ist bei einer durchschnittlichen Beobachtungszeit von 2,5 Jahren zufriedenstellend. Bislang kam es nur bei einer Patientin zu einem postoperativen Rezidiv.

Therapiebedingte *Komplikationen* traten bei 4 unserer Patienten auf. Zweimal waren wir gezwungen, die Steroidgabe trotz hoher Krankheitsaktivität wegen einer *Katarakt* zu beenden bzw. zu reduzieren. Eine Patientin hatte im Rahmen ihrer Sulfasalazintherapie eine extreme *Panzytopenie,* eine *Pankreatitis, Alopezie* und *Dermatose* entwickelt. Ein weiterer Patient wird z. Z. wegen einer interstitiellen Nephritis nach Sulfasalazin und Mesalazin bei uns dialysiert.

Aktivitätsindizes haben sich in der Verlaufsbeurteilung bei Erwachsenen bewährt [25, 26]. Da die bisherigen Indizes in der Pädiatrie nur bedingt geeignet sind, wurde von Harms et al. im Rahmen der MCCDSC* ein Pediatric Crohn's Disease Activity Index (PCDAI) entwickelt. Es wurden retrospektiv bei 152 Patienten 35 anamnestische, klinische und laborchemische Parameter aus knapp 500 Konsultationen bearbeitet. Durch schrittweise Regressionsanalysen konnte die Parameterzahl auf 2 anamnestische und 4 laborchemische Angaben reduziert werden.

Der PCDAI hat sich mittlerweile in unserer Arbeit zur Verlaufskontrolle gut bewährt.

Pediatric Crohn's Disease Activity Index (PCDAI) [27]	
PCDAI = 49,7	+ 20,2 · Appetit (1 = gut, 2 = mäßig, 3 = gering) + 2,4 · Anzahl der Darmentleerungen/Woche + 0,8 · ESR [mm/h] + 4,1 · α-2-Globuline [%] + 1,3 · bands (% of leucocytes) − 0,3 · Eisen [µg/dl]

PCDAI ≤ 150
        > 150 ≤ 220
        > 220
	: geringe Krankheitsaktivität
	: mäßige Krankheitsaktivität
	: hohe Krankheitsaktivität

Schließlich existiert eine Meldung, daß Zinkkonzentration und Faktor-8-Aktivität in negativer Korrelation zur Krankheitsaktivität stehen. Wir haben dies bei 21 Patienten geprüft (Tabelle 3). Für den Faktor 8 konnten wir keinerlei Korrelation finden, er war bei allen Aktivitätsstadien stets normal.

---

* Multicenter Crohn's Disease Study in Childhood

Tabelle 3. Zinkkonzentration, Faktor-8-Aktivität und PCDAI bei 21 M.-Crohn-Patienten

PCDAI	Zink ohne Befund/pathologisch	Faktor-8-Aktivität ohne Befund/pathologisch
< 150	4/6	10/0
> 150 – < 220	2/7	6/0
> 220	0/1	2/0

Für Zink scheint dagegen eine negative Korrelation zu bestehen. Jedoch lag die Konzentration auch bei 6 von 10 Patienten mit Remission im pathologisch-niedrigen Bereich. Somit dürfte wohl auch die Zinkbestimmung klinisch wenig hilfreich sein.

Literatur

1. Winship DH, Summers RW, Singleton JW, Best WR, Becktel JM, Lenk LF, Kern F (1979) NCCDS: study design and conduct of the study. Gastroenterology 77:829–842
2. Brahme F, Lindström C, Wenckert A (1975) Crohn's disease in a defined population. Gastroenterology 69:342–351
3. Küster W, Lenz W (1984) Morbus Crohn und Colitis ulcerosa. Häufigkeit, familiäres Vorkommen und Schwangerschaftsverlauf. Ergebn Inn Med Kinderheilkd 53:103–132
4. Kirschner BS (1988) Inflammatory bowel disease. Ped Clin N Am 35:189–208
5. Farmer RG, Michener W (1979) Prognosis of Crohn's disease with onset in childhood or adolescence. Dig Dis Sci 24:752–757
6. Multicenter Cooperative Crohn's Disease Study in childhood (MCCDSC) (1989)
7. Macfarlane PI, Miller V, Ratcliffe JF (1986) Clinical and radiological diagnosis of Crohn's disease in children. J Pediatr Gastroenterol Nutr 5:87–92
8. Teufel M, Meyer-Hohnloser H, Mörcke EM, Stubig U, Niessen KH (1988) Nachuntersuchungen bei 60 Kindern mit Colitis ulcerosa und Morbus Crohn. Monatsschr Kinderheilkd 136:378–383
9. Krebs C, Nixon HH (1983) Inflammatory bowel disease in childhood. Presentation and diagnosis. Z Kinderchir 38:387–391
10. Fuchs GJ, Grand RJ, Motil KJ (1985) Malnutrition and nutritional support in inflammatory bowel disease. Nutr Supp Serv 5:28–33
11. McCaffery TD, Nasr K, Lawrence AM, Kirsner JB (1970) Severe growth retardation in children with inflammatory bowel disease. Pediatrics 45:386–393
12. Kirschner BS, Voinchet O, Rosenberg IH (1978) Growth retardation in inflammatory bowel disease. Gastroenterology 75:504–511
13. Rankin GB, Watts HD, Melnyk CS, Kelley ML (1979) NCCDS: Extraintestinal manifestations and perianal complications. Gastroenterology 77:914–920
14. Farmer RG, Whelan G, Fazio VW (1985) Long-term follow-up of patients with Crohn's disease. Relationship between the clinical pattern and prognosis. Gastroenterology 88:1818–1825
15. Kitis G, Holmes GKT, Cooper BT, Thompson H, Allan RN (1980) Association of coeliac disease and inflammatory bowel disease. Gut 21:636–641
16. O'Connor J, Lawson J (1972) Fibrocystic disease of pancreas and Crohn's disease. Br Med J 4:610
17. Euler A, Ament M (1976) Crohn's disease – cause of arthritis, oxalate stones and fistulae in cystic fibrosis. West J Med 125:315–317

18. Ojeda VJ, Levitt S, Ryan G, Lawrence BH (1986) Cystic fibrosis, Crohn's colitis, and adult meconium ileus equivalent. Dis Colon Rectum 29:567–571
19. Behrens R, Segerer H, Böwing B, Bender SW (1989) Crohn's disease in cystic fibrosis. Pediatr J Gastroenterol Nutr 9:528–531
20. Gilat T, Hacohen D, Lilos P, Langman JS (1987) Childhood factors in ulcerative colitis and Crohn's disease. An international cooperative study. Scand J Gastroenterol 22:1009–1024
21. Empfehlungen einer Arbeitsgruppe aus Gastroenterologen, Pädiatern und Chirurgen zur Diagnostik und Behandlung chronisch-entzündlicher Darmerkrankungen (1987) Colitis ulcerosa und Morbus Crohn. Dtsch Ärztebl 84:1722–1724
22. Dannecker G, Malchow H, Niessen KH, Ranke MB (1985) Morbus Crohn: Erste Erfahrungen mit Cyclosporin A bei einer Adoleszenten. Dtsch Med Wochenschr 110:339–343
23. Teufel M, Niessen KH, Behrens R, Oldigs HD, Posselt H-G, Rotthauwe HW, Sartorius I, Skopnik H, Wolf A (1989) Erste Therapieerfahrungen mit 7-S-Immunglobulin bei chronisch-entzündlichen Darmerkrankungen im Kindesalter. 4. Jahrestagung d. Gesellschaft für pädiatrische Gastroenterologie u. Ernährung. 2.–4.3.1989, Goslar
24. Mekhijan HS, Switz DM, Watts HD, Deren JJ, Katon RM, Beman FM (1979) National cooperative Crohn's disease study: Factors determining recurrence of Crohn's disease after surgery. Gastroenterology 77:907–913
25. Best WR, Becktel JM, Singleton JW, Kern F (1976) Development of a Crohn's disease activity index. National cooperative Crohn's disease study. Gastroenterology 70:439–444
26. Hees PAM van, Elteren PH van, Lier HJJ van, Tongeren JHM van (1980) An index of inflammatory activity in patients with Crohn's disease. Gut 21:279–286
27. Harms HK, Blomer R, Bertele-Harms RM, Spaeth A, König M (1989) Verlaufsbeobachtungen an Patienten mit Morbus Crohn mit Hilfe eines neu entwickelten Crohn-Aktivitäts-Indexes (PCDAI). Mschr Kinderheilk 137:566 (A 313)

Die enterale Eiweißausscheidung als Parameter zur Beurteilung der intestinalen Entzündungsaktivität bei M. Crohn – Untersuchung mit Hilfe des endogenen Markers α_1-Antitrypsin

U. Karbach

In seiner Erstbeschreibung wies Crohn bereits darauf hin, daß Hypalbuminämie eine häufige Komplikation bei Patienten mit Ileitis terminalis sei. Nach van Hees et al. [1] ist die Serumkonzentration von Albumin der Laborparameter, der am besten mit der klinischen Krankheitsaktivität bei M. Crohn korreliert. Bereits Anfang der 60er Jahre konnte gezeigt werden, daß der Eiweißmangel bei Patienten mit chronisch-entzündlichen Darmerkrankungen durch Verlust in den Darm verursacht wird [2]. Dies legt die Annahme nahe, daß die intestinale Albuminausscheidung als brauchbarer Parameter zur Beurteilung der lokalen intestinalen Entzündungsaktivität eingesetzt werden kann. Wegen der Verwendung radioaktiver Substanzen konnte die Bestimmung der enteralen Eiweißexkretion bisher nicht in die Routinediagnostik übernommen werden. Crossley u. Elliot [3] wiesen erstmals darauf hin, daß der in der Leber gebildete Proteaseinhibitor α_1-Antitrypsin (αAT) als endogener Marker zum Nachweis intestinaler Eiweißverluste verwendet werden kann, denn:
1. Das Molekulargewicht von αAT ist vergleichbar dem von Albumin.
2. αAT wird im Darm weder digestiv gespalten noch rückresorbiert.

Die fäkale Ausscheidung einer Substanz, insbesondere bei passivem Durchtritt durch das Epithel, wird neben ihrer Größe und der Epithelpermeabilität wesentlich von ihrer Serumkonzentration determiniert. Als Akutphasenprotein liegen für αAT zusätzlich hohe interindividuelle Schwankungen der Serumkonzentration vor. Mit anderen Worten, wenn die enterale Eiweißexsudation exakt quantifiziert werden soll, muß die fäkale Ausscheidung von αAT in Relation zur Serumkonzentration gesetzt werden. Dies wird ermöglicht durch die Bestimmung der enteralen αAT-Clearance (αATC).

Methode

Die αAT-Konzentration in Serum und Stuhl wurde mit einem handelsüblichen monospezifischen Antigen mittels Immundiffusion gemessen (Behringwerke, Marburg). Die αAT-Stuhlkonzentration wurde in einem Aliquot des durchmischten 3-Tage-Stuhls gemessen. Aus der Konzentration und dem Volumen bzw. dem

Gewicht des 3-Tage-Stuhls wurde die mittlere tägliche fäkale αAT-Ausscheidung bestimmt. Aus αAT-Serumkonzentration und fäkaler αAT-Ausscheidung wurde die αATC [ml/Tag] berechnet.

Ergebnis

Zur Validisierung der Methode wurde die intestinale αATC mit der gleichzeitig bestimmten ^{51}Cr-Albumin-Clearance bei 10 Crohn-Patienten verglichen. Dabei zeigte sich eine gute Korrelation zwischen beiden Untersuchungsmethoden (τ = 0,870; Abb. 1).

Die αATC wurde bei 10 gesunden Probanden und 25 Crohn-Patienten unterschiedlicher Krankheitsaktivität und verschiedener Entzündungslokalisation und -ausdehnung bestimmt [4]. In Übereinstimmung mit den Untersuchungen von Bernier et al. [5] konnten anhand der αATC Crohn-Patienten (93 ± 18, 19–367 ml/Tag) von Probanden (5 ± 4, 0–22 ml/Tag) gut unterschieden werden (Abb. 2). Zwischen αATC und Best- bzw. Van-Hees-Index konnte keine Korrelation gefunden werden. Es bestand außerdem kein Zusammenhang zwischen Entzündungsausdehnung und αATC. Auch bei den 5 „kurativ" resezierten Patienten lagen die αATC-Werte noch über den Werten der Kontrollen.

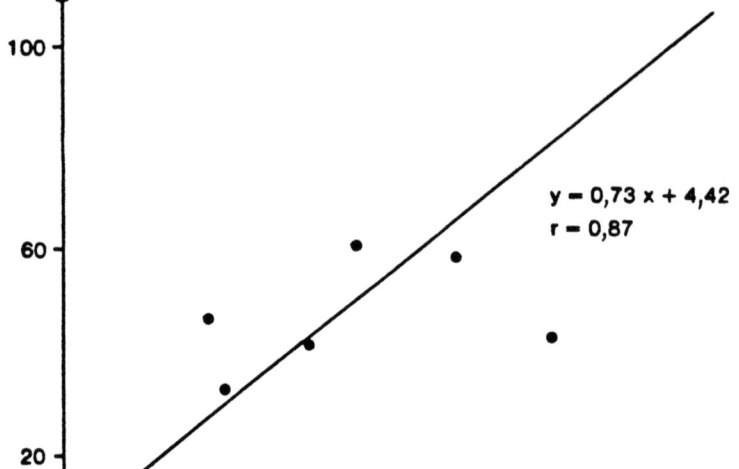

Abb. 1. Zusammenhang zwischen intestinaler Clearance von ^{51}Cr-Albumin und α_1-Antitrypsin. (Nach [4]).

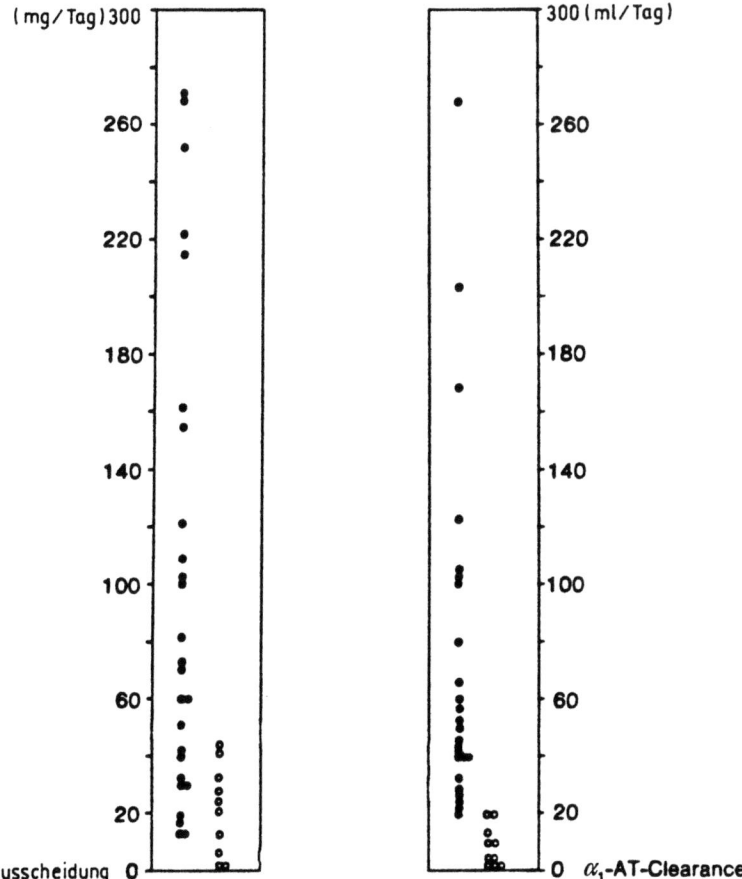

Abb. 2. Enterale α_1-Antitrypsinausscheidung und α_1-Antitrypsinclearance bei gesunden Probanden (○) und Patienten mit M. Crohn (●). (Nach [4])

In einer weiteren Versuchsreihe wurde die αATC bei klinisch aktiven Crohn-Patienten (Best-Index > 150) vor und nach Behandlung bestimmt. Vor Behandlung war bei 16 der 17 Patienten die αATC (66 ± 10, 16–161 ml/Tag) im Mittel signifikant, z. T. wesentlich höher als bei den Kontrollen (10 ± 3, 2–20 ml/Tag [6]). Nach 6wöchiger Behandlung mit Methylprednisolon (48 mg/Tag in abnehmender Dosierung) und SASP (3 g) fiel die αATC bei allen außer einem Patienten ab (35 ± 5, 6–84 ml/Tag). Bei 7 Patienten lag die αATC nach Behandlung sogar im Bereich der Kontrollen (Abb. 3). Nach Behandlung war der Best-Index (269 ± 32 vs. 153 ± 24) signifikant abgefallen. Zwischen den individuellen Werten der αATC und des Aktivitätsindexes bestand allerdings keine Korrelation.

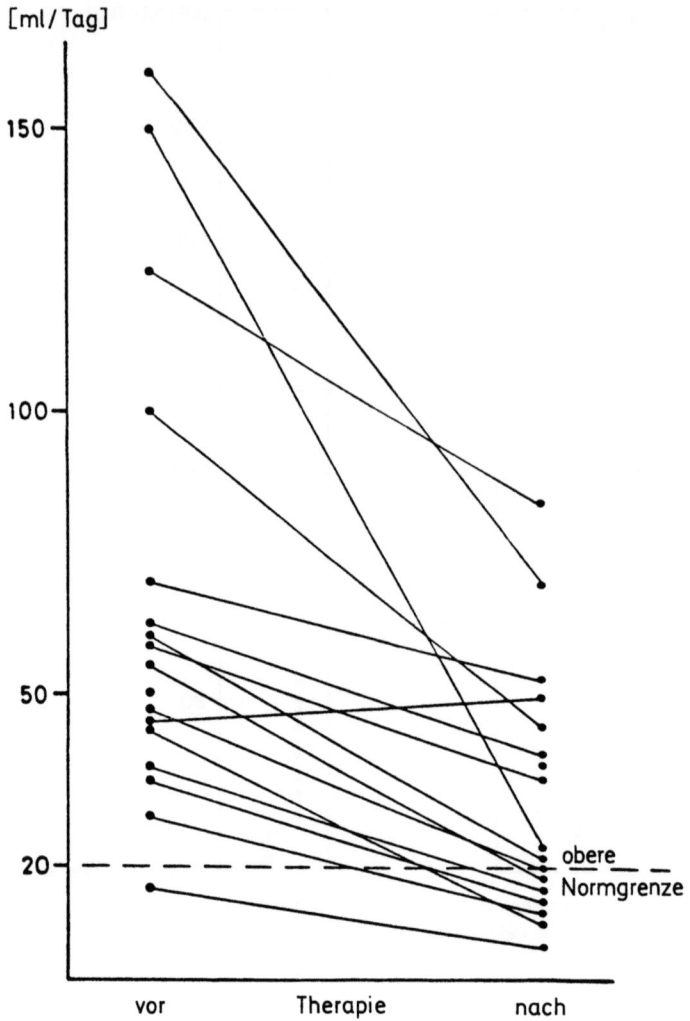

Abb. 3. Einfluß der Therapie (SASP 3 g/Tag; Methylprednisolon 48–8 mg/Tag) auf die intestinale α_1-Antitrypsinclearance bei klinisch aktiven Patienten mit M. Crohn. (Nach [6])

Schlußfolgerung

Der Proteaseinhibitor αAT ist ein brauchbarer endogener Marker zum Nachweis enteraler Eiweißausscheidung. Mit Hilfe der intestinalen Clearance von αAT bietet sich die Möglichkeit, den enteralen Eiweißverlust ohne Verwendung radioaktiver Marker zu quantifizieren. Anhand der intestinalen αATC konnte gezeigt werden, daß intestinaler Eiweißverlust eine gängige Komplikation bei Patienten mit M. Crohn ist. Die Erhöhung der αATC auch nach kurativer Resektion läßt die Annahme zu, daß die enterale Eiweißexsudation bei M. Crohn bereits erhöht ist, noch bevor makroskopisch entzündliche Läsionen nachweisbar sind. Daraus könnte gefolgert werden, daß eine kurative Operation bei M. Crohn nicht möglich ist. Als morphologisches Korrelat finden sich elektronenoptisch, nach in Gefrierbruchtechnik angefertigten Präparaten, bei Crohn-Patienten Erweiterungen der Tight junctions bereits in makroskopisch und lichtmikroskopisch noch vollkommen unauffälligen Schleimhautarealen [7].

Von Interesse in diesem Zusammenhang sind Befunde von Hollander et al. [8], die zeigen, daß die Schleimhautpermeabilität nicht nur bei Crohn-Patienten selbst, sondern auch bei deren Familienangehörigen erhöht gefunden wird. Einerseits weist dies auf die genetische Prädisposition der Erkrankung hin. Andererseits legen die Befunde die Annahme nahe, daß eine gesteigerte Epithelpermeabilität und die dadurch ermöglichte vermehrte Aufnahme intraluminaler Antigene als wichtiger Faktor in der Ätiologie des M. Crohn von Bedeutung sein könnte.

Unter der Vorstellung, daß die Höhe der enteralen Eiweißexsudation dem Ausmaß der intestinalen Entzündung entspricht, kann m. E. die enterale αATC als brauchbarer Laborparameter zur Beurteilung der Höhe der intestinalen Entzündungsaktivität bei M. Crohn verwendet werden (eine Erniedrigung der Serumeiweißkonzentration ist erst dann zu erwarten, wenn der fäkale Verlust durch die gesteigerte Eiweißsynthese nicht mehr kompensiert werden kann). Die Wirksamkeit der antiphlogistischen Behandlung zeigt sich entsprechend in einer Abnahme der intestinalen αATC. Andererseits sollte angenommen werden, daß sich ein Entzündungsrezidiv möglicherweise schon vor dem Auftreten klinischer Symptome durch eine Zunahme der enteralen Eiweißausscheidung diagnostizieren läßt. Mit einer vereinfachten Methode wurde deswegen bei 8 inaktiven Crohn-Patienten in vierteljährlichen Abständen über ein 1 Jahr die αATC bestimmt. Die αAT-Konzentration wurde dabei nicht wie bisher im Homogenisat des 3-Tage-Stuhls, sondern in 3 Aliquots des Morgenstuhls der 3tägigen Sammelperiode bestimmt. Die Patienten erhalten 3 mit einem definierten Volumen Lösungsmittel gefüllte Röhrchen, die mit einem Gummistopfen verschlossen sind, an dem ein 1 ml fassender Löffel fixiert ist. Damit füllen sie jeden Morgen 1 ml Stuhl in die Behältnisse und schicken uns diese mit der Angabe des täglichen Stuhlgewichts zu. In den Röhrchen kann der Stuhl ohne Öffnen durchmischt und zentrifugiert werden. Zur Bestimmung der αAT-Konzentration wird der Stopfen durchstochen und 10 µl des Überstandes entnommen. Voruntersuchungen zeigten, daß zwischen den Werten, die aus dem Homogenisat des 3-Tage-Stuhls bzw. den 3 Aliquots gewonnen wurden, eine gute Korrelation besteht [9]. Die Bestimmung der αATC kann demnach ohne offene Bearbeitung fäkulenten Materials in die klinische Routinelabordiagnostik übernommen werden, wie dies z. B. für die Hämoccult-Blut-Methode bereits erfolgreich praktiziert wird. Bei den 8 Patienten trat allerdings während des Untersuchungszeitraums weder ein Anstieg der αATC noch ein klinisches Entzündungsrezidiv auf.

Zusammenfassend zeigen die Ergebnisse, daß die enterale Clearance von α_1-Antitrypsin als brauchbarer Parameter zur Beurteilung der lokalen intestinalen Entzündungsaktivität bei M. Crohn verwendbar ist. Mit Hilfe der αATC kann die Effizienz der Therapie überprüft werden. Durch routinemäßig, in definierten zeitlichen Abständen durchgeführte Untersuchungen kann der natürliche Verlauf

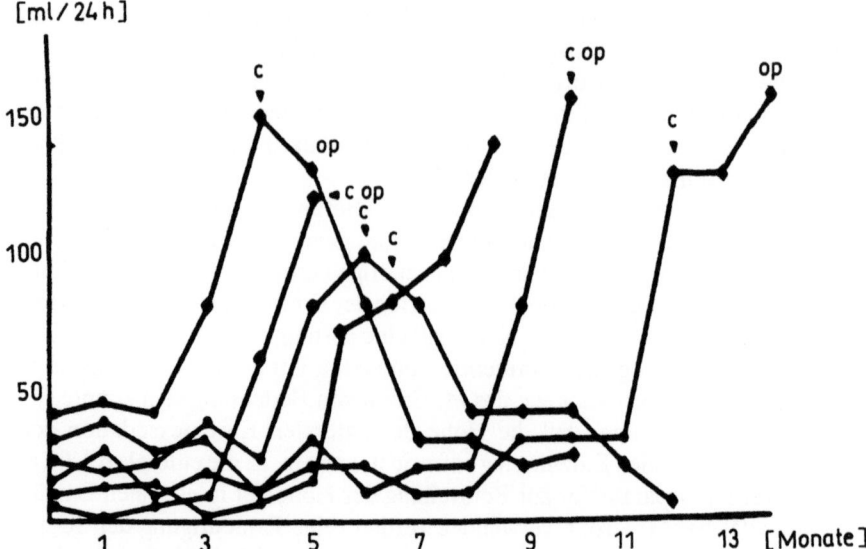

Abb. 4. Langzeituntersuchung der intestinalen α_1-Antitrypsinclearance bei 14 Patienten mit M. Crohn (6 Rezidive). Bereits Wochen vor klinischer Manifestation des Entzündungsrezidivs *(C)* kommt es zum Anstieg der α_1-Antitrypsinclearance (*OP* = chirurgische Behandlung). (Nach [10])

der Erkrankung beurteilt und möglicherweise eine Reaktivierung der Entzündung vorausgesagt werden, noch bevor sich subjektive Beschwerden einstellen ([10]; Abb. 4). Demzufolge könnte die Indikation für eine frühzeitige bzw. rechtzeitige Behandlung gestellt werden, noch bevor das Entzündungsrezidiv klinisch manifest wird. Weiteren Komplikationen könnte dadurch möglicherweise vorgebeugt werden.

Literatur

1. Hees PAM van, Elteren PH van, Lier HJJ van, Tongeren JHN van (1980) An index of inflammatory activity in patients with Crohn's disease. Gut 21:279–286
2. Steinfeld JL, Davidson JD, Gordon RS, Greene FE (1960) The mechanism of hypoproteinemia in patients with regional enteritis and ulcerative colitis. Am J Med 29:405–415
3. Crossley JR, Elliot RP (1977) Simple method for diagnosing protein-losing enteropathies. Br Med J I:428–429
4. Karbach U, Ewe K, Bodenstein H (1983) Alpha$_1$-antitrypsin, a reliable endogenous marker for intestinal protein loss and its application in patients with Crohn's disease. Gut 24:718–723
5. Bernier JJ, Florent C, Desmazures C, Aymes C, l'Hirondel C (1978) Diagnosis of protein-losing enteropathy by gastrointestinal clearance of α_1-antitrypsin. Lancet II:763–764.
6. Karbach U, Ewe K, Dehos H (1985) Antiinflammatory treatment and intestinal α_1-antitrypsin clearance in active Crohn's disease. Dig Dis Sci 30:229–235
7. Marin Ml, Greenstein AJ, Geller SA, Gordon RE, Aufses AH (1983) A freeze fracture study of Crohn's disease of the terminal ileum: changes in epithelial tight junction organization. Am J Gastroenterol 78:537–547

8. Hollander D, Vadheim CM, Brettholz E, Peterson GM, Delahunty T, Rotter JI (1986) Increased intestinal permeability in patients with Crohn's disease and their relatives. A possible etiologic factor. Ann Intern Med 105:883–885
9. Karbach U, Singe CC, Ewe K (1988) Simplified determination of intestinal protein excetion based on alpha$_1$-antitrypsin clearance. Z Gastroenterol 26:169–173
10. Florent C, Bernier JJ (1984) Measurement of gastrointestinal plasma protein losses. Significance of α_1 antitrypsin clearance. In: Skadhauge E, Heintze K (eds) Intestinal absorption and secretion, MTP, Lancaster, pp 515–526

Diskussion

Moderator:

Eines verstehe ich nun gar nicht. Der Morbus Crohn ist eine erosiv-ulzeröse Kolitis, hat also viele „Löcher" in der Darmwand. Es ist doch selbstverständlich, daß da alles, was im Serum ist, „herauslaufen kann". Wie können Sie das als gesteigerte Epithelpermeabilität bezeichnen?

Antwort:

Wunden oder vernarbtes Gewebe ...

Frage:

Nicht vernarbt, das sind Defekte, multiple. Da kann eine exsudative Enteropathie auftreten.

Antwort:

Das ist richtig. Ich meine α_1-Antitrypsin, das wir messen, das muß nicht unbedingt nur durch das defekte Epithel, sondern kann auch durch Fissuren oder durch transmurale Defekte kommen.

Frage:

Ist das Epithelpermeabilität, die Sie messen?

Antwort:

Permeabilität heißt „die Durchlässigkeit einer Membran oder einer Zellschicht gegenüber einer Substanz".

Kommentar:

Man muß klarstellen, hier ist der aktive Transport im Darm dargestellt worden, der hat nichts zu tun mit einem Defekt. Das zweite ist die passive Diffusion entsprechend den Konzentrationsgradienten, und das ist hier bei manchen Substanzen, insbesondere bei Wasser, der Fall. Und wenn man es mit einem Defekt zu tun hat, dann trifft das nicht in den Begriff der Permeabilität. Es ist international festgelegt, wo die Permeabilität als physiologischer Faktor nicht mehr existiert, darum kann man davon hier nicht reden.

Moderator:
Und man kann sie da auch nicht messen. Das ist das Problem. Sind noch andere Bemerkungen zu diesem Referat?

Kommentar:
Ich möchte ihm zur Seite springen. Er hat ja gezeigt, daß bei einer kurativen Resektion, wobei ich davon ausgehe, daß alle Läsionen beseitigt wurden, auch solch ein Befund nachweisbar war.

Moderator:
Das kann aber nicht gesichert werden. Man weiß doch gar nicht, was im Dünndarm passiert. Wer kommt denn endoskopisch in den Dünndarm, abgesehen vom terminalen Ileum und proximalen Jejunum?

Kommentar:
Aber dann müssen wir bei der Sprue und auch bei den nicht-steroidalen Antirheumatika auch revidieren. Da sprechen wir von Permeabilitätsstörungen.

Moderator:
Sind weitere Bemerkungen zu dem Thema, nicht nur zur Permeabilität, sondern vielleicht auch zu dem Komplex insgesamt: Antitrypsinausscheidung, exsudative Enteropathie etc. beim Morbus Crohn?

Antwort:
Interessant ist natürlich, daß sich die exsudative Enteropathie z. B. unter Therapie ändert und daß die Eiweißausscheidung schon ansteigt, bevor der Patient klinisch manifest krank ist. Und deshalb ist – unabhängig von der Definition – meine Ansicht, daß man möglicherweise dadurch ein Entzündungsrezidiv schon beschreiben kann, bevor der Patient krank ist, und daß man ihn möglicherweise frühzeitig, z. B. mit kleinen Dosen von Steroiden, behandeln kann.

Moderator:
Nicht manifest krank heißt ja nicht, daß er keine Läsionen hat. Es gibt Patienten, Crohn-Patienten, die haben ausgedehnte Ulzerationen und Erosionen und haben keinerlei Symptomatik.

Antwort:
Das ist richtig. Mit klinisch krank meine ich jetzt subjektiv krank. Denn es ist doch interessant, daß unter diesen Patienten, die über lange Zeit untersucht worden sind, welche sind, die noch relativ ausgedehnte Läsionen haben, aber keine Erhöhung der Eiweißausscheidung mehr. Das haben wir gefunden und auch Bernier. D. h. diese Art Patienten, die wir vor einem Jahr untersucht haben, hatten nach wie vor noch Läsionen, fühlten sich aber subjektiv gesund, waren unter keiner Behandlung und hatten trotzdem keine erhöhte Eiweißausscheidung im Stuhl.

Moderator:
Das alles kann mich nicht davon überzeugen, daß diese Art der Untersuchung in der Lage ist, auszuschließen, daß im Magen-Darm-Trakt nicht Erosionen bzw. Crohn-Läsionen vorhanden sind; weil Sie einfach nicht die Möglichkeit haben, das zu tun.

Antwort:
Das ist richtig, das will ich auch gar nicht gesagt haben, aber andererseits kann man natürlich auch folgern, daß möglicherweise schon Permeabilitätsstörungen existieren, bevor sie sich makroskopisch oder auch mikroskopisch nachweisen lassen, z. B. Veränderungen an tight junctions, wie Sie erwähnt haben. Das wäre natürlich eine andere Alternative.

Moderator:
Ich glaube nicht, daß Sie das mit diesen Methoden, die Sie zuletzt genannt haben, in der Weise tun können. Aber wir können ja vielleicht noch im Anschluß an die Sitzung darüber diskutieren, wenn Sie damit einverstanden sind.

Saccharomyces boulardii bei Morbus Crohn: Eine neue Therapiemodalität?

J. Hotz

Neuere Forschungsergebnisse sprechen dafür, daß die bisher nicht im Detail bekannte Ätiopathogenese des M. Crohn wesentlich bestimmt wird von einer gestörten Immuntoleranz gegenüber Fremdsubstanzen im Darmlumen. Als auslösende antigene Stoffe werden Nahrungsmittelbestandteile wie auch insbesondere potentiell pathogene Keime diskutiert. Die experimentellen und humanpathologischen Befunde hierzu wurden an anderer Stelle vorgestellt und diskutiert [3]. Ein Zusammenhang mit antigenen Stoffen, die von der Bakterienflora stammen, ist möglich. In vielen Fällen können Antikörper gegen verschiedene in der Darmflora von M.-Crohn-Patienten nachweisbare Bakterien gefunden werden. So wäre es denkbar, daß eine gestörte Immuntoleranz gegenüber bestimmten Bakterien oder deren Produkten über eine gesteigerte Helferzellfunktion bei verminderter Suppressorfunktion der T-Lymphozyten in der Lamina propria der Darmwand mitverantwortlich ist für die Auslösung eines M. Crohn [3, 5].

In der folgenden Übersicht ist das hypothetische Modell der Ätiopathogenese des M. Crohn mit den diskutierten Zwischenschritten aufgezeigt einschließlich der therapeutischen Ansatzpunkte (nach [4]).

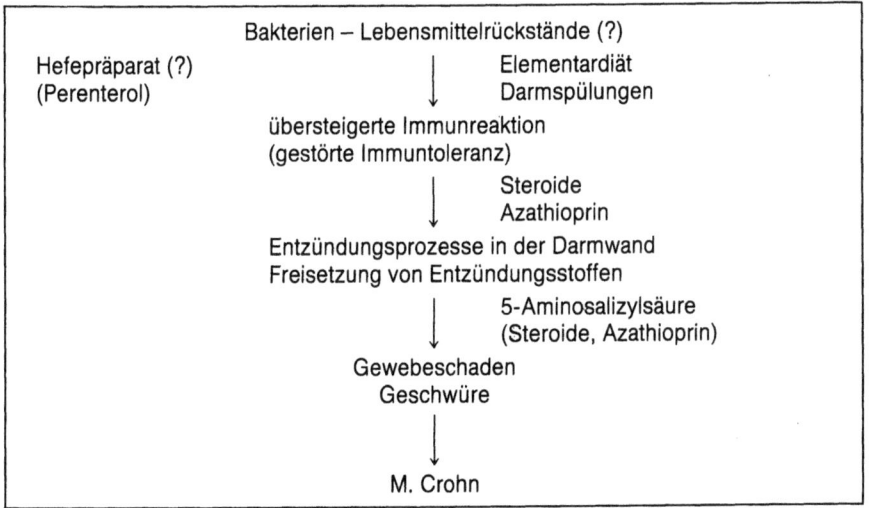

Während die Behandlung mit 5-Aminosalizylsäure oder auch mit Immunsuppressiva wie Steroiden, insbesondere Azathioprin, im wesentlichen auf die vermutlich übersteigerten immunologischen Reaktionen abzielt, weisen bisherige Behandlungserfolge mit Umstimmung der Darmflora durch Elementardiät und Spülbehandlungen sowie Verabreichung von darmflorawirksamen Antibiotika wie Metronidazol auf eine mögliche Vermittlerrolle von bisher nicht näher identifizierten Darmbakterien für die Entstehung des M. Crohn hin. Schon seit längerem ist bekannt, daß das Hefepräparat Saccharomyces boulardii (frühere Nomenklatur: Saccharomyces cerevisiae Hansen CBS 5926) (Perenterol) im Handel ist, antagonisierende bzw. selektiv fördernde Wirkungen auf verschiedene Darmbakterien hat. Außerdem wird eine modulierende Wirkung auf das Immunsystem der Darmwand diskutiert. In einer kürzlich publizierten Studie erwies sich die Substanz, die bisher insbesondere bei akuter Diarrhö zur Prophylaxe und Behandlung eingesetzt wurde, auch als wirksam zur Verhütung einer antibiotika-assoziierten Diarrhö [5]. Wegen dieser spezifischen Effekte auf die Darmflora lag es nahe, angesichts der erwähnten immunpathogenetischen Überlegungen zur Entstehung des M. Crohn diese Substanz auch bei M. Crohn einzusetzen. Die folgende Übersicht zeigt die möglichen Wirkungen von Saccharomyces boulardii Hansen (Perenterol).

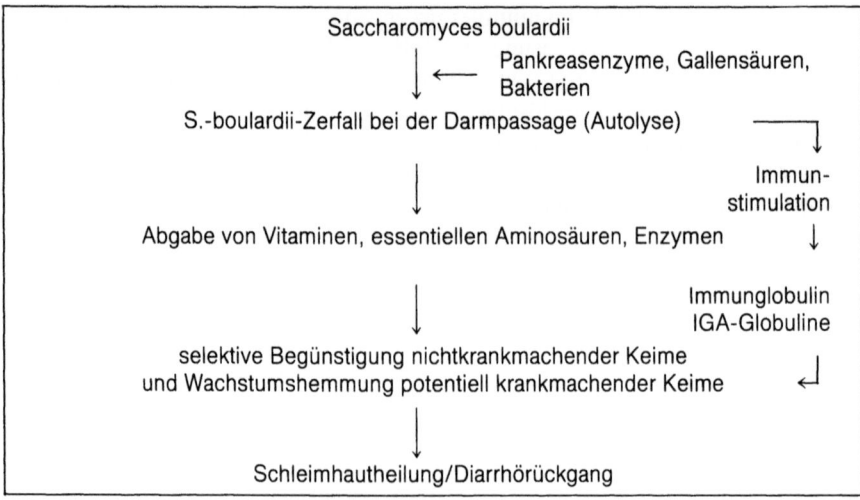

Einzelne klinische Beobachtungen ließen eine mögliche Wirkung insbesondere auf die Diarrhöfrequenz und das Allgemeinbefinden erwarten. Aus diesem Grunde wurde zunächst eine placebokontrollierte Doppelblindstudie initiiert, in der die mögliche Wirksamkeit von Perenterol auf die noch mäßig ausgeprägten Restsymptome im Rahmen einer stabilen Krankheitsphase geprüft wird (Best-Index 150–200, d. h. milder bis mäßiger Krankheitsverlauf; s. auch [3]).

Methodik

Insgesamt wurden 20 Patienten mit gesichertem M. Crohn in die Studie einbezogen, die innerhalb einer Laufzeit von ca. einem halben Jahr durchgeführt wurde. Bei 19 Patienten war das Kolon allein betroffen, bei 5 Patienten war zusätzlich das distale Ileum befallen, und nur bei 1 Patienten lag ausschließlich ein Befall des unteren Dünndarms vor. Entscheidende Eintrittskriterien waren ein Best-Index zwischen 150 und 250 sowie eine manifeste anhaltende Diarrhö mit durchschnittlich mehr als 3 Stühlen pro Tag. Außerdem bestanden bei den meisten Patienten leichtere Bauchschmerzen und eine leichte bis mäßige Beeinträchtigung des Allgemeinbefindens. Als Basisbehandlung nahmen alle Patienten entweder Salazosulfapyridin (Azulfidine oder Coloplean) oder 5-Aminosalizylsäure (Salofalk oder Claversal) in der üblichen Dosierung ein. Einige Patienten standen zusätzlich unter der Dauerbehandlung mit 5 mg Decortin. Nach Beginn der Studie wurde bei allen Patienten unter der angegebenen Basisbehandlung die Krankheitsaktivität über eine Woche beobachtet und über die folgenden 2 Wochen zusätzlich Perenterol verabreicht in einer Dosierung von 3mal 250 mg täglich. Dann wurde in den darauffolgenden 7 Wochen in der Gruppe A weiterhin mit Perenterol in der angegebenen Dosierung behandelt und in der Gruppe B Perenterol durch ein Scheinpräparat ersetzt. Die Zuteilung der Patienten zur Gruppe A oder B war doppelblind randomisiert.

Während der Behandlungsphasen trugen die Patienten in einem Tageskalender alle relevanten Beschwerden und Befunde regelmäßig ein, und es wurde wochenweise der Best-Index bestimmt.

Beschwerdeindex bei M. Crohn nach Best

		Punkte
Anzahl Stühle pro Woche mal 2		=
Schmerzen (Grad 0–3) / Woche mal 5		=
Allgemeinbefinden (Grad 0–3/Woche) mal 7		=
Fisteln, Systemmanifestationen je 20		=
Resistenz im Abdomen		
fraglich	20	=
sicher	50	=
Hk: Abweichung von der Norm		=
Gewicht minus Abweichung von der Norm		=

Gesamtpunktzahl:

  0–150: Vollremission
150–250: leichter Beschwerdegrad
250–350: mittlerer Beschwerdegrad
  > 350: schweres Krankheitsbild

Als wichtigste Zielkriterien für den Behandlungserfolg wurden in erster Linie die Veränderungen des Best-Index sowie die Stuhlfrequenz und die Stuhlkonsistenz ausgewertet [4]. Nebenkriterien waren die Dauer und Intensität der Schmerzen und die Einschätzung des Allgemeinbefindens durch den Patienten. Auf mögliche Nebenwirkungen wurde geachtet unter regelmäßiger Kontrolle bestimmter Blutwerte.

Ergebnisse

Zum jetzigen Zeitpunkt ist die Studie noch nicht vollständig ausgewertet, eine Originalpublikation wird in wenigen Monaten erfolgen. Die wichtigsten Ergebnisse werden hier wiedergegeben.

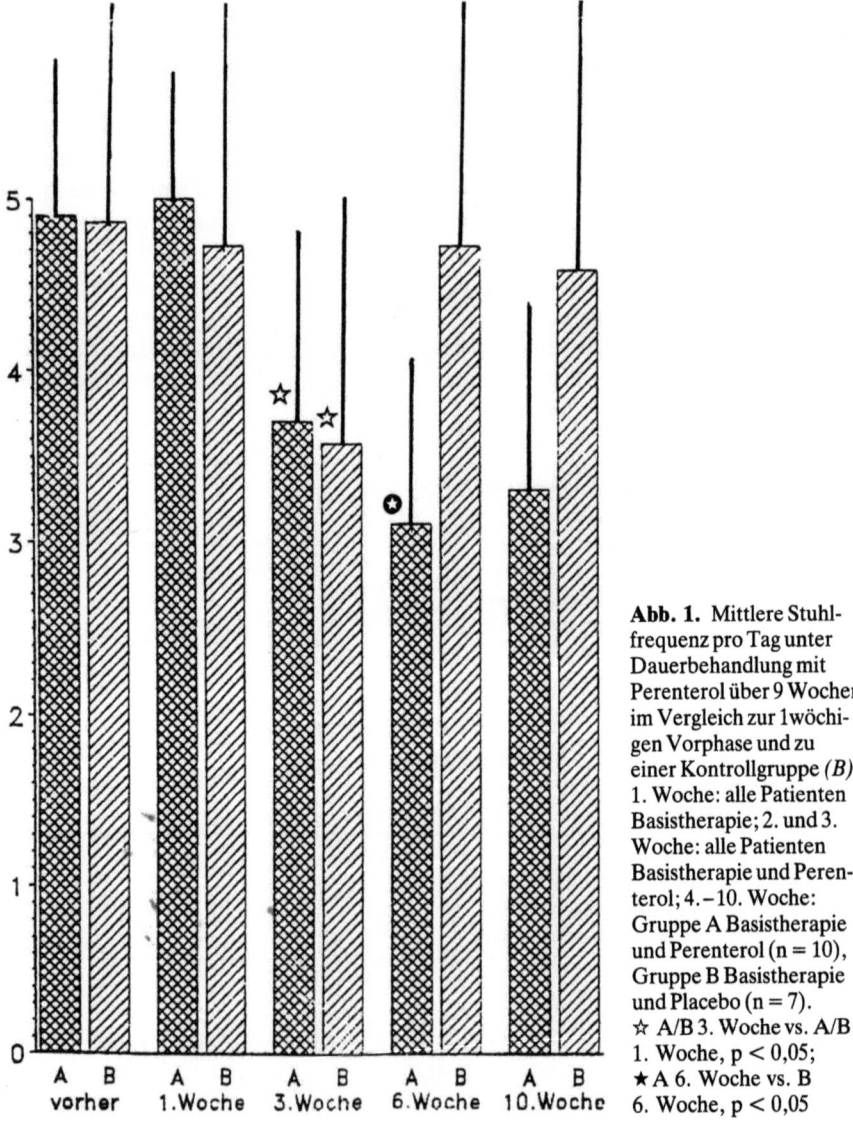

Abb. 1. Mittlere Stuhlfrequenz pro Tag unter Dauerbehandlung mit Perenterol über 9 Wochen im Vergleich zur 1wöchigen Vorphase und zu einer Kontrollgruppe *(B)*. 1. Woche: alle Patienten Basistherapie; 2. und 3. Woche: alle Patienten Basistherapie und Perenterol; 4.–10. Woche: Gruppe A Basistherapie und Perenterol (n = 10), Gruppe B Basistherapie und Placebo (n = 7). ☆ A/B 3. Woche vs. A/B 1. Woche, $p < 0{,}05$; ★ A 6. Woche vs. B 6. Woche, $p < 0{,}05$

1. Stuhlfrequenz

Unter der Behandlung mit Perenterol innerhalb der ersten 2 Wochen sank die mittlere Stuhlfrequenz von durchschnittlich 5 auf 3,5 und nahm dann bei den Patienten, die weiter Perenterol erhielten, weiter ab auf 3 Stühle pro Tag. Dagegen stieg sie wieder auf den Ausgangswert an bei den Patienten (Gruppe B), bei denen Perenterol wieder abgesetzt wurde. Dieser Unterschied war statistisch signifikant (Abb. 1).

2. Best-Index als Maß für die Krankheitsaktivität

Der Index nach Best lag bei beiden Gruppen bei ca. 200 zu Beginn wie auch in der 1. Beobachtungsphase, d.h. es bestand eine mäßige Krankheitsaktivität. Unter der daraufhin erfolgten 2wöchigen Behandlung mit Perenterol bei allen Patienten fand sich eine signifikante Abnahme des Best-Index um den Punktwert von ca. 40–50 auf 150. Bei den Patienten, die weiterhin in den darauffolgenden 7 Wochen Perenterol erhielten, sank der Best-Index weiter auf die Werte um 120–110, während er bei den Patienten, die in der anschließenden 7wöchigen Therapiephase kein Perenterol, sondern nur ein Scheinpräparat erhielten, wieder anstieg in einen Bereich von 170–180 (Abb. 2). Nebenwirkungen, die auf die Behandlung mit Perenterol zu beziehen wären, wurden nicht registriert.

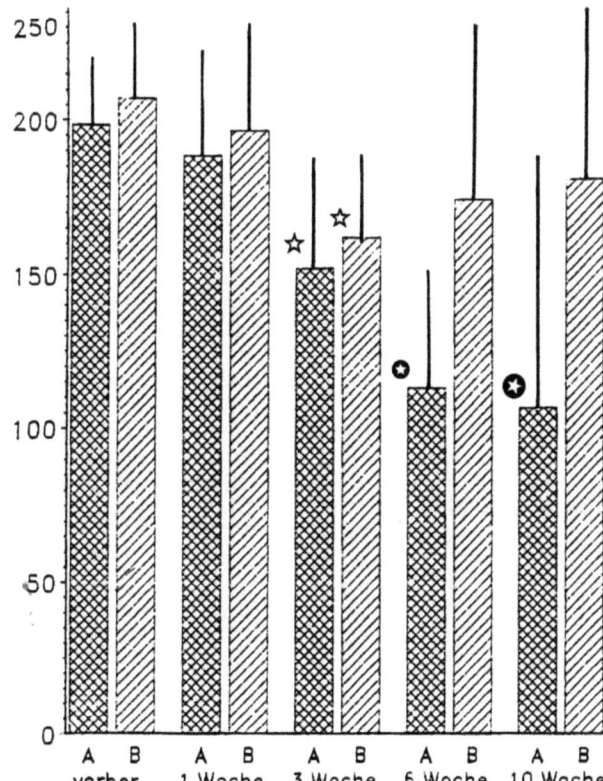

Abb. 2. Best-Index unter Dauerbehandlung mit Perenterol über 9 Wochen (A, n = 10) im Vergleich zur 1wöchigen Vorphase und zu einer Kontrollgruppe (B, n = 7) Behandlungsmodus s. Abb. 1.
☆ A/B 3. Woche vs. A/B 1. Woche, $p < 0,05$; ★ A 6. Woche vs. B 6. Woche, $p < 0,03$ und A 10. Woche vs. B 10. Woche, $p < 0,04$

Zusammenfassung

Diese 1. Pilotstudie an einer kleinen Patientenzahl mit M. Crohn mit vorwiegendem Befall des Dickdarms zeigte, daß die zusätzliche Verabreichung des Hefepräparats Perenterol eine signifikante Abnahme der Beschwerden, gemessen am Index nach Best, in einer Therapiephase von 9 Wochen bewirkt. Das Ergebnis war signifikant im Vergleich zu einer Placebobehandlung. Darüber hinaus wurde auch eine signifikante Abnahme der Stuhlfrequenz registriert. Nebenwirkungen wurden nicht beobachtet.

Aus diesen ersten kontrollierten Ergebnissen kann jedoch noch nicht eine generelle Indikation für Perenterol bei Patienten mit M. Crohn abgeleitet werden; weitere großangelegte prospektive kontrollierte Studien sind notwendig. Hierbei muß einmal der Einsatz des Präparates auf seine krankheitsstabilisierende Wirkung überprüft und bestätigt werden. Außerdem sind weitere Studien zu einer möglichen Langzeitprophylaxe wie auch einer Wirksamkeit beim akuten Schub angezeigt.

Zum jetzigen Zeitpunkt kann zwar eine generelle Therapieempfehlung noch nicht ausgesprochen werden, in Einzelfällen, insbesondere wenn es um die Stabilisierung einer relativ ruhenden Krankheitsphase mit noch mäßigen Restsymptomen geht, kann das Präparat bereits in einer Dosierung von 3mal 150 bis 3mal 200 mg täglich über eine Beobachtungsdauer von 8–10 Wochen versuchsweise eingesetzt werden, zumal weder in früheren Studien noch in der jetzigen Untersuchung irgendwelche Nebenwirkungen erkennbar waren.

Literatur

1. Beeken WL (1983) Microbial agents and the aetiology of Crohn's disease. In: Allan et al. (eds) Inflammatory bowel disease. Livingstone, London, pp 351–355
2. Hanauer SB, Kraft SC (1983) Immunology of Crohn's disease. In: Allan et al. (eds) Inflammatory bowel disease. Livingstone, London, pp 356–371
3. Hotz J (1989) Ausgangsüberlegungen für eine kontrollierte Studie mit Saccharomyces cerevisiae Hansen CBS 5926 beim Morbus Crohn. In: Müller J, Ottenjann R, Seifert J (Hrsg) Ökosystem-Darm. Springer, Berlin Heidelberg New York Tokyo, pp 52–56
4. Hotz J, Goebell H (1983) Bedeutung von Aktivitätsindices beim Morbus Crohn. Verdauungskrankheiten I:36–39
5. Surawicz CM, Elmer GW, Speelman P et al. (1989) Prevention of antibiotic-associated diarrhea by saccharomyces boulardii: a prospective study. Gastroenterology 95:981–988
6. Zeitz M (1989) Initiierung und Regulation der Immunantwort im darmassoziierten Immunsystem. In: Müller J, Ottenjann R, Seifert J (Hrsg) Ökosystem-Darm. Springer, Berlin Heidelberg New York Tokyo, S 191–197

Diskussion

Frage:
Wurde zwischen Gruppe A und B randomisiert?

Antwort:
Es handelt sich um einen Doppelblindversuch. Ich habe also Prüfmuster von der Firma bekommen, die verschlüsselt waren, und keiner wußte, weder der Patient noch ich, welche Kapseln Placebo bzw. Verum enthielten.

Frage:
Ich habe eine Frage als Nichtkliniker. Inwieweit ist der Unterschied zwischen einem Best-Index von 180 und 110 eigentlich relevant, und wenn der Unterschied nicht zu groß ist, ist dann die Anwendung relativ empfindlicher statistischer Tests, die man ja bei 20 Patienten braucht, erlaubt?

Antwort:
Ich glaube schon, gerade wenn man sieht, wie er sich zusammensetzt. Daß man nicht unter 100 kommt, liegt daran, daß meistens noch irgendwelche zusätzlichen Parameter vorlagen, wie eine Resistenz usw. Wir haben sicherlich einige Patienten, die unter 50 gekommen sind, und das heißt absolute Beschwerdefreiheit. Ich habe keine Patienten in die Studie aufgenommen, die eine Vollremission haben; das wäre auch gar nicht gegangen, weil sie sonst keinen Best-Index von 200 haben. In der internationalen amerikanischen Crohn-Studie, wo dieser Index ja entwickelt wurde, ist eine Differenzierungszahl von 50 Punkten festgelegt. Jede Änderung um mehr als 50 Punkte ist signifikant und bringt dem Patienten etwas. Ich darf auch sagen, daß einige Patienten – wobei ich gespannt bin, ob es tatsächlich diejenigen waren, die Perenterol weiterbekommen haben – nach einer Phase von 3 Wochen dieses Präparat wieder haben wollten. Ich muß dazu auch noch sagen, daß auf der anderen Seite diese Substanz enorm akzeptiert wurde, weil sie eben keine chemische Substanz ist. Die Patienten wurden ja zu Studienbeginn über Sinn und Zweck der Studie sowie Prüfmedikation aufgeklärt. Die Patienten neigen dazu, ein Naturprodukt zu bevorzugen. Und deswegen muß man allerdings sehr kritisch sein mit ihren Angaben. Aber ich meine, der Unterschied zeigt doch ganz deutlich, daß hier zusätzlich ein Effekt vorhanden ist.

Moderator:

Herr Hotz, Sie kennen sicher die Arbeit von Herrn de Dombal von vor zwei Jahren, der die europäische, die internationale und die amerikanische Crohn-Studie einer intensiven Analyse unterzogen hat. Anschließend hat er, weil ihm die Ergebnisse ein bißchen merkwürdig vorkamen, 10 international bekannten englischen Gastroenterologen 10 Krankengeschichten von Crohn-Fällen, die in diesen Studien waren, zugeschickt und sie gebeten, den Index nach Best und den Crohn's-disease-activity-Index aufzustellen. Die Unterschiede waren bis zu 300% in der Bewertung der Indizes für die einzelnen Kranken.

Antwort:

Ich weiß das. Wir haben das immer wieder diskutiert, wenn wir eine Studie begonnen haben. Nur meine ich, der Best-Index hat ein anderes Ziel: Entscheidend ist, was der Patient im Verlauf sagt. Nicht jeder Patient beurteilt sich gleich, und deswegen glaube ich, ist der Bestsche Index immer noch der beste, den wir haben, und nicht zu ersetzen durch irgendwelche Laborparameter nach Art des Van-Heeschen-Index. Es ist versucht worden, von beiden eine Kombination zu machen. Ich glaube, wir haben die Möglichkeit, zumindest in der Endpunktbestimmung auch diesen Index mit hineinzunehmen in die Auswertung. Grundsätzlich gebe ich Ihnen recht: die absolute Abschätzung bei einem individuellen Patienten ist mit dem Best-Index problematisch, weil der eine es so sieht, der andere es so sieht. Aber bei der Verlaufbeobachtung eines einzelnen Patienten ist dieser Index nach wie vor, meine ich, der beste Kompromiß, den wir haben.

Frage:
Sind endoskopische Untersuchungen gemacht worden?

Antwort:

Nein. Wir haben damals, glaube ich, auch darüber gesprochen, und Sie müssen sich vorstellen, so eine Studie ist nicht einfach, da Sie dauernd kontrollieren müssen. Die Akzeptanz ist hervorragend gewesen. Die Tageskarten wurden sehr ausführlich ausgefüllt, überhaupt sind Morbus-Crohn-Patienten eigentlich relativ gut zu führen im Gegensatz z. B. zu Patienten mit chronischer Pankreatitis.

Moderator:
Herr Hotz, gehen Sie abschließend mit mir einig, daß Ihre Ergebnisse nicht die Basis sein kann, Morbus-Crohn-Patienten oder solche, die wir so nennen, mit Perenterol zu behandeln?

Antwort:
Da gehe ich mit Ihnen einig. Erstens müssen wir auf die multizentrische Studie warten, zweitens besteht natürlich Therapiefreiheit; jeder Arzt kann entscheiden, wie er therapiert; wenn ein Arzt diese Ergebnisse sieht, kann er entscheiden, ob er das Präparat bei seinen Crohn-Patienten einsetzt. Ich glaube, daß sich das verantworten läßt. In unserer Klinik verfahren wir derzeit so, daß wir offen weiter therapieren und beobachten.

III. Chronische Enteropathien/ Intramurale Darmkeime/ Extraintestinale Manifestationen

(Moderator: J. Müller)

Nachweis von Yersinien in Rektum- und Sigmaschleimhaut bei Patienten mit entzündlich-rheumatischen Erkrankungen*

M. Hammer, J. Heesemann, S. Gifhorn, C. Hamma, H. Zeidler

Yersinia enterocolitica und Yersinia pseudotuberculosis wurden in den letzten 20 Jahren in steigender Häufigkeit als Ursache einer akuten bakteriellen Gastroenteritis identifiziert [4]. Besonderes Interesse haben die enteropathogenen Yersinien durch die immunpathologischen Komplikationen (Abbildung 1) hervorgerufen, die sich nach einem apparent oder inapparent verlaufenden Infekt in folgenden Krankheitsbildern manifestieren können [3, 9, 11–14]:

- Akut intestinal: Enterocolitis;
- Akut extraintestinal: Septikämie, Meningitis, Pharyngitis, Endokarditis, Weichteilabszesse, Hepatitis;
- Subakut oder chronisch intra- und extraintestinal: Arthritis, M. Reiter, Erythema nodosum, Uveitis, Thyreoiditis, Lymphadenitis, Hepatitis, chronische Enteritis, Neuropathien.

Das Auftreten einer Arthritis nach einem gastrointestinalen Infekt ist schon seit langem bekannt. 1969 wurde von Ahvonen, der im Anschluß an den 2. Weltkrieg 350 Patienten mit Arthritiden nach Yersinien-Gastroenteritiden beobachtet hatte, der Begriff der „reaktiven Arthritis" geprägt [1]. Erst durch die Erkennung von Antikörpern gegen sog. Yersinien-Gruppenantigene, welche allen humanpathogenen Yersinien gemeinsam sind, wurde eine sensitivere und verbesserte serologische Diagnostik möglich [7, 8]. Dabei werden zirkulierende Antikörper gegen von Yersinien sezernierte Proteine, sog. „released proteins" (RP), oder gegen Yersinien-Membranproteine im Immunoblot nachgewiesen.

Yersinien-Gruppenantigene
Virulenzassoziierte und plasmidkodierte Antigene bei enteropathogenen Yersinien:
- Membranproteine   z. B. YOP 1, 220 kDa
- sezernierte Proteine   20–67 kDa

---

* Herrn Prof. Dr. F. Hartmann zum 70. Geburtstag

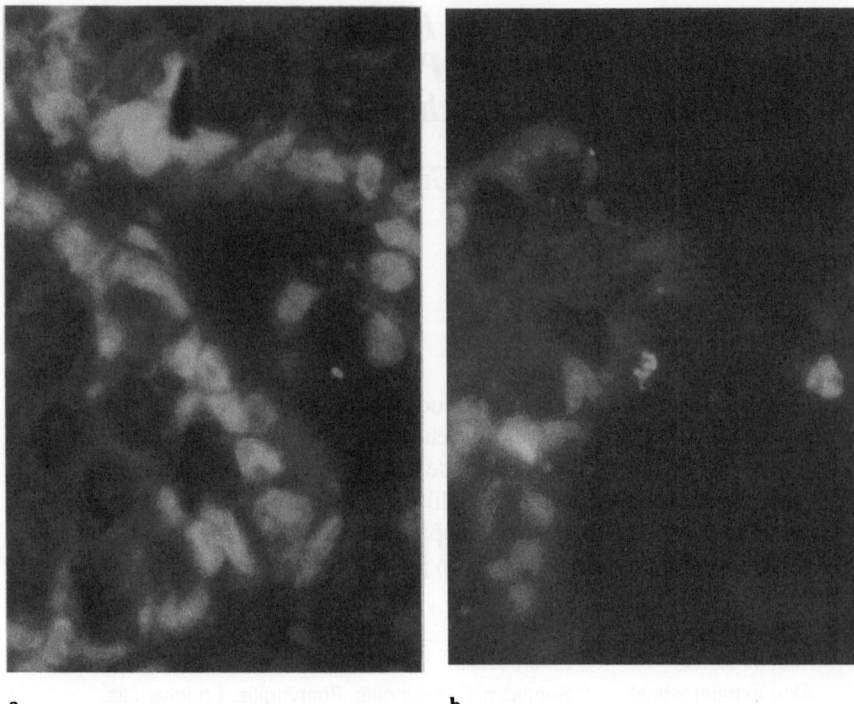

Abb. 1a, b. Yersinien in der Sigmaschleimhaut. **a** Einzelbefund, **b** mehrere Yersinien zusammenliegend

Durch die Bestimmung klassenspezifischer Antikörper kann die Diagnose einer abgelaufenen oder evtl. noch bestehenden Yersinien-Infektion spezifischer und sensibler als früher gestellt werden [6, 8]. IgG-Antikörper weisen auf eine abgelaufene Infektion hin, positive IgA-Antikörper scheinen mit der Persistenz von Yersinien im Darm zu korrelieren. Dies ergibt sich aus der Untersuchung von de Koning et al., die bei 37 von 39 Patienten mit einer seronegativen Spondarthritis parallel zum Nachweis von Yersinien im Darmgewebe durch Immunfluoreszenzmikroskopie einen positiven Yersinien-IgA-Immunoblot finden konnten [5]. Schon 2 Jahre zuvor hatte dieselbe Arbeitsgruppe gezeigt, daß Yersinien über viele Jahre im Darmgewebe oder mesenterialen Lymphknoten persistieren können, auch ohne daß eine auffällige gastrointestinale Symptomatik bestehen muß [9].

Serologische Untersuchungen

In Hannover wurde mittels zweier zur Verfügung stehender serologischer Methoden zunächst untersucht, wieviele der Patienten, die sich mit rheumatischen Beschwerden in unseren Rheumaambulanzen vorstellen, mit Yersinien in Kontakt gekommen sind (Tabelle 1). Die Agglutinationsreaktion wurde bei Titern >

Tabelle 1. Prävalenz von Yersinien bei Patienten mit rheumatischen Beschwerden (n = 300)

	Chronische Polyarthritis (CP)	Spondylarthritis (SPA)	Reaktive Arthritis	Undifferenzierte Arthritis	Psoriasis, Arthropathie	Degenerative rheumatische Erkrankungen
	n = 51	n = 72	n = 40	n = 46	n = 33	n = 58
Agglutinationsreaktion > 1:80	3 (6%)	5 (7%)	6 (15%)	6 (13%)	6 (18%)	7 (12%)
Immunoblot IgG positiv	19 (37%)	31 (43%)	26 (65%)	20 (44%)	14 (42%)	24 (41%)
Immunoblot IgA positiv	7 (14%)	12 (17%)	11* (28%)	8 (17%)	3 (9%)	6 (10%)

* $p < 0.05$ gegen deg. rheumat. Erkrankungen

1:80 als Hinweis für eine Yersiniose gewertet. Gegen Yersinien-Gruppenantigene gerichtete Antikörper der IgG- und der IgA-Klasse wurden im Immunoblot bestimmt. Hierbei handelt es sich um eine noch nicht abgeschlossene Studie; die zum Vergleich erforderlichen Kontrollkollektive von Patienten mit nicht-rheumatologischen Erkrankungen werden zur Zeit gesammelt.

Insgesamt ist die Yersinia-Durchseuchung der Patienten, bemessen an der Häufigkeit von positiven IgG-Antikörpern im Immunoblot, mit 44,7% hoch. Bei 16% der Patienten kann man beim Nachweis von IgA-Antikörpern eine erst kürzlich abgelaufene oder noch bestehende bzw. chronische Yersiniose vermuten. Im Vergleich hierzu ist die Agglutinationsreaktion mit nur 11% Patienten mit einem Titer > 1:80 wegen mangelnder Sensitivität nicht mehr als Screeningtest zu empfehlen. Bezogen auf die verschiedenen Diagnosen, hatten Patienten mit der klinischen Diagnose einer reaktiven Arthritis signifikant häufiger IgA-Antikörper als Patienten mit degenerativen rheumatischen Erkrankungen. Am zweithäufigsten hatten Patienten mit der klinischen Diagnose einer undifferenzierten Arthritis positive IgG- und IgA-Antikörper, allerdings ohne signifikanten Unterschied zu den anderen Krankheitsentitäten. Wenn man auf die Immunoblot-Untersuchung verzichtet hätte, wäre bei knapp 10% der Patienten mit reaktiver Arthritis die Diagnose einer chronischen bzw. kürzlich abgelaufenen Yersiniose und bei weiteren ca. 20% einer länger zurückliegenden Yersinien-Infektion nicht gestellt worden.

Erregernachweis im Darmgewebe

Nachdem feststand, daß viele der Patienten mit Yersinien in Kontakt gekommen waren und auch chronische Yersiniosen als eventuelle Ursache der Gelenk- oder Wirbelsäulenbeschwerden zu diskutieren waren, wurde in der Folgezeit versucht, Yersinien im Darmgewebe nachzuweisen. Dabei führten wir in dieser Pilotuntersuchung nur Rektosigmoidoskopien zur Biopsiegewinnung durch, da diese den von Gelenk- und Rückenschmerzen geplagten Patienten am wenigsten belasten und nur eine minimale Vorbereitung benötigen.

46 Patienten wurden untersucht. Auswahlkriterien für die Rektosigmoidoskopie waren entweder ein positiver Yersinien-IgA-Immunoblot oder bei Unkenntnis der serologischen Untersuchung eine unklare Diagnose, z.B. eine undifferenzierte Oligoarthritis, oder entsprechende anamnestische Angaben, z.B. Diarrhöen oder ein Erythema nodosum. Die Verteilung der klinisch gestellten Diagnosen zeigt Tabelle 2.

Tabelle 2. Diagnosen

Diagnosen	n
Reaktive Arthritis/SPA	16 (6/10)
Undifferenzierte Arthritis/SPA	20 (10/10)
CP	4
Spondylitis ankylopoetica	2
Andere (Lumbalgien, M. Whipple, benigne Rheumaknoten, Psoriasis-Arthritis)	4

Die Charakterisierung der Patienten bezüglich des anamnestischen Verdachts auf eine reaktive Genese sowie die wichtigsten Labordaten können Tabelle 3 entnommen werden. Die serologischen Untersuchungen zeigten auch bei diesen Patienten, daß der Yersinien-Immunoblot sensitiver ist als die Agglutinationsreaktion. Die Daten sind in Tabelle 4 festgehalten.

Zum Nachweis der Yersinien mittels der indirekten Immunfluoreszenz wurde ein monospezifisches Kaninchen-Antiserum eingesetzt, welches das YOP1-Membranprotein von plasmidhaltigen enteropathogenen Yersinien erkennt. Dieses Antiserum wird von Prof. Heesemann aus Würzburg, in dessen Abteilung auch die Yersinien-Immunoblot-Untersuchungen durchgeführt wurden, zur Verfügung gestellt [6]. Zur Darstellung der Bakterien im Immunfluoreszenz-Mikroskop wurde ein FITC-konjugiertes Anti-Kaninchen-IgG-Antiserum (Gans) benutzt.

Bei 9 von 46 Patienten (20%) ließen sich Yersinien in der indirekten Immunfluoreszenz in der Darmschleimhaut nachweisen. Dabei konnten Yersinien meist in ovaler bis kokkoider Form als scharf konturierte Partikel mit auf die Zellwand begrenzter Fluoreszenz demonstriert werden. Typische Bilder sind in Abb. 1 wiedergegeben. Yersinien lagen oft in kleinen Gruppen zusammen, und zwar teilweise tief im Gewebe. Tabelle 5 zeigt, auf welche Diagnosen sich die positiven Befunde verteilten.

Anamnestisch hatten 3 Patienten eine Diarrhö angegeben, 1 Patient eine Urethritis und 1 Patient eine Iritis. Ein weiterer Patient hatte ein Erythema nodosum.

Tabelle 3. Klinische Charakteristika der Patienten

	Anamnestischer Verdacht auf reaktive Genese	BKS > 20 mm in der 1. Stunde	RF positiv	B 27 positiv	Radiologisch Sakroiliitis
Reaktive Arthritis/SPA (n = 16)	12	6	0	6	10
Undifferenzierte Arthritis/SPA (n = 20)	10	11	1	3	10
CP (n = 4)	2	2	3	0	0
Spondylitis ankylopoetica (n = 2)	0	0	0	2	2
Andere (n = 4)	2	2	0	0	0

Tabelle 4. Vergleich Yersinienagglutination/Immunoblot der biopsierten Patienten

	Agglutinationsreaktion Yersinia enterocolitica > 1:80		Immunoblot Yersiniengruppenantigene positiv	
	0:3	0:9	IgG	IgA
Reaktive Arthritis/SPA (n = 16)	2	0	13	13
Undifferenzierte Arthritis/SPA (n = 20)	0	3	13	12
CP (n = 4)	0	0	4	4
Spondylitis ankylopoetica (n = 2)	0	0	2	2
Andere (n = 4)	0	1	4	3
Gesamt	2	4	36	34

Tabelle 5. Diagnosen bei yersinienpositiven Patienten

	Yersinien nachweisbar	Yersinienimmunoblot		HLA-B27 positiv	Radiologisch Sakroiliitis
		IgG	IgG		
Reaktive Arthritis/SPA (n = 12)	3	3	3	1	3
Undifferenzierte Arthritis/SPA (n = 17)	5	2	2	2	3
Andere (n = 4)	1	1[a]	1	0	0

[a] Agglutination Y. enterocolitica 0:9, Titer 1:320, alle anderen negativ.

4 Patienten wiesen eine erhöhte BKS in der 1. Stunde auf ($M = 57$ mm n. W.), 5 Patienten hatten eine normale BKS. 3 Patienten mit Yersinien-Nachweis waren HLA-B 27 positiv, und immerhin 6 Patienten hatten radiologisch eine Sakroiliitis. Histologisch wurde bei 7 Patienten eine geringgradige unspezifische Kolitis, in 1 Fall mit leichter Eosinophilie, und bei 2 Patienten ein normaler Befund erhoben. Makroskopisch war nur bei 1 Patienten eine geringgradige Rötung der Darmschleimhaut aufgefallen, bei den übrigen Patienten war die Schleimhaut vom Untersucher als unauffällig bewertet worden.

Diskussion

Der Nachweis von Yersinien in der rektosigmoidoskopisch gewonnenen Darmschleimhaut bei 20 % der untersuchten Patienten mit unterschiedlichen rheumatologischen Erkrankungen ist beachtenswert. Die Persistenz von Yersinien in der Darmschleimhaut kann aufgrund der Untersuchungen von de Koning und Hoogkamp-Korstanje über viele Jahre gehen [9]. Erwarten würde man die persistierenden Keime aber v. a. in den Peyer-Plaques und der Mukosa des terminalen Ileums sowie auch in mesenterialen Lymphknoten [10]. Es kann deshalb vermutet werden, daß die Ausbeute an Yersinien-positiven Patienten bei einer hohen Koloskopie mit Biopsien aus dem terminalen Ileum weitaus höher ausfallen würde.

Der Bakteriennachweis mit der indirekten Immunfluoreszenz hat den Nachteil, daß er relativ arbeitsintensiv ist, da viele Schnitte gefärbt und ausgewertet werden müssen, um eine möglichst hohe Ausbeute zu erhalten. Wir haben bisher von jedem Patienten mindestens 10 Schnitte ausgewertet. Die Zuverlässigkeit der Methode wurde durch bei jeder Färbung und bei jedem Patienten mitgeführte Positiv- und Negativkontrollen überwacht. Die Spezifität des monospezifischen YOP1-Antiserums scheint nach den bisherigen Erfahrungen und Testungen sehr hoch zu sein, so daß falsch positive Ergebnisse kaum zu erwarten sind. Zu überlegen wäre für zukünftige Untersuchungen, ob nicht eine zusätzliche mikrobiologische Untersuchung der Biopsiepartikel zur Keimisolierung sinnvoll wäre. Hiermit hat die Münchner Arbeitsgruppe um Ottenjann, Bayerdörffer et al. gezeigt, daß auch bei den sog. „idiopathischen Enterokolitiden" Yersinien, Campylobacter und Chlamydien in der Darmschleimhaut bei 5–15% der Patienten vorkommen können [2]. Bei diesen Keimen handelt es sich um die am häufigsten mit reaktiven bzw. undifferenzierten Arthritiden und Spondylarthritiden assoziierten Keime.

Die sehr hohe Korrelation zwischen Yersinien-IgA-Immunoblot und Erregernachweis im Darm, wie von der holländischen Arbeitsgruppe beschrieben, konnten wir nicht nachvollziehen. Gründe hierfür sind zum einen das nicht homogene Patientenkollektiv in unserer Untersuchung gegenüber ausschließlich Spondylarthritiden in der holländischen Studie sowie evtl. auch unterschiedliche Biopsiemethoden. So wurden in Holland Biopsien sowohl bei Koloskopien als auch bei Duodenoskopien gewonnen [5].

Überraschend ist der Nachweis von Yersinien bei 3 Patienten, die sowohl in der Agglutination als auch im Yersinien-Immunoblot negativ sind. Solche Befundkonstellationen sind aber auch von der holländischen Arbeitsgruppe bekannt [5].

Bezogen auf die Diagnosen, ist v. a. der Befund bei einem Patienten mit sog. benignen Rheumaknoten interessant, der keine Arthritis oder Sakroiliitis hatte, anamnestisch Diarrhöen aufwies und serologisch sowohl in der Agglutinationsreaktion gegen Y. enterocolitica 0:9 als auch im IgA-Immunoblot positiv war. Ob man in einem solchen Rheumaknoten evtl. Yersinien nachweisen kann, haben wir bisher noch nicht untersucht. Der Nachweis von Yersinien in einer Hautbiopsie aus einem Erythema nodosum ist bisher 1mal beschrieben [10].

Zusammenfassend kann festgestellt werden, daß auch in rektosigmoidoskopisch gewonnenen Darmschleimhautbiopsien Yersinien mit der indirekten Immunfluoreszenz nachgewiesen werden können. Bei Verdacht auf eine persistierende Yersiniose würden wir aber in Zukunft eine hohe Koloskopie und evtl. obere Intestinoskopie zum Erregernachweis empfehlen und zusätzlich evtl. eine mikrobiologische Isolierung des Erregers versuchen. In Frage für den Erregernachweis kommen in erster Linie IgA-Immunoblot-positive Patienten mit reaktiver und undifferenzierter Arthritis, besonders bei Vorliegen einer Sakroiliitis. Aber auch bei unklaren Krankheitsbildern kann eine entsprechende Diagnostik indiziert und erfolgreich sein, besonders bei entsprechenden anamnestischen und serologischen Hinweisen.

Yersiniendiagnostik

Krankheitsbilder	Methoden
Reaktive Arthritiden/ Spondylarthritiden	Yersinienagglutinationsreaktion
Undifferenzierte Arthritiden/ Spondylarthritiden	Yersinien-Immunoblot (IgG und IgA)
Unklare Krankheitsbilder des Bewegungsapparates	Yersinien-Nachweis in der Darmschleimhaut (indirekte Immunfluoreszenz)

Zusammenfassung

Bei 46 Patienten mit unterschiedlichen rheumatologischen Krankheitsbildern (reaktive oder undifferenzierte Arthritiden bzw. Spondylarthritiden, chronische Polyarthritis, andere Erkrankungen des Bewegungsapparates) wurden rektosigmoidoskopisch gewonnene Darmschleimhautbiopsien auf die Präsenz von Yersinien untersucht. 34 Patienten wiesen im Immunoblot IgA-Antikörper gegen Yersinien-Gruppenantigene auf, weitere 2 Patienten hatten nur IgG-Antikörper. In der Agglutinationsreaktion waren nur bei 6 Patienten Titer $> 1:80$ nachweisbar. Mit einem monospezifischen Kaninchenantiserum gegen das YOP1-Membranprotein von Yersinien ließen sich bei 9 Patienten (20%) mit der indirekten Immunfluoreszenz Yersinien in der Darmschleimhaut demonstrieren; 6 dieser Patienten hatten IgA-Antikörper im Yersinien-Immunoblot, 3 Patienten waren serologisch negativ. Die Untersuchung belegt die Bedeutung einer erweiterten serologischen und auch bioptischen Diagnostik bei reaktiven und undifferenzierten Arthropathien.

Literatur

1. Ahvonen P, Sievers K, Aho K (1969) Arthritis associated with Yersinia enterocolitica infection. Acta Rheumatol Scand 15:232-253
2. Bayerdörffer E, Höchter W, Schwarzkopf-Steinhäuser G, Blümel P, Schmiedel A, Ottenjann R (1986) Bioptic microbiology in the differential diagnosis of enterocolitis. Endoscopy 18:177-181
3. Bockemühl J (1982) Die enteralen Yersiniosen: Pathogenese, klinischer Verlauf, Epidemiologie und Diagnose. Immun Infekt 10:180
4. Cover TL, Aber RC (1989) Yersinia enterocolitica. Medical Progress. N Engl J Med 321:16-24
5. De Koning J, Heesemann J, Hoogkamp-Korstanje JAA, Festen JJM, Houtman PM, Oijen PLM van (1989) Yersinia in intestinal biopsy specimen from patients with seronegative spondylarthropathy: Correlation with specific serum IgA antibodies. J Infect Dis 159:109-112
6. Heesemann J, De Koning J, Hoogkamp-Korstanje JAA (1989) Folgeerkrankungen nach Infektionen mit enteropathogenen Yersinien: Neue diagnostische Methoden unter Berücksichtigung von Virulenzantigenen. Immun Infekt [Sonderheft] 18-23
7. Heesemann J, Eggers C, Schröder J, Laufs R (1986) Serological diagnosis of Yersiniosis by the immunoblot technique using plasmid-encoded antigens of Yersinia enterocolitica. In: Simon C, Wilkinson P (eds) Diagnosis of infectious diseases - new aspects. Schattauer, Stuttgart New York 79-88
8. Heesemann J, Gaede K (1989) Mechanism involved in the pathogenesis of Yersinia infections. Rheumatol Int 9:213-217
9. Hoogkamp-Korstanje JAA, De Koning J, Heesemann J (1988) Persistence of Yersinia enterocolitica in man. Infection 16:81-85
10. Hoogkamp-Korstanje JAA, De Koning J, Samson JP (1986) Incidence of human infection with Yersinia enterocolitica serotypes 0:3, 0:8 and 0:9 and the use of indirect immunofluorescence in diagnosis. J Infect Dis 153:138-141
11. Knapp W, Prögel B, Knapp C (1981) Immunpathologische Komplikationen bei enteralen Yersiniosen. Dtsch Med Wochenschr 106:1054-1060
12. Sotaniemi KA (1983) Neurologic complications associated with yersiniosis. Neurology 33:95-99
13. Toivanen A, Granfors K, Laheamaa-Rantala R, Leino R, Stahlberg T, Vuento R (1985) Pathogenesis of Yersinia-associated reactive arthritis: immunological, microbiological and clinical aspects. Immunol Rev 86:47-70
14. Wenzel BE, Heesemann J, Wenzel KW, Scriba PC (1988) Antibodies to plasmid-encoded proteins of enteropathogenic Yersinia in patients with autoimmune thyroid disease. Lancet I:56-58

Diskussion

Frage:

Ich habe 2 Fragen. 1.Frage: Konnten Sie bei den Biopsien, da, wo die Immunfluoreszenz positiv war, auch gelegentlich Keime anzüchten? Und die 2. Frage: Die Yersinienagglutination, also der Vidal, ist eigentlich eine recht spezifische Reaktion. Es gibt ja jetzt 2 Möglichkeiten: Entweder der Immunoblot, den Sie beurteilen, ist sensitiver als die Agglutination, oder er ist weniger spezifisch. Um die 2. Frage zu lösen: Haben Sie Absorptionsversuche gemacht, d.h. sind die Seren solcher Patienten, die immunoblotpositiv waren, vorher absorbiert worden mit Yersinien, und ist dann die Antikörperbande verschwunden?

Antwort:

Zur 1. Frage: Den kulturellen Nachweis haben wir nicht versucht, werden wir wahrscheinlich in Zukunft machen, weil ich denke, auf zwei Beinen steht eine Diagnose noch sicherer. Aber die Arbeiten von Herrn Ottenjann haben gezeigt, daß so etwas gut geht. An der Spezifizität des Antikörpers haben wir durch umfangreiche Untersuchungen keinen Zweifel, da werden wir auch in den Arbeiten von Frau Hoogkamp-Korstanje aus den Niederlanden bestärkt, mit der wir unsere Ergebnisse diskutiert haben, und auch von Herrn Heesemann aus Würzburg.
Kurz zur 2. Frage: Wir sind davon überzeugt, daß diese Immunoblotuntersuchung wesentlich spezifischer ist. Es werden mehr Antigene erkannt als nur mit der Vidalreaktion. Absorptionsversuche sind auch von Herrn Heesemann in Würzburg gemacht worden. Wir machen den Immunoblot nicht selber, wir schicken das im Augenblick alles noch nach Würzburg zu Prof. Heesemann.

Bemerkung:

Noch eine ganz kurze Bemerkung. Die Anzüchtung aus Biopsien gelingt tatsächlich relativ gut. Wir hatten letzte Woche wieder einen Fall, wo ein Patient, der übrigens einen sog. Morbus Crohn hatte, wiederholt negativ war im Stuhl, und wo wir dann aus der ersten Biopsie, die wir bekamen, Yersinia nachgewiesen haben.

Antwort:

Die Stuhlkultur ist bei den Patienten, wenn erst einmal eine Arthritis aufgetreten ist, negativ. Darauf kann man sich leider nicht verlassen.

Moderator:
Das hat Heesemann ja auch sehr eindrucksvoll gezeigt, daß nach einigen Wochen der Stuhlnachweis nicht mehr gelingt, aber er gelingt im Gewebe, und es sind entsprechende Antikörper nachweisbar.

Antwort:
Ja. Es gelingt im Gewebe noch jahrelang, mit Immunfluoreszenz oder meinetwegen auch mit Biopsien Yersinien anzuzüchten.

Frage:
Therapieren Sie die Yersiniose, und was reicht Ihnen als diagnostisches Mittel aus, um eine Yersiniose nachzuweisen?

Antwort:
Eine ganz wichtige Frage. Ich denke, es ist im Augenblick so, daß man vielleicht noch nicht allein einen Titer behandeln sollte oder einen Immunoblot. Das ist ja die Frage, die sich ergibt, wenn man einen positiven IgA-Immunoblot hat: Muß man ihn behandeln? Vielleicht kommen wir in der Zukunft dazu, daß uns einmal eine serologische Methode als Behandlungsindikation ausreichen wird. Soweit sind wir heute noch nicht. Und wenn wir behandeln, dann machen wir das in Analogie zu den wenigen Studien, die es gibt, bei Nachweis von Yersinien im Darmgewebe, und dann mit einem Chinolon.

Moderator:
Darf ich ganz kurz noch dazu fragen: Die virulenzassoziierten Proteine, die haben Sie auch hier gesucht und nachgewiesen?

Antwort:
Nein, diese Membranproteine oder sezernierten Proteine sind alle virulenzassoziiert und werden durch Plasmide, bei humanpathogenen Yersinien, codiert. Wir verwenden Antikörper, die sich nur gegen diese Proteine richten, das ist, glaube ich, auch sehr gründlich von Herrn Heesemann gezeigt worden.

Frage:
Ich wollte fragen, in wieviel Prozent der Fälle es Ihnen gelungen ist, unter einer Antibiotikatherapie die Yersinien zu eliminieren. Sie haben sich die Patienten sicherlich noch einmal angeschaut: bei wieviel Prozent der Patienten haben sich die Beschwerden gebessert?

Antwort:
Dazu muß ich Ihnen sagen, daß diese Untersuchungen im Augenblick noch laufen. Wir behandeln einen Teil der Patienten mit Chinolon, und wir haben bei einigen Patienten nach einer längerfristigen antibiotischen Therapie – 14 Tage oder 4 Wochen nutzen überhaupt nichts – dann eine schnellere Verbesserung der Symptomatik der Arthritiden gesehen. Aber das muß auch in einer Doppelblindstudie einmal gründlich untersucht werden. So etwas können Sie bei dem Spontan-

verlauf der Yersiniosen nicht 100%ig aufgrund einer offenen Studie sehen. Man muß aber wohl langfristig behandeln. Das ist ganz wichtig, um das hier nochmals zu betonen. Es reicht nicht nur eine 14tägige Therapie aus, sondern man muß mit Sicherheit länger behandeln. Wie lange, ist offen, z. B. 2 Monate, 3 Monate. Wir haben aber einen Patienten beobachtet, der 3 Monate lang therapiert wurde; dennoch sind immer noch vereinzelt Yersinien im Gewebe nachweisbar.

Frage:
Ich meine, man muß sicherlich auch nochmals die Frage diskutieren, ob es richtig ist, wie Sie es sagen, Patienten, bei denen eine gesicherte Yersiniose besteht, also eine chronisch-entzündliche Form der Yersinieninfektion, im Stadium der Beschwerdefreiheit nicht zu therapieren. Denn wenn Sie warten, bis Beschwerden einsetzen, dann sind die Beschwerden häufig so hartnäckig, daß Sie auch unter Antibiotikatherapie keine Besserung mehr erreichen können.

Antwort:
Das ist eine ganz schwierige Frage, die zur Zeit mit Sicherheit nicht definitiv beantwortet werden kann.

Dermatologische Manifestationen bei Enteropathien – Was ist gesichert?

G. Stüttgen

Die Haut stellt eine Barriere für das Eindringen von Fremdsubstanzen aus der Umwelt in den Organismus dar. Das Eindringen in die Haut ist mit den verschiedenartigsten Abwehrmechanismen verbunden, die im Rahmen allergischer Reaktionen eine medizinisch hohe Bedeutung erlangt haben. Der Darm als primäres Resorptionsorgan hat das System der stofflichen Resorption in seiner immunologischen Kontrolle andersartig entwickelt. Ungeachtet dieser Unterschiede, ist die Haut auch als ein Immunorgan mit einer Antigenexpression über die Langerhans-Zelle herauszustellen, und das Immunorgan Darm zeigt den Schwerpunkt immunologischer Aktivitäten über die Peyer'schen-Plaques und Antigenexpression über dort vorliegende Makrophagen.

Haut	Darm
Barriere gegenüber Umwelt	Resorptionsorgan
Sekretionsorgan (exokrin, holokrin)	Sekretionsorgan
Immunorgan [Skin associated lymphoid tissue, (SALT)]	Immunorgan (Peyer'sche-Plaques; Owen-Zelle)
Antigenexpression	Antigenexpression
transkutane Therapie Überwindung der Barriere	physiologische Resorption
↑	↑
unterschiedlicher First-pass-effect	

Der physiologischen Resorption über den Darm kann die transkutane Therapie an der Haut mit einer gezielten iatrogenen Überwindung der Barriere zur Seite gestellt werden, wobei der unterschiedliche First-pass-effect mit Umgehung der Leber im 1. Umlauf von besonderer Bedeutung ist. Haut und Darm als Immunorgane zu bezeichnen, ist heute gesichertes Wissen. Von dieser Basis aus sind Phänomene, die gleichzeitig an Haut und Darm sich entwickeln, unter dem Gesichtspunkt immunpathologischer Phänomene mit gemeinsamen morphologischen und funktionellen Charakteristika gegenüberzustellen (s. folgende Übersicht).

Dermatologische Manifestation intestinaler Besonderheiten		
Haut		**Darm**
Urtikaria		
Angioödem	⟷	Diarrhö, Spasmen
Nekrotisierende		gastrointestinale,
Vaskulitis	⟷	hämorrhagische Vaskulitis
(hämorrhagisches Mikrobid)		
Pyoderma	⟷	Colitis ulcerosa
gangraenosum		(M. Crohn)
Papulosis atrophicans	⟷	Spätbefall des Intestinums
maligna (Degos)		(letal)
Syn. Thrombangiitis cutaneo intestinalis Köhlmeier/ Degos		
Erythema nodosum	⟵	Yersiniainfektion
Hämorrhagien	⟵	Darminfektion (Allgemeininfektion wie Typhus, Paratyphus)
Pemphigoid	⟷	proteinverlierende Enteropathie
Dermatitis herpetiformis (IgA)	⟷	glutensensible Enteropathie

Während die klinische Phänomenologie an beiden Organen zur gleichen Zeit bei bestimmten Erkrankungen deutlich herausgestellt werden kann, ist die Frage schwieriger zu beantworten, an welchem Organ der immunpathologische Vorgang begonnen hat. Eine Sensibilisierung über die Haut ergreift schließlich auch den Darm, zumindest unter dem Einfluß der auf allergischem Wege freigesetzten Mediatoren. Auf der anderen Seite werden Antikörper, Immunzellen und Immunkomplexe, die vom Darm aus stimuliert wurden, in der Haut ihr klinisches Äquivalent vom pathologisch-anatomischen und funktionellen Gesichtspunkt her entwickeln [2].

Den an der Haut erfaßbaren morphologischen Veränderungen, die sich vielfältig aufgrund des leichten Zugriffs analysieren lassen, stehen die endoskopisch erfaßbaren morphologischen Veränderungen am Intestinum gegenüber. Damit hat das Gebiet der Effloreszenzenlehre an der Haut sein Analogon an der intestinalen Schleimhaut gefunden. Extremfälle der klinischen Kasuistik mit besonders exorbitantem Befall entweder der Haut oder der Darmschleimhaut und gleichzeitigen gemeinsamen histologischen Veränderungen, besonders bei *hämorrhagischen Phänomenen,* waren ein wichtiger Hinweis für gleichartige pathologische Vorgänge an Haut und Schleimhaut. Kleinste nekrotische Vaskulitide (Mikrobide) lassen bei entsprechender klinischer Symptomatik den Hinweis auf hämorrhagische Veränderungen an der Darmschleimhaut zu, die unter dem gemeinsamen Nenner einer hämorrhagischen Vaskulitis an Haut und Schleimhaut imponie-

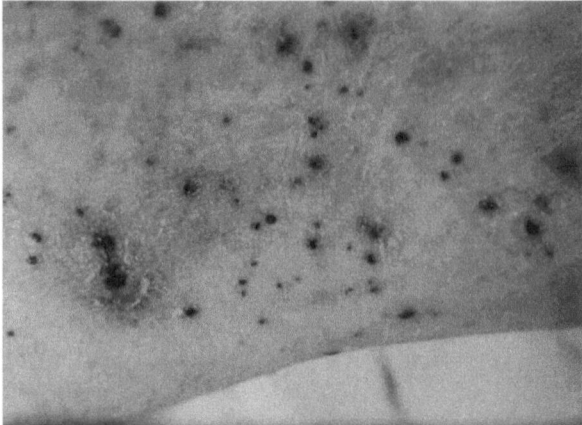
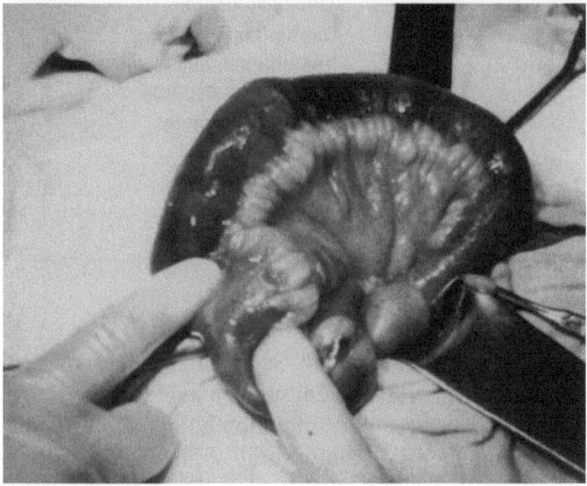

Abb. 1. Mikrobide in der Haut als nekrotische hämorrhagische Vaskulitis, kombiniert mit einer flächigen hämorrhagischen Entzündung des Ileum (komplikationslose Abheilung der chirurgischen Inspektion ohne besondere Therapie bei diesem 56jährigen Mann)

ren. Die diskreten Veränderungen an der Haut waren dann ein wichtiger Hinweis für entsprechende massive Veränderungen am Darm (Abb. 1). In Abhängigkeit von den freigesetzten Mediatoren bzw. Lymphokinen zeigen sich Erfolgsreaktionen, die im Bereich des Darms von einem größeren Spektrum funktioneller Folgezustände begleitet sind. Das gleichzeitige Vorkommen von ulzerierenden Prozessen an der Haut mit dem „Codenamen" Pyoderma gangraenosum bei Colitis ulcerosa bzw. M. Crohn läßt Gemeinsamkeiten erkennen. Die gastrointestinale Eiweißausscheidung bei bullösen Hauterkrankungen, die wir bereits 1970 in Zusammenarbeit mit Glaubitt belegten [5] und die pathologisch-anatomisch heute als *proteinverlierende Enteropathie* [1] bezeichnet wird, sagt allerdings noch

Dermatologische Manifestationen bei Enteropathien 105

nicht aus, daß die Organisation und der Typ der Immunglobuline im Bereich der Haut bei Pemphigoid und Pemphigus strukturelle Ähnlichkeiten mit dem gleichzeitig sich entwickelnden Proteinverlust im Darmbereich besitzen. Ein Zusammenhang zwischen Dermatitis herpetiformis und der glutensensiblen Enteropathie zeigt enge Verflechtungen im Bereich des Immunglobulins A und der primär stimulierenden Antigenfunktion von Gluten – eine Tatsache, die durch den Erfolg der glutenfreien Diät unterbaut werden kann.

Liegt bei dem Darm eine primäre *Resorptionsstörung* vor oder entwickelt sich ein Mangelsyndrom aufgrund einer fehlenden Aufnahme durch den Darm oder bei unzureichender Zufuhr über Infusionen, sind deutliche Hautveränderungen als Folge einer verminderten Aufnahme durch den Magen-Darm herauszustellen. Die in der folgenden Übersicht aufgeführten Hauterkrankungen und deren funktionelle pathogenetische Erklärungen lassen erkennen, daß sich Hauterkrankungen durch Mangel an Aufnahme essentieller Stoffe entwickeln, doch sind auch genetische Faktoren bei mangelnder Zufuhr entsprechender essentieller Nahrungsstoffe im Auge zu behalten (Pellagra).

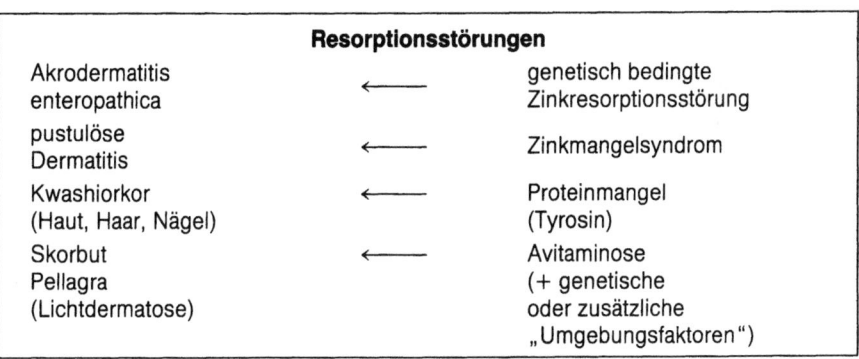

	Resorptionsstörungen	
Akrodermatitis enteropathica	⟵	genetisch bedingte Zinkresorptionsstörung
pustulöse Dermatitis	⟵	Zinkmangelsyndrom
Kwashiorkor (Haut, Haar, Nägel)	⟵	Proteinmangel (Tyrosin)
Skorbut Pellagra (Lichtdermatose)	⟵	Avitaminose (+ genetische oder zusätzliche „Umgebungsfaktoren")

Die Faktoren Proteinmangel bzw. Avitaminose werfen die Frage auf, ob im Darmlumen die dorthin sezernierten Enzyme mit den dort vorliegenden Bakterien eine funktionelle Einheit bilden, die als ökologisches System für die übrige Organfunktion des Organismus einschließlich der Haut von besonderer Bedeutung ist. Das Ökosystem Darm hat auch seine Projektion in die Haut. Um den Begriff der Dysbakterie im Hinblick auf die Beziehungen zwischen Abwehr und Immunmodulation zu diskutieren, ist mir die Kritik an diesem Begriff aus den 60er Jahren noch zu sehr gegenwärtig; doch ist durch den Einsatz der Chemotherapie und die Veränderungen der Darmflora der Hinweis auf entsprechende Zusammenhänge wieder wach geworden und klinisch sowie mikrobiologisch zu belegen [4].

Die *Exazerbation von Hauterkrankungen*, die primär mit einer Darmfunktion nicht ohne weiteres in Zusammenhang zu bringen sind, wie z. B. die Verschlimmerung einer Psoriasis oder Akne vulgaris bzw. Akne conglobata durch abnormes Angebot an Fetten, wird heute allgemein als anekdotischer Einzelfall bezeichnet, eine Situation, die aus der sorgfältigen statistischen Analyse entsprungen ist, aber immerhin den Hinweis auf die Beachtung einer Individualpathologie erlaubt. Wir haben die Frage anhand der Ernährungsgewohnheiten von Glaubensgemeinschaften, wie Hindus als Vegetarier, Mohammedaner mit ihrem relativ hohen Fleisch- und Fettverzehr, und auf der anderen Seite von Rohköstlern in Europa als Exponenten einer besonderen medizinischen Philosophie untersucht und konnten zu keiner Entscheidung kommen, obwohl zweifelsohne die Neigung zur Exazerbation bei einer außergewöhnlichen Darmbelastung mit Fettresorption bei den genannten Krankheitsbildern nicht zu übersehen ist [3]. Die *Diät als Therapie von entzündlichen Dermatosen* [6] unter besonderer Berücksichtigung der Kochsalzfreiheit, der Durchführung einer Rohkostdiät oder des Saftfastens hat sich im Hinblick auf die genannten häufigen Erkrankungen der Dermatologie mehr als Zusatztherapie erwiesen. Ein überzeugend statistisch zu sichernder Erfolg nur durch Diät steht aus. Die Diät ist aber heute eine Domäne bei Verdacht auf Nahrungsmittelallergie oder bei genetisch vorgegebenen Stoffwechselstörungen. Sie läßt sich u. a. bei Ablagerungen im Bereiche der Haut, wie bei Xanthomen, mit entsprechenden humoralen Daten verbinden.

Die *Hefetherapie der Akne vulgaris* hier anzuführen, ist z. T. Bewältigung einer Vergangenheit, da auf dem Gebiete der sog. wertvollen Kolistämme und Koliimplantationen früher mehr der Glaube als die Analyse der Fakten eine Sicherung erlaubte. Die Vorträge im Rahmen dieses Symposions haben allerdings den Horizont für entsprechende Zusammenhänge wesentlich erweitert. Hefe kann, soweit es Candida betrifft – ein nicht gern gesehener Gast im Darm –, zu den verschiedenartigsten Projektionen in die Haut vornehmlich immunologischer Art führen, die sich als Urtikaria und im Hinblick auf den Respirationstrakt als Asthma darstellen können. Unser Versuch, diese in der Volksheilkunde verankerte Therapie in einer Zeit durchzuführen, in der die Akne mit Sicherheit keine klimatogene oder umweltbedingte Besserung erfährt (wie von Herbst bis Frühjahr), zeigte, daß eine langfristig gezielte Behandlung mit Saccharomyces boulardii zu einer Besserung der Akne führte, die sich statistisch darstellen ließ. Überraschenderweise war keine sichere Korrelation nach 5 Monaten im Hinblick auf die Dosis der Hefetherapie (100 mg gegen 250 mg) im doppelten Blindversuch darzustellen. Lediglich war die höhere Dosis von einem schnelleren Eintreten des Besserungseffektes begleitet (Abb. 2).

In der Dermatologie werden immer mehr Fakten bekannt, daß die physiologische mikrobielle Besiedlung der Haut und deren Modulierung von besonderer Bedeutung ist. Man hat sich daran gewöhnt, daß die physiologische Hautflora Substanzen bildet, die im Terrain der Haut ihren Platz haben, und pathogene Keime in Grenzen halten kann. Wie es zu einer Besserung der Akne über eine Perenteroltherapie kommt, ist zur Zeit nur zu mutmaßen. Skeptiker werden das Bewußtsein des Patienten, in eine langfristige Aknetherapie integriert zu sein, als psychosomatisches Moment hervorheben. Von anderer Seite sind die besonderen mikrobiologischen Effekte der Saccharomyces-boulardii-Zellen als stimulierendes Agens auf die Bewältigung einer entzündlichen Reaktion auf die Haut hervorzuheben. Die bakterielle Entzündung wird nach unseren Erhebungen durch die Behandlung mit Perenterol besonders gebessert, während der Faktor Dyskeratose in seiner letztendlichen Darstellung als Komedo weniger dem Einfluß einer solchen Hefetherapie unterliegt.

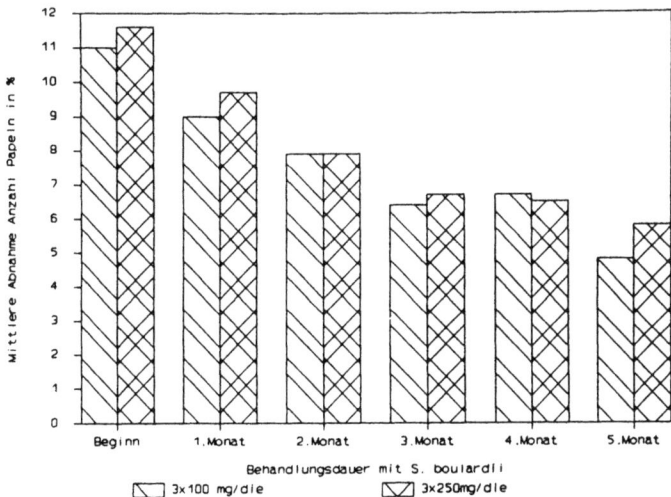

Abb. 2. Verlauf der Aknetherapie mit Saccharomyces boulardii

In einer randomisierten multizentrischen Doppelblindstudie wurden unter ambulanten Bedingungen 2 wirksame Dosen des Saccharomyces-boulardii-Präparates Perenterol an 94 Patienten mit verschiedenen Formen von Akne über einen Zeitraum von 5 Monaten (September–April) untersucht. Nach der 5monatigen Behandlung nahm die Anzahl der Papeln in einem definierten Areal unter der Dosierung von 3mal 100 mg/die um 56,1 % und unter der höheren Dosierung von 3mal 250 mg/die um 56,5 % ab. Die Prüfärzte beurteilten den Behandlungserfolg bei Studienende unter 3mal 100 mg/die in 32,6 % der Fälle und unter 3mal 250 mg/die in 29,1 % der Fälle als gut oder sehr gut. Obwohl der therapeutische Effekt unter der höheren Dosierung etwas schneller eintrat, erreichte dieser Unterschied zwischen beiden Dosierungen nicht das Signifikanzniveau. Nebenwirkungen traten sehr selten auf und führten nur in 2 Fällen zum Therapieabbruch. In der Therapie der Akne mit S. boulardii scheint also anfänglich die höhere Dosierung von 3mal 250 mg/die Vorteile zu bieten; sie kann aber nach ca. 3 Monaten auf 3mal 100 mg/die reduziert werden.

Zum Schluß die Demonstration, daß mit einer Reizung der Magenschleimhaut, insbesondere unter Alkohol, ein *Flushsyndrom* mit Schwerpunkt an der Gesichts-, Brust-, Nackenhaut provoziert werden kann. Dieses Phänomen weist auf einen engen reflektorischen Zusammenhang hin, der auf dem Wege langer Reflexe sich einspielt und mit Erhöhungen der Hauttemperatur im Gesichtsbereich über 4°C verbunden sein kann. Im Vordergrund steht dabei der konvektive Wärmetransport über die Arteriolen mit einer Dilatation im oberen Gefäßnetz der kutanen Mikrozirkulation. Die direkte pharmakologische Wirkung des Alkohols erfolgt erst nach einer Latenzzeit von 20 min. Das Flushsyndrom in seiner chronischen Form ist ein Hinweis auf eine Serotoninsynthese bei Karzinoidtumoren und läßt unter diesen Gesichtspunkten, unabhängig von einer reflektorischen Verbindung zwischen Intestinum und Haut, direkte Effekte von gefäßwirksamen Mediatoren aus dem Darm auf die Haut deutlich werden.

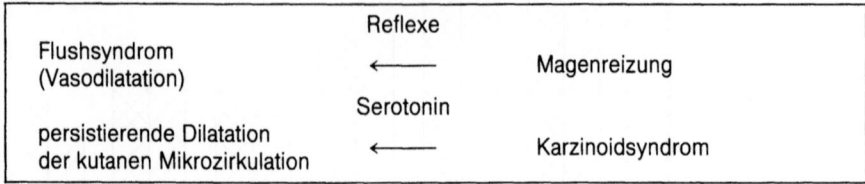

Haut und Darm zeigen insgesamt eine Vielfalt von klinischen Korrelationen, die sicherlich in Zukunft einer besseren Zusammenarbeit mit Gastroenterologen bedürfen, als es bisher der Fall war.

Literatur

1. Cottier H (1980) Pathogenese. Ein Handbuch für die ärztliche Fortbildung, Bd 2. Springer, Berlin Heidelberg New York
2. Gollhausen R, Ring J (1989) Dermatologische Manifestationen von Nahrungsmittelallergien und Pseudoallergien. In: Müller J, Ottenjann R, Seifert J (Hrsg) Ökosystem Darm. Morphologie, Mikrobiologie, Immunologie. Klinik und Therapie akuter und chronischer entzündlicher Darmerkrankungen. Springer, Berlin Heidelberg New York Tokyo, pp 241–248
3. Kröger H, Stüttgen G (ed) (1984) Current research problems in psoriasis. Grosse, Berlin
4. Linzenmeier G (1989) Darmflora und Chemotherapie. Internist 30:362–366
5. Oppert H, Glaubitt D, Nürnberger F, Stüttgen G (1970) Die gastrointestinale Eiweißausscheidung bei bullösen Hautkrankheiten. Ges Nuclearmed Hannover Mitt 76/70

Extraintestinale Erkrankungen durch enterohämorrhagische Escherichia coli

M. Bitzan, H. Karch

Extraintestinale Erkrankungen durch Escherichia coli, der zahlenmäßig bedeutendsten Spezies der aerob wachsenden Darmflora des Menschen, sind häufig und betreffen fast alle Organsysteme: Harnweginfektionen, Pneumonie, Osteomyelitis und septische oder meningitische Komplikationen bei abwehrgeschwächten Patienten oder Neugeborenen. E. coli spielen aber auch an ihrem natürlichen Standort eine bedeutende Rolle als Erreger von Durchfallerkrankungen.

Mittels epidemiologischer, biochemischer, zytokultureller und molekulargenetischer Methoden gelang es, pathogene E.-coli-Stämme zu identifizieren und viele Virulenzfaktoren und Pathogenitätsmechanismen aufzuklären. Beispiele für das Arsenal pathogener E. coli sind: bakterielle Oberflächen- und Membranstrukturen wie Fimbrien, Kapselantigene und Adhärenzproteine, die an Rezeptoren auf der Gewebszelloberfläche binden oder mit ihnen interagieren; Effekte durch Lipopolysaccharide; Sezernierung von Enzymen und Toxinen.

Darmpathogene E. coli werden aufgrund ausgedehnter epidemiologischer und serologischer Studien (O-, H- und K-Typisierung) in 4 (nach manchen Autoren auch 5) Wirkgruppen unterteilt. Die Einteilung konnte während der vergangenen Jahre durch molekularbiologische Befunde und Fütterungsstudien an Freiwilligen bestätigt und erweitert werden: Enteropathogene E. coli (EPEC), die Erreger der klassischen Säuglingsdiarrhö, tragen ein ca. 60 Megadalton* großes Plasmid, das die lokalisierte Adhärenz an HEp-2-Zellen steuert [21, 33]; die enterotoxinbildenden Erreger der sog. Reisediarrhö (ETEC); die den Shigellen ähnlichen enteroinvasiven E. coli (EIEC); enterohämorrhagische E. coli (EHEC), und die durch eine aggregative Adhärenz charakterisierten E. coli (enteroadhärent-aggregative E. coli; EAEC) [35, 60].

Der häufigste EHEC-Serovar, 0,157:H7, wurde erstmals 1983 als Erreger epidemisch auftretender, blutiger Durchfälle beschrieben [52, 63], der sog. hämorrhagischen Kolitis (HC). Aufgrund epidemiologischer, klinischer und molekularbiologischer Untersuchungen werden weitere E.-coli-Serovare den EHEC zugerechnet, die bisher z. T. als enteropathogene Serogruppen angesprochen worden sind: Isolate der O-Gruppen 26 und 111, vereinzelt auch 055, 0119 und 0128 [5, 9, 34].

---

* 1 Dalton = $1{,}6601 \cdot 10^{-27}$ kg.

Mikrobiologie

EHEC besitzen ein 60 Megadalton großes Plasmid, das ein neuartiges Fimbrienantigen kodiert und die Adhärenz an Henle-407-Intestinalzellen vermittelt [21, 36]. Es ist auch für die Zerstörung der „brush boders" des Dünndarms verantwortlich („adherent-effacing lesions"; [59]). EHEC-0157:H7-Isolate bilden ein potentes Exotoxin, das zytotoxisch auf Vero- und HeLa-Zellkulturen wirkt (Verotoxin). Aufgrund seiner Ähnlichkeit mit dem Toxin von Shigella dysenteriae wird von vielen Arbeitsgruppen auch der synonyme Begriff „Shiga-like toxin" (SLT) verwendet [43]. Dabei handelt es sich nicht um ein einheitliches Toxin, sondern um eine Familie nah verwandter Toxine. Neben den zuerst isolierten Formen SLT-I und SLT-II, die 60% Basenhomologie zueinander aufweisen [17], sind weitere Toxine charakterisiert worden, die dem SLT-II sehr ähnlich sind und als SLT-II-Varianten bezeichnet werden [15, 16, 22, 62]. Im Gegensatz zu SLT-I und SLT-II sind diese Toxine toxisch für Verozellen, aber nicht für HeLa-Zellen. Die das O-Antigen determinierende Seitenkette des Lipopolysaccharidmoleküls (LPS) von E. coli 0157 weist Antigengemeinschaften mit Epitopen von humanpathogenen Brucella spp. und von Yersinia enterocolitica 09 auf [42]. Ihre Bedeutung für die Pathogenese und für die serologische Diagnostik ist noch unklar.

Pathogenese

Während die Entstehung der ETEC-assoziierten Reisediarrhö durch das hitzelabile (LT) und/oder hitzestabile (ST) Toxin gut bekannt ist, sind die Pathogenitätsmechanismen anderer darmpathogener E. coli weniger klar [34]. Bei den enterohämorrhagischen E. coli wurde die Fähigkeit zur SLT-Produktion als wichtiger Virulenzfaktor identifiziert. Voraussetzung für die Toxinwirkung ist offensichtlich die Adhärenz von EHEC an das Darmepithel, die eine ausreichende Vermehrung des Bakteriums im Darmlumen ermöglicht. Die blutige Kolitis wird auf die direkte Wirkung des Zytotoxins auf das Kolonepithel zurückgeführt. Tatsächlich induziert die intraperitoneale Gabe von SLT bei Mäusen Dickdarmblutungen [45]. Pai et al. [46] beobachteten, daß die Verfütterung von EHEC wie von SLT allein an junge Kaninchen dagegen nichtblutige Durchfälle verursachte; in Zökum und Kolon wurden histologische Veränderungen in Form vermehrter Apoptose des Oberflächenepithels und Mitosesteigerung in den Krypten gefunden [46].

Im Unterschied zu Shigella dysenteriae (und den shigellenähnlichen, nichttoxinogenen enteroinvasiven E. coli) sind EHEC *nicht* invasiv. Bis heute ist allerdings die Rolle des Shigatoxin bei der Entstehung der Dysenterie beim Menschen zweifelhaft [27]. Andererseits ist bei Kindern in Indien und Bangladesh das hämolytisch-urämische Syndrom (HUS) eine gut bekannte Komplikation der Shigellenruhr [32].

Der molekulare Mechanismus der SLT-induzierten Zellschädigung ist identisch mit dem des Shigatoxins (Übersicht bei [27, 43]). Die Bindung der einzelnen Toxine an Eukaryontenzellen erfolgt über Glykosphingolipidrezeptoren. Das Shigatoxin sowie SLT-I und SLT-II erkennen das Glykosphingolipid Gb_3, das auf Vero- und HeLa-Zellen vorkommt, während die aus schweinepathogenen E. coli isolierte SLT-II-Variante [15, 37] bevorzugt an Gb_4 und Gb_5 bindet, die lediglich von Vero-, aber nicht von HeLa-Zellen synthetisiert werden [53]. Damit in Einklang steht die Unempfindlichkeit von HeLa-Zellen gegenüber der SLT-II-Variante. Nach Bindung der Toxine an die entsprechenden Rezeptoren kommt es zur Aufnahme durch Endozytose und anschließend im Zytoplasma zur proteolytischen Freisetzung einer aktiven Untereinheit, die die Proteinbiosynthese durch enzymatische Inaktivierung der 60S-Ribosomenuntereinheit blockiert [49].

Der charakteristische Endothelzellschaden, der vom Pathologen in Organbiopsien von Patienten mit extraintestinalen Komplikationen wie HUS und thrombotisch-thrompozytopenischer Purpura (TTP) vorgefunden wird, gilt als pathogenetisch entscheidend für die Entstehung der intravasalen (mikroangiopathischen) Hämolyse und von lokalisierten Mikrothromben (mit peripherer Thrombozytopenie) [11, 48, 50].

Diagnostik

Der EHEC-Nachweis in Stuhlproben von Patienten ist angesichts der großen Anzahl apathogener E. coli im Kolon nur mittels aufwendiger Isolierungs- und Typisierungsarbeit mit polyvalenten Gruppen- und monospezifischen O- und H-Faktoren-Seren möglich. Die Ausscheidungsdauer ist auf eine kurze Zeit begrenzt; Wells et al. fanden EHEC-0157:H7 bei Patienten mit HC in 7 von 8 Stuhlproben, die innerhalb von 4 Tagen nach Beginn der Symptomatik zur Untersuchung gelangten, jedoch in keiner von 7 später als 1 Woche entnommenen Proben [63]. Gleichfalls sinkt die Zahl toxinpositiver Kolonien mit zunehmendem zeitlichem Abstand vom Erkrankungsbeginn und unter ungünstigen Transportbedingungen rapide ab [27, 51, 63]. Andere diagnostische Techniken, die in unserem Labor entwickelt wurden, beruhen auf dem Nachweis der Toxinbildung direkt auf der Agarplatte mittels monoklonaler Antikörper gegen SLT (Kolonienblot-ELISA; [25]) oder auf dem Nachweis der Toxingene mit dem Kolonienblothybridisierungsassay und der Polymerasekettenreaktion [22, 23]. Ein Beispiel für den Nachweis von SLT-I- und SLT-II-Genen mittels Polymerasekettenreaktion wird in Abb. 1 dargestellt. Eine weitere effektive Methode, v. a. nach Erregerelimination z. B. infolge antibiotischer Vorbehandlung, ist der Nachweis von freiem fäkalen Toxin im Stuhlfiltrat [4, 28].

Klinik

Die hämorrhagische Kolitis (HC) ist die charakteristische („prototypische") Erkrankungsform nach einer Infektion durch EHEC [27, 51]. Sie ist gekennzeichnet durch akut auftretende, heftige, krampfartige Bauchschmerzen mit frequenten, anfangs wäßrigen, nach 12–48 h blutigen Durchfällen ohne Fieber, die im Mittel nach 3–7 Tagen sistieren [51]. Das Spektrum der Symptome reicht von

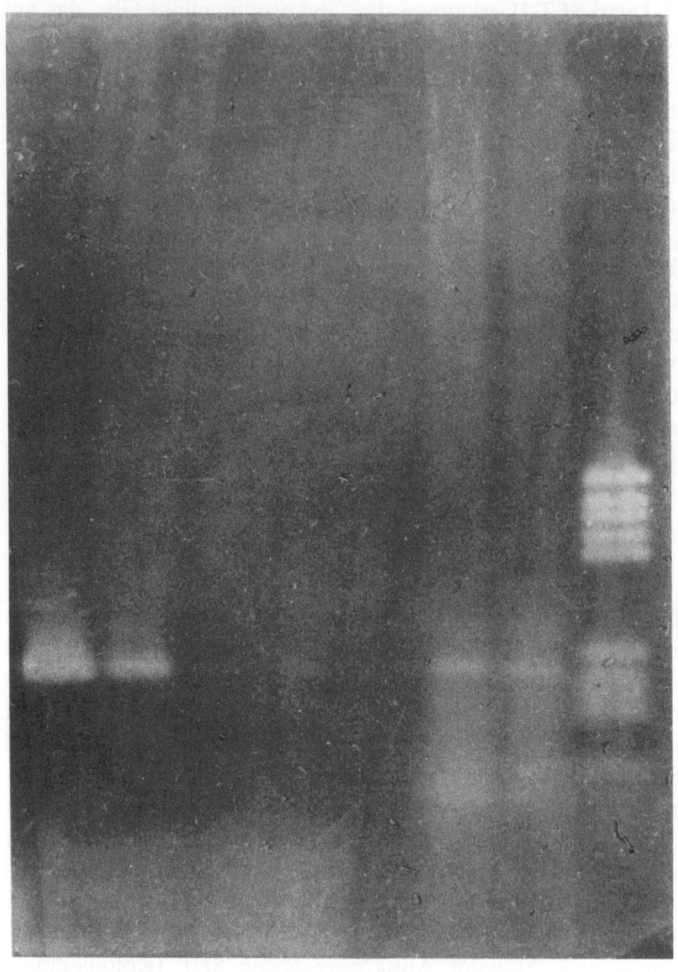

Abb. 1. Nachweis der SLT-Gene mit der Polymerasekettenreaktion. Die Reaktion wurde, wie bei Karch u. Meyer [22] beschrieben, mit ganzen Bakterienzellen durchgeführt. Aliquots der einzelnen Reaktionsansätze wurden auf einem 2%-Agarosegel analysiert. Die in Spur 1, 2, 6 und 7 auftretenden 230b-Fragmente resultieren aus der Amplifikation der SLT-Gene und zeigen, daß die in diesen Ansätzen untersuchten Bakterienkulturen SLT-Produzenten enthielten. In Spur 8 ist als DNA-Längenstandard HaeIII-geschnittene pBR322-DNA aufgetragen

schwerster, perforierender Kolitis bis zu symptomloser Ausscheidung bei Kontaktpersonen Erkrankter ([51] und eigene Erfahrungen).

Ungewöhnliche Erkrankungsformen sind die hämorrhagische Zystitis und Balanitis [13] und die bei wenigen Patienten endoskopisch dokumentierte, hämorrhagische Gastroduodenitis in zeitlichem Zusammenhang mit der Entstehung einer TTP (unveröffentlichte Beobachtung).

Extraintestinale Komplikationen

Karmali beschrieb erstmals die enge Assoziation zwischen dem Auftreten des HUS bei Kindern und Durchfallerkrankungen durch SLT-produzierende E. coli [28, 29]. Es folgten einzelne Berichte auch über eine Assoziation von EHEC-Infektionen mit TTP (synonym: Moschcowitz-Syndrom) [14, 18, 40]. Bettelheim et al. [2] berichteten ferner über den Nachweis SLT-produzierender E. coli bei Säuglingen, die am plötzlichen Kindstod („sudden infant death syndrome", SIDS) verstorben waren.

Das „klassische" HUS, die häufigste Ursache des akuten Nierenversagens im Kindesalter [11], und die EHEC-assoziierte TTP sind durch einen biphasischen Verlauf gekennzeichnet. Auf eine unterschiedlich ausgeprägte enterale Symptomatik (Prodromalstadium, verursacht durch den mutmaßlichen Erreger) folgen unmittelbar oder nach kurzem Intervall die charakteristischen, oft dramatischen hämatologischen und systemischen Veränderungen.

Die mikroangiopathische (intravasale) Hämolyse mit Fragmentation der Erythrozyten und akutem Hämoglobinabfall, massiver Laktatdehydrogenaseerhöhung und Haptoglobinverbrauch und der Thrombozytensturz im peripheren Blut als Folge der Bildung intravaskulärer Mikrothromben werden pathogenetisch auf die Läsion kapillärer Endothelzellen, beim HUS primär der Nieren, zurückgeführt [48, 50]. Die renale Schädigung führt zum oft dramatischen Anstieg der harnpflichtigen Substanzen, mit oder ohne Anurie, sowie zu Elektrolytentgleisungen und Überwässerung. Seltener sind auch andere Organsysteme betroffen, wie ZNS (Somnolenz, Krampfanfälle) oder Pankreas (Diabetes mellitus; Übersicht bei [11, 48]). Bei der TTP ist die Nephropathie klinisch von geringerer Bedeutung, hinzu kommen jedoch flüchtige periphere und zentrale neurologische Symptome [6, 48, 50]. Das HUS ist eine typische, wenngleich seltene Erkrankung des (Klein)kindes („klassisches" HUS), das Häufigkeitsmaximum der TTP liegt in der 3. Lebensdekade.

Hinsichtlich der Prodromalerkrankung, des klinischen Verlaufs und der Prognose lassen sich verschiedene Formen des HUS voneinander abgrenzen, die im wesentlichen bereits in der Erstbeschreibung 1955 durch Gasser et al. erwähnt worden sind [12]. Bei optimaler supportiver Therapie mit streng bilanzierter Flüssigkeits- und Elektrolytzufuhr und frühzeitiger Dialyse ist die Prognose des klassischen HUS *quoad vitam et functionem* mittlerweile sehr viel günstiger als zu Zeiten Gassers [11, 48]. Dies gilt nicht für andere, insgesamt jedoch wesentlich seltenere Formen des HUS („atypisches" HUS) oder die TTP, bei denen der therapeutische Plasma- oder Blutaustausch zusätzlich zur Dialysebehandlung eingesetzt wird [11, 48, 56].

Ähnliche pathophysiologische und histopathologische Veränderungen bei TTP und HUS und die Beschreibung von Fällen von HUS auch im Erwachsenenalter [8, 41] führten zu Kontroversen über die Eigenständigkeit dieser Krankheitsbilder [6, 50], zumal das gleichzeitige Auftreten von HC, HUS und TTP bei verschiedenen Personen im Rahmen gut untersuchter Durchfallepidemien beobachtet wurde, wie in Walla-Walla im Staat Washington, USA [14]. Kleinepidemien in einem Altersheim [7] und in Kinderhorten [47, 55] lassen zudem eine signifikante

Häufung der extraintestinalen Komplikationen von EHEC-Infektionen bei Kleinkindern und alten Menschen erkennen.

Eigene Untersuchungen

Über einen Zeitraum von 4 Jahren untersuchten wir die Häufigkeit EHEC-assoziierter extraintestinaler Erkrankungen. Die Patienten stammten zum überwiegenden Teil aus der Kinderklinik, weitere aus der Medizinischen Klinik des Universitätskrankenhauses Eppendorf. Zusätzliche Proben wurden uns aus anderen Kliniken zur Untersuchung zugesandt.

22 Hamburger Patienten im Alter von 5 Monaten bis 21 Jahren (Median $2^{2}/_{12}$ Jahre) erlitten ein HUS im Gefolge einer Durchfallerkrankung. Bei einer jungen erwachsenen Patientin war das Auftreten des HUS mit der Einnahme von Ovulationshemmern und einer milden Durchfallerkrankung durch einen SLT-I-produzierenden EHEC-Stamm assoziiert [56]. Stuhlproben von 3 erwachsenen Patienten mit Moschcowitz-Syndrom sehr unterschiedlicher Verlaufsform wurden ebenfalls analysiert.

Die Untersuchung der Stuhlproben umfaßte die Erregeranzüchtung mit konventionellen bakteriologischen Techniken [10] zur Identifizierung von Salmonellen, Shigellen, Yersinien, Campylobacter spp. und Aeromonaden sowie darmpathogener E. coli. E. coli wurden mit Gruppen- und Faktorenseren nach Örskov u. Örskov [44] typisiert. Serologische und molekularbiologische Untersuchungen zur Charakterisierung der Pathogenitätsfaktoren darmpathogener E. coli in unserem Labor [4, 22, 23, 30, 38] bewirkten eine zunehmende Verbesserung der EHEC-Diagnostik auch im Rahmen dieser Untersuchungen. Wesentliche methodische Aspekte sind u. a. im letztjährigen Symposiumsbeitrag beschrieben worden [24].

Enterohämorrhagische (SLT-produzierende) E. coli wurden bei 6 Hamburger Patienten mit HUS bzw. TTP isoliert, darunter bei 2 jungen Frauen; im Stuhlfiltrat von 7 weiteren Patienten konnten wir freies SLT nachweisen. Das entspricht einer SLT-Assoziation beim HUS von 59%. Bei einem von 3 Patienten mit Moschcowitz-Syndrom (und vorangegangener hämorrhagischer Gastroduodenitis) gelang der Nachweis von EHEC 0157:H7. Das Ergebnis der Serotypisierung der SLT-produzierenden E.-coli-Isolate ist in Tabelle 1 aufgeführt. EHEC-0157-Isolate wurden in 2 Fällen (29%), sog. traditionelle EPEC-Serogruppen in den übrigen Fällen identifiziert; alle Stämme bildeten SLT, 5 von 6 trugen SLT-I- und/oder SLT-II-Gene; $^{2}/_{3}$ der Patienten mit HUS waren < 4 Jahre alt (Abb. 2).

Klinisch relevante Daten der Hamburger Patienten sind in Tabelle 2 in Abhängigkeit von den kulturellen Befunden dargestellt. Bei 11 von 22 Patienten entwickelte sich das HUS nach einer blutigen Durchfallerkrankung, die übrigen Patienten oder ihre Eltern gaben wäßrige oder schleimige Durchfälle unterschiedlichen Schweregrades an. Die Diarrhö hatte in vielen Fällen zum Zeitpunkt der Diagnose HUS bereits sistiert, oft bestand sogar eine vorübergehende Obstipation. Klinisch imponierte bei den Patienten mit HUS eine akute Blässe mit rascher Verschlechterung des Allgemeinzustands; die führenden Symptome waren Anämie und Oligo-

Tabelle 1. Enterohämorrhagische E. coli von Patienten mit extraintestinalen Komplikationen

E. coli O-Gruppe	Zytotoxin-bildung[a]	SLT-Serotyp[b]	DNA-Hybridisierung[c]	Alter des Patienten [Jahre; Monate]	Krankheitsassoziation
ONT:H⁻	++	II	SLT-II	0; 11	Gastroenteritis; HUS
O26:H11	++	I	SLT-I	1; 6	Hämorrhagische Kolitis; HUS
O55:H6	++	II	negativ	4; 8	Tenesmen, Erbrechen; HUS
O111:H⁻	+++	I	SLT-I	21	Enteritis; HUS
O111:H8	++	II	SLT-II	0; 10	Enteritis; HUS
O157:H⁻	+++	II	SLT-II	21	Hämorrhagische Kolitis; HUS
O157:H7	+++	I+II	SLT-I, SLT-II	35	Hämorrhagische Gastroduodenitis; TTP

[a] Zelltoxizität (Vero- und HeLa-Zellkulturen) von bakteriellen Lysaten; ++ mäßige, +++ starke zytotoxische Aktivität.
[b] Vollständige Neutralisation mittels Immunseren gegen SLT-I bzw. SLT-II.
[c] Kolonienblothybridisierungsassay mit spezifischen Oligonukleotidproben für SLT-I- bzw. SLT-II-kodierende Gensequenzen.

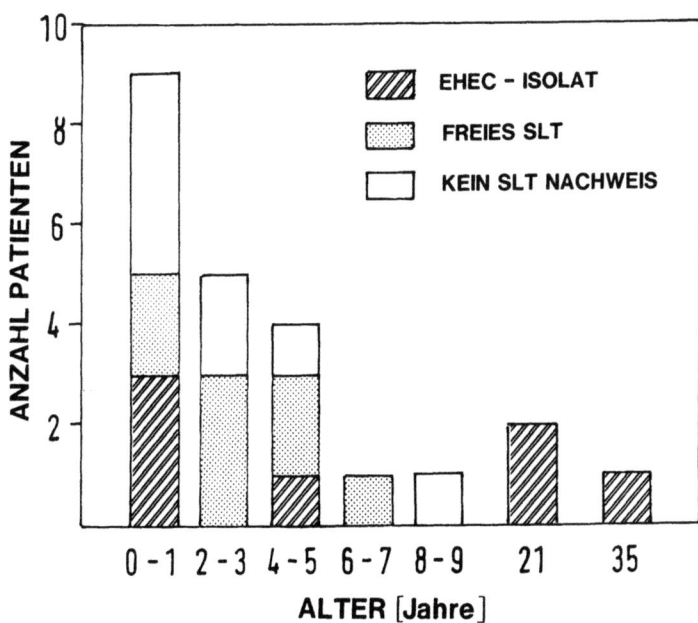

Abb. 2. Extraintestinale Erkrankungen durch enterohämorrhagische E. coli: Altersverteilung der Patienten und Nachweis einer SLT-Assoziation

anurie (mit Hämaturie und Proteinurie), innerhalb von 1–2 Tagen sank die Hämoglobinkonzentration bis auf 50 % des Ausgangswertes ab (Tabelle 2); die Urinproduktion war über 1–7 Tage eingeschränkt, eine akute Dialysebehandlung war in 86 % der Fälle erforderlich. Bei über 50 % wurden neurologische Auffälligkeiten beobachtet, meist zerebrale Krampfanfälle, vermehrte Zittrigkeit und pathologische EEG-Veränderungen; 7 von 22 Patienten (32 %) wiesen in der akuten Urämiephase Ergüsse in verschiedene Körperhöhlen auf, in den meisten Fällen Aszites, oft im Verein mit sonographisch darstellbaren Darmwandverdikkungen, seltener auch Perikard- oder Pleuraerguß. Bei 14 % der Patienten fand

Tabelle 2. Extraintestinale Erkrankungen durch enterohämorrhagische E. coli

	HUS		TTP
	EHEC-/SLT-positiv[a] (n = 14)	EHEC-/SLT-negativ[a] (n = 8)	EHEC/SLT positiv (n = 1)
Epidemiologie			
Alter [Jahre; Monate]	2; 3 (0; 10–21)	2; 7 (0; 4–8; 9)	35
Geschlecht (w./m.)	9/5	4/4	0/1
Labor			
Anämie			
niedrigster Hb-Wert [g/dl]	5,4 (3,6–6,0)	6,1 (4,8–8,6)	9,0
Thrombozytopenie			
niedrigster Wert [n/nl]	27 (7–92)	17 (7–118)	11
Serumkreatinin			
höchster Wert [mg/dl][b]	4,4 (1,6–19,7)	3,4 (0,5–9,4)	1,2
Leukozytenzahl [h/nl]	18,6 (9,9–47,0)	21,9 (12,2–33,1)	9,1
Klinik			
Prodrom			
Diarrhö [%]	100	100	Hämorrhagische Gastroduodenitis
davon blutig [%]	43	63	
Intervall bis HUS/TTP [Tage]	5 (0–14)	6 (3–8)	7
Aszites/Pleuraerguß [%]	36	25	Nein
Neurologische Komplikationen [%]	50	80	Ja
Hypertension (RR > 2 SD) [%]	43	25	Nein
Anzahl Dialysen pro Patient	5 (0–15)	3 (0–6)	9 Plasmapheresen
Outcome			
Verstorben [%]	7	–	Komplette Remission
Residualschaden			
Niereninsuffizienz [%]	14		Nein
(Kreatininclearance < 2 SD),			
chronische Hypertension [%]	14		Nein

[a] Median (und Range), sofern nicht anders angegeben.
[b] Umrechnung in SI-Einheiten: multipliziere mit 88,5.

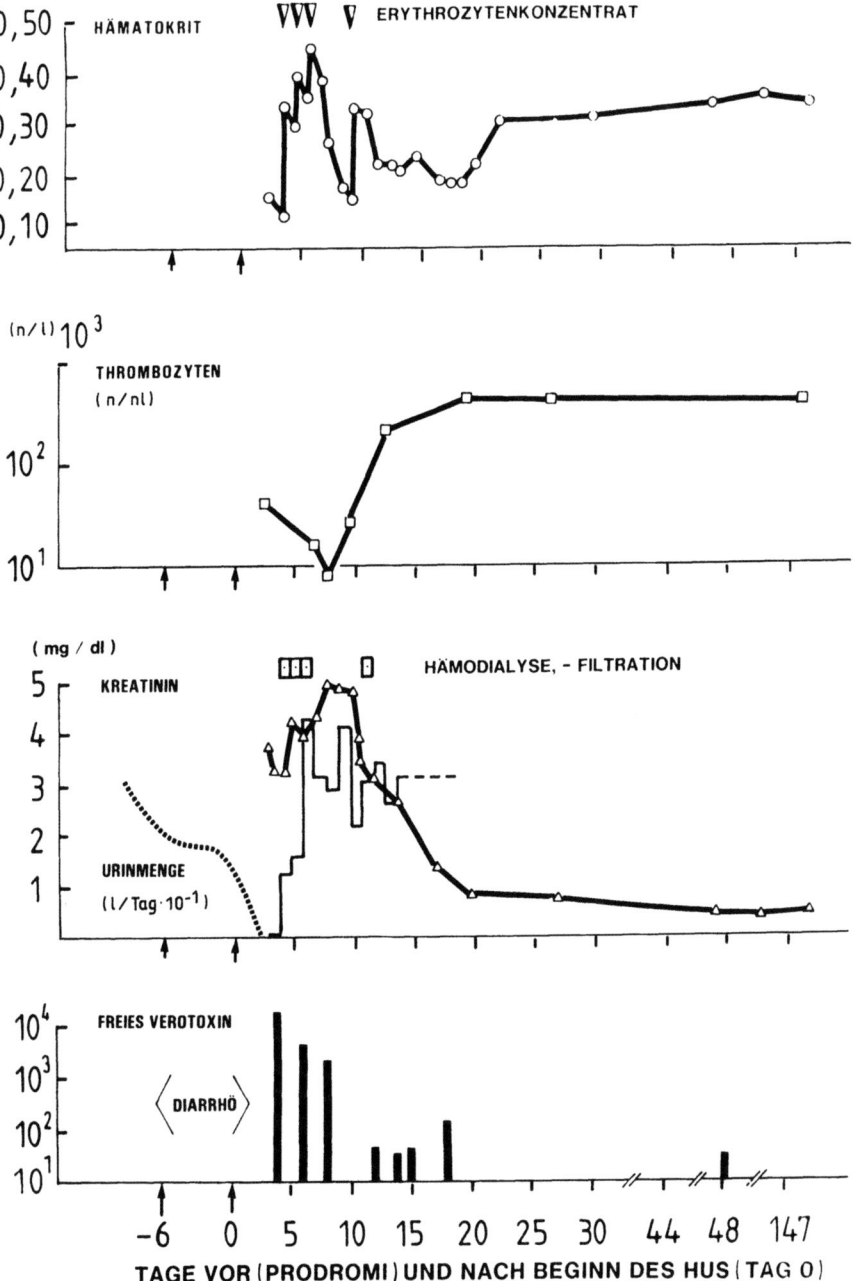

Abb. 3. Krankheitsverlauf bei einem Säugling mit HUS. Aufgetragen sind relevante klinische Daten, therapeutische Maßnahmen und Laborbefunde. Dem HUS ging eine nichtblutige Durchfallerkrankung voraus (Tag − 6). Die 1. verfügbare Stuhlprobe 4 Tage nach anamnestischem Beginn des HUS enthielt hohe Mengen mit Anti-SLT-II neutralisierbaren Verozelltoxins (> 10000 zytotoxische Einheiten), dessen Aktivität innerhalb von 2 Wochen um 2–3 log-Stufen abfiel

sich eine klinisch wenig bedeutsame, transiente Pankreasaffektion (Lipaseerhöhung, Diabetes mellitus). Die genannten klinischen Komplikationen wurden etwa gleich häufig bei Patienten mit und ohne nachgewiesene SLT-Beteiligung beobachtet. Abbildung 3 zeigt exemplarisch den Krankheitsverlauf bei einem Säugling mit HUS und Nachweis hoher SLT-Aktivität im Stuhlfiltrat.

Bei 25% der von außerhalb eingesandten Stuhlproben von Patienten mit HUS oder mikroangiopathischer, hämolytischer Anämie ließ sich kulturell (Erregerisolat, freies Stuhltoxin) eine SLT-Beteiligung diagnostizieren. Die Frequenz der E.-coli-Serovare und der SLT-Typen entsprach im wesentlichen den Ergebnissen der Hamburger Studie. Die niedrigere Isolierungsrate könnte auf regionale Unterschiede und saisonale Schwankungen zurückzuführen sein. Zeitpunkt der Probenentnahme und Art der Materialverschickung wie auch vorangegangene Antibiotikagaben sind von erheblicher Bedeutung [27, 63]. Der Einfluß dieser Faktoren auf das Ergebnis unserer Untersuchungen wird derzeit weiter analysiert. Im Gegensatz zu vergleichbaren epidemiologischen Untersuchungen aus Nordamerika oder Großbritannien [27, 54] erscheinen E.-coli-0157-Isolate in unserer Studie unterrepräsentiert. Dies könnte auch mit der kurzen Ausscheidungsdauer dieses Serovars zusammenhängen. Besonders zu erwähnen sind die Ergebnisse der Untersuchungen im Rahmen einer protrahierten Epidemie in einem oberbayerischen Dorf, die über einen Zeitraum von 10 Wochen bei 6 Kindern im Alter von 4–17 Monaten zur Erkrankung am HUS führte. Als Erreger konnten SLT-II-produzierende E. coli 0157:H^{-7} identifiziert werden [26].

Ausblick

Gestützt auf die vorgetragenen Ergebnisse, schließen wir, daß das klassische HUS charakteristischerweise, wie auch einige Fälle des pathophysiologisch ähnlichen Moschcowitz-Syndroms, durch Infektionen mit SLT-produzierenden E. coli hervorgerufen werden. Verfeinerte Untersuchungstechniken und Optimierung des Entnahmezeitpunktes lassen eine Zunahme ätiologisch zu klärender Fälle erwarten. In Kooperation mit der Arbeitsgruppe von Prof. Düsing, Bonn, konnten wir zeigen, daß aus Patientenisolaten gereinigtes SLT-I und SLT-II in der Lage ist, die Prostazyklinsynthese von Aortenepithel zu hemmen [19]. Es ist anzunehmen, daß aus dem Darm freigesetztes, im Kreislauf zirkulierendes Toxin in vivo das vaskuläre Endothel von Nieren und auch anderen Organen direkt schädigt. Die Endothelzelläsion führt zur Bildung von abnorm großen Faktor-VIII: V.-Willebrand-Faktor-Multimeren und zur Störung der Interaktion von Blutplättchen und Gefäßwand [39] und als Folge zu vermehrter Thrombozytenaggregation. Unterstützt wird diese Hypothese durch Untersuchungen, die eine Steigerung der Thrombozytenaggregation in Plasmen von Patienten mit akutem HUS [61] und eine vermehrte Thromboxan-A_2-Synthese in vivo nachwiesen [58]. Der Zusammenhang zwischen Interferenz lokal gebildeter Arachidonsäuremetaboliten (Thromboxan, Prostazyklin) und transientem Bluthochdruck bei Patienten mit HUS bedarf noch weiterer Untersuchungen.

Die Bedeutung des Vorkommens und der Verteilung von SLT-Rezeptoren für die Ausprägung der enteralen und extraintestinalen Erkrankung von Versuchstieren durch EHEC ist auch für den Menschen anzunehmen [27, 37]. Gemeinsamkeiten auf der molekularen Ebene zwischen SLT-Rezeptoren und Blutgruppenantigenen [37] könnten auf genetisch bedingte Unterschiede in der Empfänglichkeit für SLT-assoziierte Krankheiten hinweisen. Eine Übersicht über aktuelle Vorstellungen von der Ätiopathogenese extraintestinaler Erkrankungen durch enterohämorrhagische E. coli zeigt Abb. 4.

Eine *ätiologische* Therapie oder Prophylaxe extraintestinaler Komplikationen von EHEC-Infektionen ist bisher nicht möglich. Wenn, wie vermutet [1], die protrahierte Freisetzung von SLT eine wesentliche Rolle spielt, sollte es möglich sein, Toxin durch spezifische oder unspezifische Bindung lokal zu eliminieren, z. B. durch Verfütterung von apathogenen Saccharomyces species [31, 57] oder durch oral verabreichtes, toxinspezifisches Immunglobulin. Die Wirksamkeit entsprechender Kolostralmilchpräparate wird bereits klinisch geprüft.

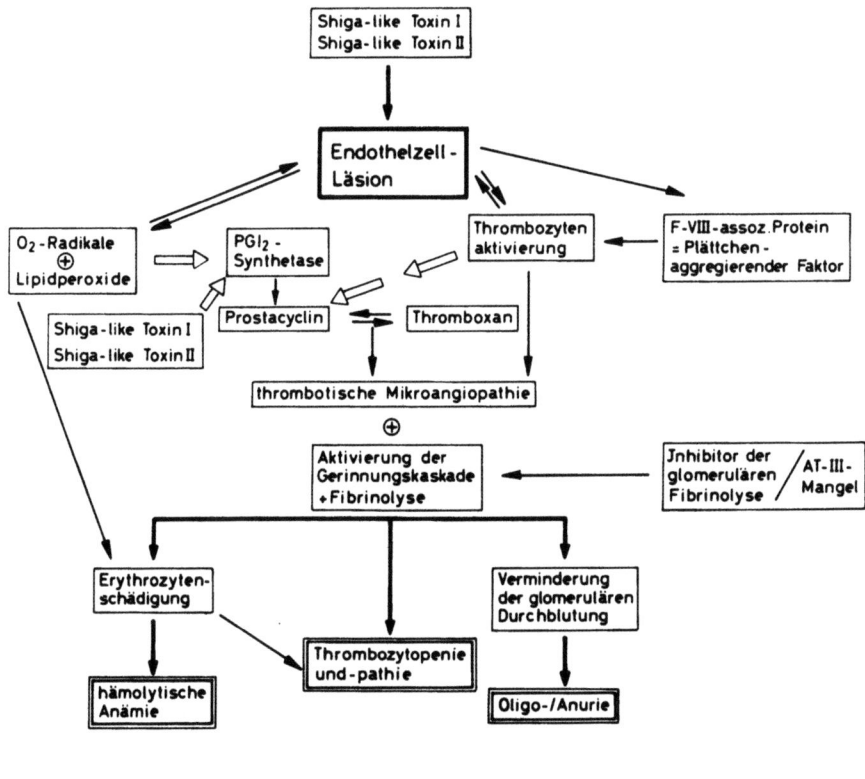

Abb. 4. Schematische Übersicht über die aktuellen Vorstellungen zur Pathogenese extraintestinaler Erkrankungen durch enterohämorrhagische E. coli

Die Klärung der Pathogenese extraintestinaler Komplikationen der Infektionen durch enterohämorrhagische E. coli und insbesondere der Rolle des SLT ist somit ein weiteres Beispiel für den Beitrag moderner infektiologisch-interdisziplinärer Forschung.

Literatur

1. Barrett TJ, Potter ME, Wachsmuth IK (1989) Continuous peritoneal infusion of Shiga-like toxin II (SLT II) as a model for SLT II-induced diseases. J Infect Dis 159:774–777
2. Bettelheim KA, Dwyer BW, Goldwater PN, Bourne AJ (1989) Toxigenic Escherichia coli associated with sudden infant death syndrome. Med J Austr 151:538
3. Bitzan M, Karch H, Altrogge H, Strehlau J, Bläker F (1988) Hemolytic-uremic syndrome associated with a variant Shiga-like cytotoxin of Escherichia coli O111. Pediatr Infect Dis J 7:128–132
4. Bitzan M, Karch H, Heesemann J (1988) Verotoxinproduzierende Escherichia coli bei Enteritiden und dem hämolytisch-urämischen Syndrom (HUS). Kassenarzt 30:31–33
5. Bitzan M, Karch H, Maas MG, Meyer T, Rüssmann H, Aleksic S, Bockemühl J (1990) Clinical and genetic aspects of Shiga-like toxin in traditional enteropathogenic Escherichia coli. Zentralbl Bakt Hyg A (im Druck)
6. Byrnes JJ, Moake JL (1986) Thrombotic thrombocytopenic purpura and the haemolytic-uraemic syndrome: Evolving concepts of pathogenesis and therapy. Clin Haematol 15:413–442
7. Carter ASO, Borczyk AA, Carlson JAK, Harvey B, Hockin JC, Karmali MA, Krishnan C, Korn C, Lior H (1987) A severe outbreak of Escherichia coli O157:H7-associated hemorrhagic colitis in a nursing home. N Engl J Med 317:1496–1600
8. Crosse BA (1990) Haemolytic-uraemic syndrome in adults. Lancet 335:1526–1528 (letter)
9. Dorn CR, Scotland SM, Smith HR, Willshaw GA, Rowe B (1989) Properties of vero cytotoxin-producing Escherichia coli of human and animal origin belonging to serotypes other than O157:H7. Epid Inf 103:83–95
10. Ewing W (1986) Identification of enterobacteriaceae. 4th edn. Elsevier, New York
11. Fong JSC, Chadarevian J-P de, Kaplan BS (1982) Hemolytic-uremic syndrome. Current concepts and management. Pediatr Clin North Am 29/4:835–856
12. Gasser C, Gautier E, Steck A, Siebenmann RE, Oechslin R (1955) Hämolytisch-urämische Syndrome: Bilaterale Nierenrindennekrosen bei akuten erworbenen hämolytischen Anämien. Schweiz Med Wochenschr 85:905–909
13. Gransden WR, Damm MAS, Anderson JD, Carter JE, Lior H (1985) Haemorrhagic colitis and balanitis associated with verotoxin-producing Escherichia coli O157:H7. Lancet II:150 (letter)
14. Griffin PM, Ostroff SM, Tauxe RV, Greene KD, Wells JG, Lewis JH, Blake PA (1988) Illnesses associated with Escherichia coli O157:H7 infections. A broad clinical spectrum. Ann Intern Med 109:705–712
15. Gyles CL, DeGrandis SA, MacKenzie C, Brunton JL (1988) Cloning and nucleotide sequence analysis of the genes determining Verocytotoxin production in a porcine edemea disease isolate of Escherichia coli. Microbiol Pathogen 5:419–426
16. Ito H, Terai A, Kurazono H, Takeda Y, Nishibuchi M (1990) Cloning and nucleotide sequencing of Vero toxin 2 variant genes from Escherichia coli O91:H21 isolated from a patient with the hemolytic uremic syndrome. Microbiol Pathogen 8:47–60
17. Jackson MP, Neill RJ, O'Brien AD, Holmes RK, Newland JW (1987) Nucleotide sequence analysis and comparison of the structural genes for Shiga-like toxin I and Shiga-like toxin II encoded by bacteriophages from Escherichia coli 933. FEMS Microbiol Lett 44:109–114
18. Karch H (1988) Pathogenese, Epidemiologie und Diagnostik enterohämorrhagischer Escherichia coli. Habilitationsschrift, Universität Hamburg

19. Karch H, Bitzan M, Pietsch R, Stenger K-O, Wulffen H von, Heesemann J, Düsing R (1988) Purified verotoxins of Escherichia coli 0157:H7 decrease prostacyclin synthesis by endothelial cells. Microbiol Pathogen 5:215–221
20. Karch H, Heesemann J, Laufs R (1987) Phageassociated cytotoxin production by and enteroadhesiveness of enteropathogenic escherichia coli isolated from infants with diarrhea in West Germany. J Infect Dis 155:707–715
21. Karch H, Heesemann J, Laufs R, O'Brien AD, Tacket CO, Levine MM (1987) A plasmid of enterohemorrhagic Escherichia coli 0157:H7 is required for expression of a new fimbrial antigen and for adhesion to epithelial cells. Infect Immun 55:455–461
22. Karch H, Meyer T (1989) Single primer pair for amplifying segments of distinct Shiga-like-toxin genes by polymerase chain reaction. J Clin Microbiol 27(12):1751–2757
23. Karch H, Meyer T (1989) Evaluation of oligonucleotide probes for identification of Shiga-like-toxin-producing Escherichia coli. J Clin Microbiol 27:1180–1186
24. Karch H, Rüssmann H, Meyer T, Bitzan M, Heesemann J (1989) Enterohämorrhagische Escherichia coli und Yersinien bei chronisch-entzündlichen Darmerkrankungen. In: Müller J, Ottenjann R, Seifert J (Hrsg) Ökosystem Darm. Morphologie, Mikrobiologie, Immunologie. Springer, Berlin Heidelberg New York Tokyo, S 101–116
25. Karch H, Strockbine NA, O'Brien AD (1986) Growth of Escherichia coli in the presence of trimethoprim-sulfamethoxazole facilitates detection of Shiga-like toxin producing strains by colony blot assay. FEMS Microbiol Lett 35:141–145
26. Karch H, Wiß R, Gloning H, Emmrich P, Aleksic S, Bockemühl J (1990) Hämolytisch-urämisches Syndrom bei Kleinkindern durch Verotoxin-produzierende Escherichia coli. Dtsch Med Wochenschr 115:489–495
27. Karmali MA (1989) Infection by verocytotoxin-producing Escherichia coli. Clin Microbiol Rev 2:15–38
28. Karmali MA, Petric M, Lim C, Fleming PC, Arbus GS, Lior H (1985) The association between idiopathic hemolytic uremic syndrome and infection by verotoxin-producing Escherichia coli. J Infect Dis 151:775–781
29. Karmali MA, Steele BT, Petric M, Lim C (1983) Sporadic cases of haemolytic-uraemic syndrome associated with faecal cytotoxin and cytotoxin-producing Escherichia coli in stools. Lancet I:619–620
30. Klemt M, Bitzan M (1989) Shiga-like toxin neutralizing antibodies in children with hemolytic uremic syndrome and in healthy controls. Zentralbl Bakt Hyg A (Abstract)
31. Kollaritsch H (1989) Wirksamkeit von Saccharomyces cerevisiae Hansen CBS 5926 in der Prophylaxe der Reisediarrhö: Ergebnisse einer Doppelblindstudie. In: Müller J, Ottenjann R, Seifert J (Hrsg) Ökosystem Darm. Morphologie, Mikrobiologie, Immunologie. Springer, Berlin Heidelberg New York Tokyo, S 80–87
32. Koster F, Levin J, Walker L, Tung KSK, Gilman RH, Rahaman MM, Majid MA, Islam S, Williams RCJ (1978) Hemolytic-uremic syndrome after shigellosis. Relation to endotoxemia and circulating immune complexes. N Engl J Med 298:927–933
33. Levine MM, Nataro JP, Karch H, Baldini MM, Kaper JB, Black RE, Clements ML, O'Brien AD (1985) The diarrheal response of humans to some classic serotypes of enteropathogenic Escherichia coli is dependent on a plasmid encoding an enteroadhesiveness factor. J Infect Dis 152:550–559
34. Levine MM (1987) Escherichia coli that cause diarrhea: Enterotoxinogenic, enteropathogenic, enteroinvasive, enterohemorrhagic, and enteroadherent. J Inf Dis 155:377–389
35. Levine MM, Prado V, Robins-Browne R, Lior H, Kaper JB, Moseley SL, Giquelais K, Nataro JP, Vial P, Tall B (1988) Use of DNA probes and HEp-2 cell adherence assay to detect diarrheagenic Escherichia coli. J Infect Dis 158:224–228
36. Levine MM, Xu J-G, Kaper JB, Lior H, Prado V, Tall B, Nataro J, Karch H, Wachsmuth IK (1987) A DNA probe to identify enterohemorrhagic Escherichia coli of 0157:H7 and other serotypes that cause hemorrhagic colitis and hemolytic uremic syndrome. J Infect Dis 156:175–182
37. Lingwood CA, Law H, Richardson S, Petric M, Brunton JL, De Grandis S, Karmali M (1987) Glycolipid binding of purified and recombinant Escherichia coli produced verotoxin in vitro. J Biol Chem 262:8834–8839

38. Meyer T, Bitzan M, Sandkamp O, Karch H (1989) Synthetic oligodeoxyribonucleotide probes to detect verocytotoxin-producing Escherichia coli in diseased pigs. FEMS Microbiol Lett 57:247–252
39. Moake JL, Byrnes JJ, Troll JH, Rudy CK, Weinstein MJ, Culannino NM, Hong SL (1984) Abnormal factor VIII: von Willebrand factor patterns in the plasma of patients with the hemolytic uremic syndrome. Blood 64:592–598
40. Morrison DM, Tyrell DLJ, Jewell LD (1986) Colonic biopsy in verotoxin-induced hemorrhagic colitis and thrombotic thrombocytopenic purpura (TTP). Am J Clin Pathol 86:108–112
41. Neill MAAJ, Rosen H (1985) Hemorrhagic colitis with Escherichia coli 0157:H7 preceding adult hemolytic uremic syndrome. Arch Intern Med 145:2215–2217
42. Notenboom RH, Borczyk A, Karmali MA, Duncan LMC (1987) Clinical relevance of a serological cross-reaction between Escherichia coli 0157 and Brucella abortus. Lancet II:745 (letter)
43. O'Brien AD, Holmes RK (1987) Shiga and Shiga-like toxins. Microbiol Rev 51:206–220
44. Örskov F, Örskov I (1984) Serotyping of Escherichia coli. In: Bergan T (ed) Methods in microbiology, Vol 14. Academic Press, London, pp 43–112
45. Padhye VV, Beery JT, Kittell FB, Doyle MP (1987) Colonic hemorrhage produced in mice by a unique Vero cell cytotoxin from an Escherichia coli strain that causes hemorrhagic colitis. J Infect Dis 155:1249–1253
46. Pai CH, Kelly JK, Meyers GL (1986) Experimental infection of infant rabbits with Verotoxin-producing Escherichia coli. Infect Immun 51:16–23
47. Pavia AT, Nichols CR, Green DP et al. (1990) Hemolytic-uremic syndrome during an outbreak of Escherichia coli 0157:H7 infections in institutions for mentally retarded persons: clinical and epidemiologic observations. J Pediatr 116:544–551
48. Proesmans W, Eeckels R (1989) The hemolytic uremic syndromes. Adv Intern Med Pediatr 58:55–82
49. Reisbig R, Olsnes S, Eiklid K (1981) The cytotoxic activity of Shigella toxin. Evidence for catalytic inactivation of the 60S ribosomal subunit. J Biol Chem 256:8739–8744
50. Remuzzi G (1987) HUS and TTP: variable expression of a single entity. Kidney Int 32:292–308
51. Riley LW (1987) The epidemiologic, clinical, and microbiologic features of hemorrhagic colitis. Ann Rev Microbiol 41:383–407
52. Riley LW, Remis RS, Helgerson SD et al. (1983) Hemorrhagic colitis associated with a rare Escherichia coli serotype. N Engl J Med 308:681–685
53. Samuel JE, Perera LP, Ward S, O'Brien AD, Ginsburg V, Krivan HC (1990) Comparison of the glycolipid receptor specificities of Shiga-like toxin type II and Shiga-like toxin type II variants. Infect Immun 58:611–618
54. Scotland SM, Rowe B, Smith HR, Willshaw GA, Gross RJ (1987) Vero cytotoxin-producing strains of Escherichia coli from children with haemolytic uraemic syndrome and their detection by specific DNA probes. J Med Microbiol 25:237–243
55. Spika JS, Parsons JE, Nordenberg D, Wells JG, Gunn RA, Blake PA (1986) Hemolytic uremic syndrome and diarrhea associated with Escherichia coli 0157:H7 in a day care center. J Pediatr 109:287–291
56. Stenger K-O, Windler F, Karch H, Wulffen H von, Heesemann J (1988) Hemolytic-uremic syndrome associated with an infection by verotoxin producing Escherichia coli 0111 in a woman on oral contraceptives. Clin Nephrol 29:153–158
57. Surawicz CM, Elmer GW, Speelman P, McFarland LV, Chinn J, Belle G van (1989) Prevention of antibiotic-associated diarrhea by saccharomyces boulardii: a prospective study. Gastroenterology 96:981–988
58. Tönshoff B, Momper R, Kühl PG, Schweer H, Schärer K, Seyberth HW (1990) Increased thromboxane biosynthesis in childhood hemolytic uremic syndrome. Kidney Int 37:1134–1141
59. Toth I, Cohen ML, Rumschlag HS, Riley LW, White EH, Carr JH, Bond WW, Wachsmuth IK (1990) Influence of the 60-megadalton plasmid on adherence of Escherichia coli 0157:H7 and genetic derivatives. Infect Immun 58:1223–1231

60. Vial PA, Robins-Browne R, Lior H et al. (1988) Characterization of enteroadherent-aggregative Escherichia coli, a putative agent of diarrheal disease. J Infect Dis 158:70–79
61. Walters DS, Levin M, Smith C et al. (1988) Intravascular platelet activation in the hemolytic uremic syndrome. Kidney Int 33:107–115
62. Weinstein DL, Jackson MP, Samuel JE, Holmes RK, O'Brien AD (1988) Cloning and sequencing of a Shiga-like toxin type II variant from an Escherichia coli strain responsible for Edema disease of swine. J Bacteriol 170:4223–4230
63. Wells JG, Davis BR, Wachsmuth IK, Riley LW, Remis RS, Sokolow R, Morris GK (1983) Laboratory investigation of hemorrhagic colitis outbreaks associated with a rare Escherichia coli serotype. J Clin Microbiol 18:512–520

Diskussion

Frage:
Sie hatten auf dem letzten Diapositiv einen Punkt „Antitoxine". Gibt es ein solches Antitoxin, und wie wirksam ist es?

Antwort:
Wir haben in der Kinderklinik verschiedene Immunglobulinpräparate auf antitoxische Wirksamkeit hin überprüft und auch neutralisierende Aktivität gefunden; dies wird jetzt veröffentlicht. Wir finden sehr hohe antitoxische Antikörper in diesem Immunglobulinpräparat. Einige Kinder wurden zusätzlich neben Antibiotika mit diesem Immunglobulin behandelt, und es ist denkbar, daß das freie Toxin neutralisiert wird. Wir haben weiterhin Kolostralmilch von Rindern untersucht, und in nächster Zeit wird ein Präparat erscheinen, das Lactoglobin, das ebenfalls hohe Mengen antitoxischer Antikörper enthält. Die Kuh versucht ihr Kalb durch Antikörper gegen diese Toxine zu schützen, denn auch bei Rindern führen diese Stämme zu Durchfallerkrankungen. Das wird also in Zukunft ein wichtiger therapeutischer Ansatz sein.

Frage:
Wie ist das Toxin in den Bakterien gelagert? Wenn Sie Antibiotika geben, dann kommt es ja auch zu einer Zerstörung der Bakterien. Das würde bedeuten, daß der Organismus mit Toxinen zumindest kurzfristig überschwemmt werden könnte.

Antwort:
Das ist richtig. Daher soll man insbesondere bei blutigen Durchfällen nicht sofort zum Antibiotikum greifen. Man sollte auf jeden Fall einige Tage abwarten oder nur bei persistierenden Diarrhöen mit enterohämorrhagischen E. coli eine Antibiotikatherapie beginnen, aber man sollte auf jeden Fall zurückhaltend sein.

Frage:
In welcher Gruppe der Immunglobuline sind die Antitoxine zu finden?

Antwort:
Bei den Humanimmunglobulinen sind die neutralisierenden Antitoxine IgG-Antikörper.

Diskussion 125

Frage:
Kann man etwas zur Prognose des hämolytisch-urämischen Syndroms sagen?

Antwort:
Die Prognose hat sich in den letzten Jahren gebessert, insbesondere durch die neuen therapeutischen Ansätze wie Dialyse und Plasmaaustausch. Es ist aber wirklich wichtig, den Keim zu eliminieren, denn man muß verhindern, daß viel Toxin in die Blutbahn gelangt.

Frage:
Wissen Sie, ob auch bei anderen Bakterienarten phagenkodierte Toxinproduktionen vorkommen?

Antwort:
Prof. Kist sagte bereits, auch bei Shigellen kennt man das hämolytisch-urämische Syndrom; das Toxin ist identisch. Die E.-coli-Stämme haben dieses Toxin der Shigellen erworben. Wir wissen leider nicht, wann, ob das tatsächlich erst in den letzten Jahren passiert ist. Prof. Linzenmeier und Prof. Ruckdeschel haben schon vor Jahren über 091-Epidemien berichtet, über 0111- und über 026-Stämme, bei denen wir jetzt die Toxine gefunden haben. Leider haben wir nicht mehr die alten Stämme, um zeigen zu können, daß es das schon früher gegeben hat. Bei den anderen Bakterienarten meine ich auf jeden Fall Shigellen, vielleicht auch noch weitere Campylobacterstämme oder Salmonellen, die solche Varianten haben könnten.

Kommentar:
Zur Ergänzung: Herr Emmerich, München, hat letztes Jahr Ergebnisse aus den Jahren 1988/89 aus seiner Kinderklinik vorgestellt und in 10 Fällen von hämolytisch-urämischem Syndrom in Blutkulturen exotoxinbildende Salmonellen nachgewiesen.

Antwort:
Die Labordiagnostik der verotoxinproduzierenden Kolistämme habe ich in den letzten 2 Jahren für Herrn Emmerich durchgeführt. Ich habe in 6 Fällen aus seiner Klinik verotoxinproduzierende Kolistämme nachgewiesen. Von Salmonellen weiß ich nichts. Aber das ist sicherlich bei S. typhimurium ein Thema, und Sie werden in Kürze etwas über diese Toxine lesen.

Frage:
Es wurde vorhin erwähnt, daß Cotrimoxazol und einige Antibiotika eine Toxinsteigerung hervorrufen können. Gibt es Vorstellungen, wie diese Toxinsteigerung zustandekommt? Sind das freiwerdende Endotoxine oder ist es eine echte Neuproduktion?

Antwort:
Man muß diese Untersuchungen mit subinhibitorischen Konzentrationen durchführen, und man sieht, daß auch subinhibitorische Konzentrationen Membranveränderungen bei den Bakterien herbeiführen. Ich denke, es ist ein regulatorisches Problem. Die Bakterienzelle schleust mehr Toxin durch die höher permeable Membran. Sie versucht, den Toxinverlust durch eine verstärkte Neuproduktion zu kompensieren. Jedenfalls sehen wir sowohl bei den extrazellulären als auch bei den intrazellulären Toxinen eine Erhöhung. Mit Ciprofloxacin kommt es, wie bei den Pseudomonaselastasen, zu einer Reduktion der Toxinsynthese. Das Toxin ist auch ein Enzym, und es wird in subinhibitorischer Konzentration gehemmt.

Extraintestinale Komplikationen infektiöser Durchfallkrankheiten

M. Kist

Infektiöse Durchfallkrankheiten werden durch Bakterien, Viren, Protozoen, selten durch Helminthen wie z.B. Strongyloides stercoralis verursacht. Die geographische Häufigkeitsverteilung der Durchfallerreger ist regional verschieden. In Mitteleuropa dominieren als Ursachen Enteritissalmonellen in ca. 6% der akuten Durchfallkrankheiten, gefolgt von Campylobacter spp. (ca. 5%). Yersinia enterocolitica, Shigellen, enteropathogene und enterohämorrhagische E. coli werden seltener isoliert (ca. 1-3%). Rotaviren als Enteritiserreger des Kleinkindalters (ca. 50%), Clostridium difficile nach Antibiotikatherapie und/oder abdominellen Eingriffen (ca. 5%), Giardia lamblia und Blastocystis hominis nach Auslandsaufenthalt (10-15%) sowie Kryptosporidien insbesondere bei immunsupprimierten Patienten (ca. 10%) nehmen Sonderstellungen ein [8, 16].

Im folgenden wird im wesentlichen auf extraintestinale Komplikationen bakterieller, in Mitteleuropa häufiger Enteritiserreger eingegangen. Extraintestinale Komplikationen von Protozoenbefall, insbesondere der Amöbenleberabszeß, bleiben unberücksichtigt. Die klinischen Manifestationen infektiöser Durchfallkrankheiten (Tabelle 1) betreffen in erster Linie den Gastrointestinaltrakt. Je nach der Lokalisation der Infektion stehen enteritische oder kolitische Beschwerden im Vordergrund. Die jeweiligen Virulenzfaktoren der Erreger (enterotoxische/enteroinvasive) bestimmen die Pathogenese der Erkrankung und damit die vorherrschenden klinischen Symptome, wie wäßrige Diarrhö oder blutig-eitrige Dysenterie [4, 17].

Die extraintestinalen Komplikationen der infektiösen Durchfallkrankheiten (s. folgende Übersicht) resultieren wahrscheinlich überwiegend aus der Interaktion

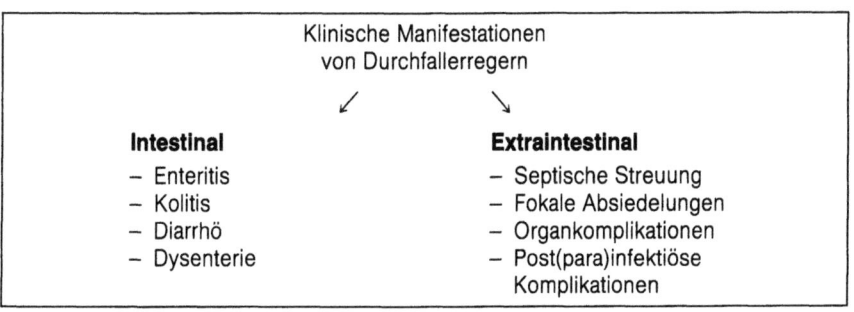

Tabelle 1. Pathogenese und klinisches Bild der wichtigsten bakteriellen Durchfallkrankheiten

Erreger	Überwiegende Lokalisation der Infektion	Virulenzfaktoren	Pathogenese	Klinisches Bild
Enteritissalmonellen	Ileum	Invasivität Phagozytoseresistenz (Enterotoxin)	Invasion der Submukosa, granulomatöse Entzündung	Fieber, Erbrechen; wäßrige, seltener schleimige Diarrhö
Campylobacter jejuni/coli	Ileum/Kolon	Invasivität (Enterotoxin, Zytotoxin)	Invasion der Mukosa und Submukosa mit Destruktion	Fieber; wäßrig-schleimige, häufig blutige Diarrhö
Yersinia enterocolitica	Terminales Ileum	Invasivität, Phagozytoseresistenz	Invasion der Submukosa, granulomatöse Entzündung	Fieber, Abdominalschmerz, Pseudoappendizitis
Enteropathogene E. coli (EPEC)	Ileum/ Jejunum	Prolongierte Adhärenz	Destruktion der Mikrovilli	Protrahierte, wäßrige Diarrhö
Shigellen	Kolon	Invasivität, Shigatoxin	Invasion und Destruktion der Mukosa	Blutigschleimige Dysenterie
Enterohämorrhagische E. coli (EHEC)	Kolon	Verotoxin	Zytotoxische Schädigung der Mukosa (?)	Wäßrige, häufig blutige Diarrhö
Clostridium difficile	Kolon	Enterotoxin (A) Zytotoxin (B)	Synergistische Toxinwirkung	Wäßrige, schleimige Diarrhö; seltener pseudomembranöse Kolitis

von Erregereigenschaften und wirtsspezifischen Abwehrkomponenten. Letzteres äußert sich u. a. in einer deutlichen Altersabhängigkeit der Häufigkeit extraintestinaler Manifestationen, so z. B. in einer Häufung septischer Streuungen im Kleinkindesalter und bei alten Patienten [2, 20, 25, 30].

Die septische Streuung intestinaler Erreger stellt insgesamt den größten Anteil extraintestinaler Manifestationen, sie wird allgemein auch als Voraussetzung für die Bildung fokaler Absiedelungen angesehen. Neben Organkomplikationen, die in erster Linie die Niere, das Pankreas, aber auch das blutbildende System betreffen können, spielen postinfektiöse Komplikationen im Bereich der Gelenke, der Haut und des Nervensystems eine nicht unbedeutende Rolle.

Neben diesen extraintestinalen Manifestationen im engeren Sinne sind auch Allgemeinsymptome zu berücksichtigen, die infektiöse Darmkrankheiten in

Tabelle 2. Häufigkeit [%] extraintestinaler Symptome und Befunde bei Patienten mit infektiösen Durchfallkrankheiten (Monoinfektionen). Nach [16])

Erreger	(n)	Fieber	Leukozytose	Erhöhte Blutsenkungsgeschwindigkeit	Kopfschmerzen	Gelenkschmerzen	Respiratorische Symptome
Salmonellen	(415)	67	44	74	45	25	15
Campylobacter	(499)	68	44	71	53	26	16
Yersinien	(310)	58	46	82	51	31	21
Shigellen	(92)	59	32	59	53	34	13
Clostridium	(72)	55	47	75	33	27	30
EPEC	(103)	43	38	57	n.b.[a]	n.b.[a]	36
Giardia	(47)	25	16	28	23	18	23
Rotavirus	(217)	49	33	51	n.b.[a]	n.b.[a]	29

[a] *n.b.:* überwiegend Säuglinge, deshalb nicht bekannt.

unterschiedlicher Häufigkeit begleiten (Tabelle 2). Leukozytose über 10000 pro µl findet sich in nahezu der Hälfte aller Infektionen durch Salmonellen, Campylobacter spp., Yersinia enterocolitica und C. difficile, sie ist eher selten bei Giardiasis zu beobachten. Yersiniainfektionen gehen fast regelmäßig mit einer deutlich erhöhten Blutsenkungsgeschwindigkeit einher. Kopfschmerzen werden in der Hälfte aller Fälle von Campylobakteriose, Yersiniose und Shigellose angegeben, passagere Gelenkschmerzen fanden sich häufiger bei Yersiniose und Shigellose. Respiratorische Symptome wurden gehäuft im Verlauf der Säuglingsdyspepsie, bei Rotavirusinfektionen, aber auch bei C.-difficile-assoziierter Enterokolitis beobachtet [16]. Bei der letzteren waren Infektionen der oberen Luftwege allerdings auch nicht selten Anlaß einer Antibiotikatherapie, die wiederum die C.-difficile-Infektion begünstigt.

Fieber, insbesondere in der Initialphase infektiöser Durchfallkrankheiten, ist ein typisches und häufig beobachtetes Allgemeinsymptom; dies gilt besonders für Salmonellen- und Campylobacterinfektionen [15, 25, 30]. Anhaltend hohes intermittierendes Fieber ist in der Regel aber auch der erste Hinweis auf eine septische Streuung der Erreger, die insgesamt häufigste akute extraintestinale Komplikation enteraler Infektionen.

Septische Streuung

Eine Bakteriämie oder Septikämie bei Infektionen mit Enteritissalmonellen wurden von Saphra u. Winter [27] in etwa 8% von 7779 Salmonellosen gefunden (Tabelle 3). Da es sich bei diesem Krankengut ausschließlich um Patienten handelt, bei denen eine stationäre Behandlung notwendig erschien, ist die tatsächliche Bakteriämiequote aller Salmonellosepatienten sicher unter dieser Marke anzusetzen [2]. Trotzdem ist eine bakteriämische Streuung von Enteritissalmonellen, insbesondere bei Kleinkindern, alten Patienten, aber auch bei Immunsupprimierten, als nicht seltene extraintestinale Komplikation zu betrachten [2, 20]. Dies gilt offenbar auch insbesondere für Infektionen durch Salmonella enteritidis, Lysovar 4, die gerade in neuerer Zeit zunehmend an Bedeutung gewonnen hat. Bakteriämien durch Campylobacter spp. [31], durch Yersinia enterocolitica [18] oder durch Shigella spp. [3, 14] sind eher seltene Ereignisse. Gleiches gilt für die C-difficile-assoziierte Enterokolitis. Bei Yersiniosen begünstigen offenbar Eisenstoffwechselstörungen die extraintestinale Manifestation der Infektion [23]. Bei Campylobacter-coli-Septikämien gegen Ende der Schwangerschaft sind Totgeburten beschrieben worden [15].

Eine Meningitis im Verlauf einer Enteritissalmonellose wurde von Saphra u. Winter in weniger als 1 % der Fälle beobachtet [27]. Sehr selten kann sie offenbar auch bei Campylobacter- und Yersinia-enterocolitica-Infektionen vorkommen [6, 10, 21]. Die septische Streuung von Enteritissalmonellen wie auch von Yersinia enterocolitica kann bei entsprechender Disposition auch mit einer Endokarditis einhergehen [12, 32].

Fokale Absiedelungen

Als Folge einer passageren Bakteriämie kann es zu Absiedelungen von enteropathogenen Erregern an verschiedenen Orten kommen, wobei offenbar vorgeschädigte Gewebe bevorzugt befallen werden (Tabelle 3). Relativ häufig erfolgt eine metastatische Streuung in Knochengewebs- oder Gelenkbereiche. Salmonellen haben hierbei die größte Bedeutung. Die häufigste Lokalisation sind Wirbelkörper, gefolgt von Rippe und Tibiaknochen [27]. Solche salmonelleninfizierten Knochenherde können sich u. U. erst nach längerer Latenz manifestieren (eigene Beobachtungen) und sind häufig nur von einer geringfügigen humoralen Antikörperantwort begleitet. Osteomyelitis durch Yersinia enterocolitica ist ebenfalls beschrieben worden [29]. Knochenabsiedelungen anderer enteropathogener Erreger sind anscheinend extreme Raritäten.

Intrakranielle fokale Absiedelungen sind bei Salmonellosen verschiedentlich beschrieben worden. Als häufigste Komplikation wurde ein subdurales Empyem beobachtet, gefolgt von Hirnabszeß und epiduralen Abszedierungen (Literatur bei [24]). Harnweginfektionen mit Befall des Nierengewebes und Ausscheidung der Erreger über den Urin sind bei Typhusausscheidern bekannt, kommen jedoch auch bei Enteritissalmonellosen, insbesondere durch Salmonella typhimurium vor [27]. Die Invasion der lymphatischen Gewebe, der Appendix und der benachbarten Lymphknoten wird bei der Yersiniose nicht selten beobachtet und geht mit dem Bild der sog. Pseudoappendizitis einher [5]. Schließlich darf die u. U. langdauernde Absiedelung von Salmonellen in der Gallenblase in diesem Zusammenhang nicht unerwähnt bleiben.

Tabelle 3. Extraintestinale Manifestationen infektiöser Durchfallkrankheiten (– – – ohne Bedeutung)

Erreger	Septische Streuung		Fokale Absiedelungen				Organkomplikationen		
	Septikämie	Meningitis	Knochen	Intrakraniell	Niere	Appendix	Nierenversagen	Hämolytisch-urämisches Syndrom	Pankreatitis
Enteritissalmonellen	1,5–8%	<1%	<1%	Sehr selten	<0,2%	<1%	Ca. 1% (häufigste Todesursache)	---	Nicht selten
Campylobacter jejuni/coli	Sehr selten	Sehr selten	---	---	---	<1%	Sehr selten	Sehr selten	Selten
Yersinia enterocolitica	Sehr selten (Serum-Fe!)	Sehr selten (Serum-Fe!)	Sehr selten (Serum-Fe!)	---	---	5–40%	---	---	---
Shigellen	<0,2%	Sehr selten	---	---	---	<1%	Sehr selten	1–10% (Kinder!)	---
Clostridium difficile	Sehr selten	---	---	---	---	Sehr selten	Sehr selten	---	---

Organkomplikationen

Aufgrund des Wasser- und Elektrolytverlustes bei akuter Diarrhö, toxischer Komponenten von Erregern und schließlich aus unbekannter Ursache können Organe, insbesondere die Niere, aber auch das Pankreas, bei infektiösen Enteritiden in Mitleidenschaft gezogen werden (Tabelle 3). Nierenversagen, mit begleitender Elektrolytentgleisung und Herzrhythmusstörungen, bedingen einen großen Teil der Letalität von Salmonellosen insbesondere bei Säuglingen, älteren und vorgeschädigten Patienten. Nierenversagen, überwiegend abhängig vom Grad der Dehydration, wurde auch sehr selten bei anderen Erregern beobachtet (Tabelle 3).

Ein besonderes Problem im Zusammenhang mit einer infektiösen Durchfallkrankheit stellt das hämolytisch-urämische Syndrom (HUS) dar. Als Komplikation der Shigellose schon länger bekannt (Literatur bei [19]), ist dieses Syndrom, gekennzeichnet durch hämolytische Anämie, Thrombozytopenie und akutes Nierenversagen [9], in jüngster Zeit als extraintestinale Manifestation der enteralen Infektion durch enterohämorrhagische E. coli (EHEC)erneut in den Mittelpunkt des Interesses getreten [13]. HUS als Komplikation infektiöser Enteritiden anderer Genese wurde bisher nur als Einzelbeobachtung mitgeteilt [7].

Eine Begleitpankreatitis mit deutlichem α-Amylaseanstieg wird nicht selten bei der akuten Salmonellenenteritis diagnostiziert, sie kann offensichtlich aber auch bei Campylobacterinfektionen vorkommen (eigene Beobachtung).

Post(para)infektiöse Komplikationen

Post- bzw. parainfektiöse Komplikationen der infektiösen Enteritis sind wahrscheinlich durch immunologische Phänomene bedingt und betreffen in erster Linie die Synovia von Gelenken, das Nervensystem sowie Haut und Schleimhäute (Tabelle 4). Das Reiter-Syndrom, mit der Trias Iridozyklitis, Urethritis und Arthritis, zeigt eine Kombination der beschriebenen Symptomatik.

Eine Arthritis insbesondere des Sprunggelenks und des Iliosakralgelenks als Folge einer enteralen Yersinia-enterocolitica-Infektion wird bei bis zu 10% der erwachsenen Patienten beobachtet [1, 18]. Nach neueren Befunden ist davon auszugehen, daß in solchen Fällen noch Yersiniaantigen in der Synovia nachweisbar ist [11]. Patienten mit dem HLA-Antigen B 27 sind offenbar bevorzugt befallen.

Die postinfektiöse Arthritis nach durchgemachter Shigellenruhr ist eine lange bekannte Komplikation und wird etwa gleich häufig wie nach einer Yersiniose beobachtet (Literatur bei [3]). Postinfektiöse Arthritiden nach Salmonellosen und C-difficile-assoziierter Enterokolitis scheinen selten vorzukommen, die Häufigkeit nach Campylobacteriosen bedarf der weiteren prospektiven Untersuchung.

Hautexantheme, in erster Linie das Erythema nodosum und das Erythema exsudativum multiforme sind typisch für die Yersinia-enterocolitica-Infektion [18]. Das Reiter-Syndrom als extraintestinale Komplikation der Shigellenruhr wurde bereits sehr früh beschrieben (Literatur bei [3]), entsprechende Beobach-

Tabelle 4. Post(para)infektiöse Komplikationen

Komplikationen	Salmonellen	Campylobacter	Yersinien	Shigellen	Clostridium
Neurologische					
- Meningismus	selten	selten	---	1–50 %	---
- Krämpfe	selten	selten	---	10–40 %	---
- Isolierte motorische und sensitive Ausfälle	---	sehr selten	---	ca. 1 %	---
- Landry-Paralyse	---	ca. 0,3 %	---	selten	---
Arthritis	sehr selten	sehr selten	1–10 % (HLA-B 27)	1–10 % (HLA-B 27)	sehr selten
Hautexanthem	selten	selten	1–10 %	sehr selten	---
Reiter-Syndrom	---	---	< 1 %	< 1 %	---

tungen wurden auch bei Yersiniosen [28] und Campylobacterinfektionen [20, 26] mitgeteilt.

Postinfektiöse neurologische Manifestationen können u. U. gravierend sein und den Krankheitsverlauf erheblich mitbestimmen. Dies gilt insbesondere für generalisierte Phänomene wie die Landry-Paralyse oder das Guillain-Barré-Syndrom (GBS).

Passagere Fälle von Meningismus und Konvulsionen, letztere bevorzugt im Kindesalter, können bis maximal in der Hälfte aller Shigelleninfektionen auftreten (Literatur bei [3]). Mit schweren aufsteigenden Landry-Paralysen ist möglicherweise in bis zu 0,3 % der Campylobacterenteritiden zu rechnen. Die Komplikation tritt dabei zwischen dem 9. und 21. postinfektiösen Tag auf. Fast regelmäßig wurden periphere Lähmungen beobachtet, häufig unter Mitbeteiligung der Hirnnerven. Tabelle 5 dokumentiert 3 typische Verläufe neurologischer Komplikationen nach Campylobacterenteritis [16].

Zusammenfassung

Extraintestinale Manifestationen enteraler Infektionen sind bei der Diagnose und Therapie dieser Erkrankungen mit zu berücksichtigen. Sie entstehen entweder durch eine Streuung der Erreger aus dem Darm und imponieren dann als Bakteriämie oder deutlich seltener als Meningitis. Beide Komplikationen werden besonders bei Enteritissalmonellosen beobachtet. Im Verlauf der Bakteriämie kann es zu fokalen Absiedelungen, vornehmlich in die Knochen, aber auch intrakraniell und im Falle der Yersiniose auch in die Appendix kommen. Sowohl Knochen- als auch Gehirnherde bilden sich wiederum nicht selten bei Salmonellenenteritiden. Organversagen der Nieren ist häufig die Folge einer Dehydration oder im Verein

Tabelle 5. Neurologische Komplikationen von Campylobacterinfektionen. (Nach [16])

Begleit-erkrankung/ Komplikation	Patient		Erster Erregernachweis			Beginn der Enteritis	Begleiterkrankung	
	Geschlecht	Alter	Spezies	Untersuchtes Material	Datum		Beginn	Klinische Parameter und Verlauf
Landry-Paralyse (ID-Nr. 3195)	w.	59 Jahre	C. jejuni	Stuhl	15.5.1981	10.5.1981	24.5.1981	Prodromalstadium mit Parästhesien und Schwächegefühl. Tetraplegie. Ab 29.5. Fazialisparese beidseitig. Ab 31.5. Atemlähmung. Vorübergehende Beatmung erforderlich. Bei Entlassung am 17.8. Spontanatmung, aber weiterbestehende Paresen aller Extremitäten ohne Sensibilitätsstörung. Nach 1jähriger Nachbehandlung Entlassung mit noch bestehender leichter schlaffer Tetraparese. Liquor: Eiweiß 76 mg% (1.6.1981), Serum (1.6.1984): campylobacterspezifisches IgG deutlich erhöht
Landry-Paralyse (ID-Nr. 3916)	m.	24 Jahre	C. jejuni	Stuhl	28.11.1984	10.11.1984	19.11.1984	Rasch aufsteigende symmetrische Parese bis zur Tetraplegie. Vom 27.11. bis 4.1.1985 maschinelle Beatmung. Am 24.1. zur stat. Nachbehandlung entlassen mit schlaffer Tetraplegie. Im September 1985 noch bestehende Residualparesen. Serum (27.11.84): campylobacterspezifisches IgG und IgM deutlich erhöht.
Isolierte Fazialisparese mit Ateminsuffizienz (ID-Nr. 3918)	w.	71 Jahre	C. jejuni	Stuhl	5.12.1984	16.11.1984	26.11.1984	Dialysepflichtige Patientin. Während des gesamten Verlaufs Fieber, Leukozytose, rezidivierende Ateminsuffizienz. Liquor (26.11.): 7/3 Zellen; Gesamteiweiß: 85 mg% Liquor (7.12.): 800/3 Zellen; Gesamteiweiß 380 mg% Campylobacterspezifische Serumantikörper: 10.12.83:−; 28.11.84: +; 7.12.84: ++

mit dem HUS möglicherweise durch toxische Komponenten der Erreger bedingt. Letzteres gilt wahrscheinlich auch für Fälle mit Begleitpankreatitis, wie sie bei Salmonellen- und Campylobacterinfektionen vorkommen.

Die post- bzw. parainfektiösen Komplikationen treten meist mit einer gewissen Latenz zum akuten Infektionsgeschehen auf, so daß immunologische Phänomene zu vermuten sind. Hierbei spielt die postinfektiöse Arthritis die größte Rolle, die besonders als Folgeerkrankung der Yersiniose Bedeutung hat. Schließlich sind neben Manifestationen im Bereich der Haut noch neurologische Folgekrankheiten, insbesondere die Landry-Paralyse zu nennen, die wahrscheinlich eine wichtige, wenn auch seltene Komplikation der Campylobacterenteritis darstellt.

Literatur

1. Ahvonen P, Sievers K, Aho K (1969) Arthritis associated with Yersinia enterocolitica infection. Acta Rheum Scand 15:232–235
2. Allerberger FJ, Guggenbichler JP, Fille M, Semenitz E (1986) Septische Krankheitsbilder bei Salmonella-Infektionen. Immun Infekt 14:199–202
3. Barrett-Connor E, Connor JD (1970) Extraintestinal manifestation of shigellosis. Am J Gastroenterol 53:234–245
4. Bockemühl J (1988) Pathogenese, Klinik und Therapie der infektiösen Durchfallkrankheiten. Immun Infekt S 1:3–10
5. Bottone EJ (1977) Yersinia enterocolitica: A panoramic view of a charismatic microorganism. Crit Rev Microbiol 5:211–240
6. Challa VR, Marx RS (1980) Pathology of Yersinia enterocolitica meningitis. J Neurol Neurosurg Psychiat 43:455–457
7. Chamovitz BN, Hartstein AI, Alexander SR, Terry AB, Short P, Katon R (1983) Campylobacter jejuni-associated hemolytic-uremic syndrome in a mother and daughter. Pediatrics 71:253–256
8. Freidank H, Kist M (1987) Cryptosporidia in immunocompetent patients with gastroenteritis. Eur J Clin Microbiol 6:56–59
9. Gasser C, Gautier E, Steck A, et al. (1955) Hämolytisch-urämische Syndrome: bilaterale Nierenrindennekrosen bei akuten erworbenen hämolytischen Anämien. Schweiz Med Wochenschr 85:905–909
10. Goosens H, Henocque G, Kremp L, et al. (1986) Nosocomial outbreak of Campylobacter jejuni meningitis in newborn infants. Lancet 2:146–149
11. Granfors K, Jalkanen S, von Essen R, Lahesmaa-Rantala R, Isomäki O, Pekkola-Heino K, Merilathi-Palo R, Saario R, Isomäki H, Toivanen A (1989) Yersinia antigens in synovial fluid cells from patients with reactive arthritis. N Engl J Med 320:216–221
12. Green ES, Morris AI, Haqquani MT, Nair P (1983) Infective endocarditis due to Yersinia enterocolitica. J Infect 7:267–269
13. Karmali MA (1989) Infection by verocytotoxin – producing Escherichia coli. Clin Microbiol Rev 2:15–38
14. Keusch GT (1979) Shigella infections. In: Lambert HP (Hrsg) Clinics in Gastroenterology 8, Saunders Company Ltd, London – Toronto, pp 645–662
15. Kist M, Keller K-M, Niebling W, Kilchling W (1984) Campylobacter coli septicaemia associated with septic abortion. Infection 12:88–90
16. Kist M (1986) Vergleichende Untersuchung zu Inzidenz, Klinik und epidemiologischen Risikofaktoren der infektiösen Enteritis. Habilitationsschrift, Universität Freiburg
17. Kist M (1988) Epidemiologische und klinische Parameter als diagnostische Wegweiser bei der infektiösen Enteritis. Immun Infekt S 1: 39–43
18. Knapp W (1983) Yersinia enterocolitica. Bundesgesundheitsblatt 26:381–389

19. Koster F, Levin J, Walker L, Tung KSK, Gilman RH, Rahaman MM, Majid MA, Islam S, Williams RC jr (1978) Hemolytic-uremic syndrome after shigellosis. N Engl J Med 298:927-933
20. Leung FYK, Littlejohn GO, Bombardier C (1980) Reiter's syndrome after campylobacter jejuni enteritis. Arthritis Rheum 23:948-950
21. Norrby R, McCloskey RV, Zackrisson G, Falsen E (1980) Meningitis caused by Campylobacter fetus spp. jejuni. Br Med J 280:1164
22. Raucher HS, Eichenfield AH, Hodes HL (1983) Treatment of salmonella gastroenteritis in infants. The significance of bacteremia. Clin Pediat 22:601-604
23. Robins-Browne RM, Prpic JK, Stuart SJ (1987) Yersinia and Iron. In: Prpic JK, Davey RB (Hrsg) The genus Yersinia: Epidemiology, Molecular Biology and Pathogenesis. Contr Microbiol Immunol 9, Karger Basel, pp. 254-258
24. Rodriguez RE, Valero V, Watanakunakorn C (1986) Salmonella focal intracranial infections: Review of the world literature (1884-1984) and report of an unusual case. Rev Infect Dis 8:31-41
25. Rowe B, Gross RJ (1984) Salmonellosis, campylobacter enteritis and shigella dysentery. In: Goodwin CS (Hrsg) Microbes and Infection of the Gut, Blackwell Scientific Publications, Melbourne - Boston, pp. 47-77
26. Saari KM, Kauranen O (1980) Ocular inflammation in Reiter's syndrome associated with campylobacter jejuni enteritis. Am J Ophthalmol 90:572-573
27. Saphra I, Winter JW (1957) Clinical manifestations of salmonellosis in man. N Engl J Med 256:1128-1134
28. Solem JH, Lassen J (1971) Reiter's disease following Yersinia enterocolitica infection. Scand J Infect Dis 3:83-85
29. Thirumoorthi MC, Dajani AS (1978) Yersinia enterocolitica osteomyelitis in a child. Am J Dis Child 132:578-580
30. Turnbull PCB (1979) Food poisoning with special reference to salmonella - its epidemiology, pathogenesis and control. In: Lambert HP (Hrsg) Clinics in Gastroenterology 8, Saunders Company Ltd, London - Toronto, pp. 663-714
31. Walder M, Lindberg A, Schalen C, Öhman L (1982) Five cases of Campylobacter jejuni/coli bacteremia. Scand J Infect Dis 14:201-205
32. Woodhead MA, Banks DC, Ispahani P (1984) Multiple salmonella endocarditis. J Infect 9:289-290

Diskussion

Frage:
Ist Ihrer Meinung nach die Ursache für diese extraintestinalen Manifestationen eher auf der Seite der Bakterien zu suchen im Sinne einer vermehrten Exotoxinproduktion oder eher auf der Seite der Patienten im Sinne einer erhöhten Empfindlichkeit?

Antwort:
Das ist von Komplikation zu Komplikation sicher unterschiedlich. Wenn man sich die Komplikationen bei Shigellen-Ruhr ansieht, dann lassen sich einige dieser Phänomene, die man beobachtet, durch spezielle Virulenzfaktoren der Shigellen erklären, Bildung von Neurotoxin oder beim HUS bestimmte Affinität zu Nierengefäßen; während bei der Arthritis nach Yersiniose möglicherweise die wirtspezifischen Eigenschaften eine größere Rolle spielen, was dadurch angedeutet wird, daß Patienten mit einer bestimmten HLA-Konstellation häufiger betroffen sind. Es ist also sicher von einem Erreger zum anderen verschieden und von einer Komplikation zur anderen. Beide Faktoren spielen eine große Rolle.

Bemerkung:
Ich möchte noch ergänzen, daß wir bei abwehrgeschwächten Patienten Septikämien mit Clostridium difficile sehen. Wir haben insgesamt etwa 8 % der positiven Blutkulturen mit Anaerobiern positiv und etwa ⅓ davon ist durch die toxischen Clostridien C. perfringens und C. difficile bedingt.

Antwort:
Clostridium perfringens kommt relativ häufiger vor als Clostridium difficile.

Frage:
Können Sie sagen, wie häufig beim Guillain-Barré-Syndrom Keim- bzw. serologische Nachweise einer speziellen Infektion gelingen? Sie haben nicht aufgezeigt, daß es in neuester Zeit diese Verbindungen zwischen Yersinien und Guillain-Barré-Syndrom gibt. Eine amerikanische neuere Studie zeigt, daß bei etwa 30 %

der Patienten Yersinien nachgewiesen werden konnten, etwas, was wir bisher nicht gewußt haben.

Antwort:

Woher stammt diese Studie? Wir müssen dabei natürlich bedenken, daß das Erregerspektrum bei der Yersiniose in den USA ein völlig anderes ist als bei uns. In den USA findet sich nahezu ausschließlich der Serovar 08, bei uns die Serovare 03 und 09. Bei Yersiniafällen in Mitteleuropa sind diese Zusammenhänge bisher nie beobachtet worden.

Frage:

Sie sprechen bei der Septikämie von Eisenstoffwechselstörungen. Welche Art liegt da vor? Ist das eine Mobilisierung aus den Depots?

Antwort:

Man beobachtet bei Septikämien durch Y. enterocolitica häufig einen deutlich erhöhten Serumeisenspiegel. Welches internistische Krankheitsbild diesen erhöhten Serumeisenspiegel jeweils bedingt, hängt vom Einzelfall ab.

Frage:

Es wird immer davor gewarnt, Eisen zu geben, wenn die Möglichkeit einer Yersinieninfektion gegeben ist. Offensichtlich genügt die orale Eisenzufuhr, um diese Komplikation bei Yersiniose zu provozieren bzw. die Manifestation zu begünstigen.

Antwort:

Ja. Es kann durchaus auch eine exogene Eisenzufuhr Ursache einer Yersinia-Septikämie sein.

IV. Intestinale mikrobielle Interaktionen/ Antibiotika und Kolonisationsbarriere

(Moderator: J. Müller)

Einfluß von Antibiotika auf die Darmbesiedlung

G. Linzenmeier

Es gehört zu den Gütesiegeln eines Antibiotikums, daß Nebenwirkungen, die den Intestinaltrakt betreffen können, so gering wie möglich sind; bei der Auswahl heute reichlich vorhandener Präparate gleichen Wirkungsspektrums wird man diesen Gesichtspunkt mit zu berücksichtigen haben [17, 22]. Umfangreiche Prüfungen der Darmflora nach Verabreichung eines neuen Antibiotikums, zunächst an Freiwilligen [2, 3, 19, 23, 29, 31] werden daher in der Literatur vorgelegt, was zur Zulassung beim BGA Pflicht werden sollte. Dies ist aber erst seit einigen Jahren üblich geworden dank der Bedeutung von C. difficile für die schwersten Formen intestinaler Störungen [5]. Sein Fehlen nach Anwendung eines neuen Präparates wird heute bei der Werbung durch die Hersteller gerne hervorgehoben.

Das komplexe, immerhin recht stabile System der Mikroökologie des Darmes wird gestört, wenn ausreichende Antibiotikakonzentrationen an die Bakterien der Darmwand oder des Lumens gelangen, v. a. durch ungenügende Resorption oraler Präparate und bei Ausscheidung über die Gallenwege. Stabilität, etwa Festigkeit gegen β-Laktamasen, ist hier von Nachteil, so erwünscht diese Fähigkeit sonst ist. Das gilt auch für die antibiotische Therapie infektiöser Erkrankungen des Intestinums wie zur Dekontamination des Darmes von aeroben Erregern (Enterobakterien, Pseudomonas u. a.), die sich als intestinogene Infektionserreger nach Operationen am Kolon und bei neutropenischen Patienten [21] erwiesen haben [18, 24, 35].

Trotzdem soll möglichst die Fähigkeit der kolonialen Resistenz der Darmflora gegen Fremdkeime erhalten bleiben, d. h. nach van der Waaij [35] der anaerobe Anteil der Darmbesiedlung; dies wird von Gorbach et al. [7] insofern bestritten, als es nur für Tierversuche gilt, am Menschen aber nicht erwiesen ist; zumal in und an der Darmwand, im Gegensatz zum Lumen die Aerobier nicht in der Minderheit sind. Darauf wird noch zurückzukommen sein!

Dazu kommt, daß *jede* Antibiotikatherapie – je breiter das Spektrum des Präparats und aus welchem Grund auch immer indiziert – die Mikroökologie auch im Rachen, auf der Haut und bei der Frau in der Vagina stören und nicht nur im Darm zur Selektion resistenter Bakterien und Pilze endogener wie exogener Herkunft führen kann [1, 15]. All dies ist lange bekannt [16], aber erst dank besserer analytischer mikrobiologischer Methoden zur Untersuchung der Stuhlflora [9] näher erforscht, ohne daß es schon zwischen gastroenterologischer Diagnostik und relevanter Mikrobiologie Übereinstimmung gäbe.

Allerdings muß im folgenden mehr auf Kasuistik als auf einschlägige Studien zurückgegriffen werden, um zu einem Überblick der gastrointestinalen Nebenwirkungen zu kommen.

Orale Applikation

Oral verabreichte antibakterielle Substanzen haben in erster Linie Verantwortung für Störungen der Darmflora (Tabelle 1); diese zeigen sich als Reduktion oder Verschwinden der aeroben, gelegentlich auch der anaeroben Anteile der Darmbesiedlung. Entstandene „Nischen" werden durch vermehrte Anteile der residenten Flora ausgefüllt; das können außer Bakterien auch Pilze der Candidagruppe sein, die aus kleinsten Anteilen um 10^3 KbE/g Stuhl aufwachsen. Ferner werden bei

Tabelle 1. Beeinflussung der Darmflora und gastrointestinale Reaktionen nach oraler Gabe von Antibiotika und Chemotherapeutika

Substanz	Reduktion der aeroben/anaeroben Darmflora[a]	Neue oder vermehrt auftretende Spezies	Gastrointestinale Reaktionen[b]		
			leicht	Diarrhö	Kolitis
Ampicillin	+++	+		+++	++
Amoxycillin/ Bacampicillin	++	o		++	+
Cephalosporine Cefaclor (1. Generation)	++	o	Enterokokken	+		
Cefixim (3. Generation)	+++	o		+	−	
Neomycin	++	o	„Pilze"	+		
Tetracycline	+++	+	Pilze, Proteus	+++	++	+
Chloramphenicol	+++	+		++	+	
Erythromycin/ Josamycin	++	+		++	+	
Lincomycin/ Clindamycin	+	++	C. difficile	+++	++	++
Sulfanilamide	+	?		+		
TMP/SMZ	+++	o	Pseudomonas, resistente E. coli, Clostridien	+		
Chinolone, alt	++	?		++	+	
Chinolone, neu	++	+		++	+	

[a] Beeinflussung: stark +++, mäßig ++, gering +, keine o.
[b] Reaktionen: häufig +++, gelegentlich ++, selten +.

Krankenhausaufenthalt auch Klebsiella, Enterobacter, Pseudomonas, S. aureus u. a. aufgenommen und im Sinne des Hospitalismus durch den Stuhl in die Umgebung ausgeschieden [21]. Meist sind es Keime, die gegen das jeweils angewandte Präparat, wie z. B. zur Behandlung von Harnwegsinfektionen mit Cotrimoxazol [8], resistent geworden sind, oder entsprechend selektierte Bakterien [14].

Dazu gehört aus der Familie der Clostridien [11] C. difficile als häufiger Verursacher einer schweren Kolitis. Dieser Erreger wird offensichtlich innerhalb einer Klinikstation verbreitet [10], was zunächst angezweifelt wurde, heute aber allgemein bekannt ist.

Versuche, solchen Störungen nach Antibiotikagaben zuvorzukommen, sind mit der gleichzeitigen Gabe von Milchsäurebakterien-Präparaten auf Bifidus- oder Lactobazillenbasis [20] teils mit Erfolg gemacht worden; ebenso bemerkenswert scheint die in Deutschland, mehr noch in Frankreich übliche Anwendung eines Stammes von Saccharomyces cerevisiae (S. boulardii) [25a]. Für diesen Stamm liegen zahlreiche Studien vor, die die Reduktion von Nebenwirkungen unter Antibiotika und den Einfluß gegen Clostridium difficile dokumentieren [8a]. Die Notwendigkeit einer generellen Prophylaxe ist sicherlich nicht gegeben, da sich die Darmflora nach Absetzen des Antibiotikums meist alleine restituiert. Speziell bei Risikopatienten ist dennoch, insbesondere bei „darmwirksamen" Antibiotika wie Ampicillin, den Tetracyclinen, Clindamycin und neuerdings oralen Cephalosporinen der 3. Generation [30] eine derartige Prophylaxe zu erwägen.

Es ist sicher nicht zu bezweifeln, daß die Darmflora und damit die Kolonisationsresistenz durch längere selektive Dekontaminationsmaßnahmen gestört werden kann [4]; doch da sich diese Funktion der Normalflora wohl nicht – wie im Tierversuch – nur auf den anaeroben Anteil [37] beschränkt, sind Antibiotika und Chemotherapeutika, die die Bifidus- und Bacteroidesanteile wenig oder kaum tangieren, zwar interessant, obwohl diese Wirkung noch nicht voll gesichert ist [7, 38].

Eine totale Dekontamination, wie sie nach eigenen Erfahrungen in der EORTC-Gruppe [18] nur bei Kindern erfolgreich möglich ist, hat nach jüngsten Erhebungen [34] eine bessere Rate in der Verhinderung einer Graft-versus-Host-Reaktion nach Knochenmarktransplantation.

Parenterale Applikation

Parenteral verabreichte antibakterielle Substanzen beeinflussen die Darmbesiedlung wesentlich durch eine Ausscheidung über die Gallenwege. Wenn das der Fall ist, und sie nicht durch β-Lactamasen abgebaut werden, sind Störungen beschrieben bei Cefoperazon [6, 28], Ceftriaxon [17], Aztreonam [13, 36]; bei Ampicillin, Ticarcillin u. a. nur dann, wenn sie mit einem β-Lactamasehemmer wie Clavulansäure u. a. [26] versehen sind. Außer Penicillin G zeichnen sich die Aminoglykoside und Fosfomycin durch mangelnde Beeinflussung der Darmflora aus. Sie sind auch in den Fäzes so gut wie nie zu finden, was auch für Imipenem und Metronidazol gilt. In kleineren Konzentrationen wurden Moxalactam, Aztreonam, Cefoxitin wie auch Azlocillin und Piperacillin nachgewiesen.

Indirekt kann als Wirkungseffekt von Antibiotika der fehlende Nachweis kurzkettiger Fettsäuren angesehen werden. Clindamycin steht hier an der Spitze, es folgt Ampicillin, während Metronidazol diese Fähigkeit nicht hat [12].

Einer besonderen Betrachtung müssen die *Chinolone* unterzogen werden [25, 27, 39]. Sie werden nicht nur nach oraler Gabe in mittlerer bis hoher Konzentration im Stuhl je nach Resorbierbarkeit gefunden [23], reduzieren dabei wesentlich die aerobe gramnegative Mikroflora und tangieren die Anaerobier kaum. Da sie wichtige darmpathogene Bakterien eliminieren, so E. coli als EPEC, ETEC usw., Salmonellen, Shigellen, Yersinien, Campylobacter jejuni, nicht aber Helicobacter pylori und schon gar nicht Clostridium difficile, werden sie, wenn therapeutisch indiziert, viel verwendet, auch zur selektiven Darmdekontamination. Eine dadurch mögliche Resistenzentwicklung oder Selektion beschränkt sich auf Staphylokokken (aureus wie epidermis!), die bei neutropenischen Patienten zu Infektionen führen können. Diese Staphylokokken müssen hinsichtlich der strengen MHK-Grenzwerte von DIN 58 940 (0,25–0,5 µg/ml) beim Monitoring beachtet werden.

Bei den üblichen Untersuchungen an Freiwilligen waren solche Nebenerscheinungen nicht zu sehen, womit die Prüfungen einer neuen Substanz am Patienten [3] erst in der Phase IV volle Klarheit bringen dürften.

Im ganzen ähneln sich nach ersten Erfahrungen seinerzeit mit Norfloxacin [23] Ofloxacin [3, 19], Ciprofloxacin [25, 27], Lomefloxacin [2] und Fleroxacin [31] sehr, soweit es die Darmflora angeht. Es werden auch keine Pilze zusätzlich beobachtet. Bekannt ist inzwischen, daß die neuerdings auch parenteral anwendbaren Präparationen die Darmflora über Galle oder Darmwand beeinflussen. Es wird von einer „transintestinalen" Elimination des Ciprofloxacin gesprochen [40].

Literatur

1. Chapoy P (1989) Intestinales bakterielles Überwuchern bei Kindern: Versagen eines Ökosystems. In: Müller J, Ottenjann R, Seifert J (Hrsg) Ökosystem Darm. Springer, Berlin Heidelberg New York Tokyo, S 165–178
2. Edlund C, Brismar B, Nord CE (1990) Effect of lomefloxacin on the normal oral and intestinal microflora. Eur J Clin Microbiol 9:35–39
3. Edlund C, Kager L, Malmborg AS, Sjöstedt S, Nord CE (1988) Effect of ofloxacin on oral and gastrointestinal microflora. Eur J Clin Microbiol 7:135–143
4. Friedrich B, Hof H, Meyer P (1989) Antibiotikainduzierte Störungen der aeroben Darmflora. Med Welt 40:1224–1232
5. George WL, Sutter VL, Finegold SM (1977) Antimicrobial agent-induced diarrhea – a bacterial disease. J Infect Dis 136:822–828
6. Giuliano M, Barza M, Jacobus NV, Gorbach SL (1987) Effect of broad-spectrum parenteral antibiotics on composition of intestinal microflora of humans. Antimicrob Agents Chemother 31:202–206
7. Gorbach SL, Barza M, Giuliano M, Jacobus NV (1988) Colonization resistance of the human intestinal microflora: testing the hypothesis in normal volunteers. Eur J Clin Microbiol 7:98–102
8. Grüneberg RN, Leakey A, Bendall MJ, Smellie JM (1975) Bowel flora in UTI: effect of chemotherapy with special reference to cotrimoxazole. Kidney Internat 8:122–129

8a. Hagenhoff G, Heidt H, Höchter W (1990) Clostridium difficile und antibiotikaassoziierte Diarrhöen: Prävention und Therapie mit Saccharomyces boulardii. In: Ottenjann R, Müller J, Seifert J, Ökosystem Darm II. Springer Verlag, Berlin Heidelberg New York Tokyo, S 150
9. Haralambie E (1990) Gnotobiotik. Perimed Erlangen
10. Haralambie E, Lucanus W, Rossegger W, Linzenmeier G, Schlegel KF (1984) Clostridium difficile, gehäuftes Auftreten auf einer Station. Münch Med Wochenschr 126:156–158
11. Haralambie E, Mahmoud HK, Linzenmeier G, Wendt F (1983) The clostridial effect of selective decontamination of the human gut with trimethoprim/sulfamethoxazole in neutropenic patients. Infection 11:201–204
12. Høverstad T, Carlstedt-Duke B, Lingaas E, Midtvedt T, Norin KE, Saxerholt H, Steinbakk M (1986) Influence of ampicillin, clindamycin and metronidazole on faecal excretion of short-chain fatty acids in healthy subjects. Scand J Gastroenterol 21:621–626
13. Kager L, Brismar B, Malmborg AS, Nord CE (1985) Effect of aztreonam on the colon microflora in patients undergoing colorectal surgery. Infection 13:111–114
14. Kaukoranta-Tolvanen SS, Renkonen OV, Gordin A, Tamm L, Männistö PT (1989) Effect of erythromycin acistrate and erythromycin stearate on human colonic microflora. Scand J Infect Dis 21:717–720
15. Kling PA, Östenson R, Granström S, Burman LG (1989) A 7-year survey of drug resistance in aerobic and anaerobic fecal bacteria of surgical inpatients. Scand J Inf Dis 21:589–596
16. Knothe H (1965) Darmflora und Antibiotika. Arch Hyg 149:642–659
17. Knothe H (1989) Auswahlkriterien für den Einsatz von Cephalosporinen in der Intensivmedizin. FAC 8-2:385–391
18. Kurrle E, Dekker AW, Gaus W, Haralambie E, Krieger D, Rozenberg-Arska M, Vries-Hospers HG de, Waaij D van der, Wendt F (1986) Prevention of infection in acute leukemia. Infection 14:226–232
19. Leigh DA, Walsh B, Harris K, Hancock P, Travers G (1988) Pharmacocinetics of ofloxacin and the effect on the faecal flora of healthy volunteers. J Antimicrob Chemother [Suppl C] 22:115–125
20. Lidbeck A, Edlund C, Gustafsson JÅ, Kager L, Nord CE (1988) Impact of lactobacillus acidophilus on the normal intestinal microflora after administration of two antimicrobial agents. Infection 16:329–336
21. Linzenmeier G, Haralambie E, Dermoumi H (1979) Kurzfristige orale Chemoprophylaxe vor Operationen am Darm. Zentralbl Bakteriol A 234:326–335
22. Linzenmeier G (1989) Darmflora und Chemotherapie. Internist 30:362–366
23. Meckenstock R, Haralambie E, Linzenmeier G, Wendt F (1985) Die Beeinflussung der Darmflora durch Norfloxacin bei gesunden Menschen. ZAC 3:27–34
24. Meijer-Severs GJ, Joshi JH (1989) The effect of new broad-spectrum antibiotics on faecal flora of cancer patients. J Antimicrob Chemother 24:605–613
25. Murray BE (1989) Quinolones and the gastrointestinal tract. Eur J Clin Microbiol 8:1093–1102
25a. Müller J, Ottenjann R, Seifert J (Hrsg) (1989) Ökosystem Darm II. Springer Verlag, Berlin Heidelberg New York Tokyo, S 179
26. Nord CE, Bergan T, Thorsteinsson SB (1989) Impact of ticarcillin/clavulanate on the intestinal microflora. J Antimicrob Chemother [Suppl B] 24:221–226
27. Nord CE, Heimdahl A, Kager L (1989) Ecological impact of different antimicrobial agents on the human microflora 1980–1988. ZAC 7:11–18
28. Ohnhaus EE, Hoensch HP, Haralambie E, Linzenmeier G (1985) Elimination of fecal microflora by cefoperazone therapy in patients. In: Ishigami J (ed) University of Tokyo Press, Tokyo, pp 1034–1035
29. Saene HKF van, Lemmens SEB, Saene JJM van (1988) Gut decontamination by oral ofloxacin and ciprofloxacin in healthy volunteers. J Antimicrob Chemother [Suppl C] 22:127–134
30. Sammann A, Schäfer V, Shah PM, Knothe H (1987) Einfluß von Cefixim auf die Darm- und Rachenflora. FAC 6-8:1241–1247

31. Shah PM, Sammann A, Schäfer V, Seczendi M, Knothe H (1988) Fleroxacin: safety, tolerance and effect on the faecal flora of healthy volunteers. J Antimicrob Chemother [Suppl D] 22:209–213
32. Vollaard EJ, Clasener HAL, Griethuysen AJA van, Janssen AJ, Sanders-Reijmers AJ (1987) Influence of amoxycillin, erythromycin and roxithromycin on colonization resistance and on appearance of secondary colonization in healthy volunteers. J Antimicrob Chemother [Suppl B] 20:131–138
33. Vollaard EJ, Clasener HAL, Griethuysen AJA van, Janssen AJ, Sanders-Reijmers AHJ, Muller NF, Huige PJC (1988) Influence of cefaclor, pheneticillin, co-trimoxazole and doxycycline on colonization resistance in healthy volunteers. J Antimicrob Chemother 22:747–758
34. Vossen JM, Heidt PJ, Berg H van den, Gerritsen EJA, Hermans J, Dooren LJ (1990) Prevention of infection and graft-versus-host disease by suppression of intestinal microflora in children treated with allogeneic bone marrow transplantation. Eur J Clin Microbiol 9:14–23
35. Waaij D van der (1984) The digestive tract in immuncompromised patients: importance of maintaining its resistance to colonization, especially in hospital in-patients and those taking antibiotics. Antonie Van Leeuwenhoek 50:745–761
36. Waaij D van der (1985) Selective decontamination of the digestive tract with oral aztreonam and temocillin. Rev Infect Dis [Suppl 7] 4:628–634
37. Wells CL, Jechorek RP, Maddaus MA, Simmons RL (1988) Effects of clindamycin and metronidazole on the intestinal colonization and translocation of enterococci in mice. Antimicrob Agents Chemother 32:1769–1775
38. Wells CL, Maddaus MA, Jechorek RP, Simmons RL (1988) Role of intestinal anaerobic bacteria in colonization resistance. Eur J Clin Microbiol 7:107–113
39. Wolfson JS (1989) Quinolone antimicrobial agents: adverse effects and bacterial resistance. Eur J Clin Microbiol 8:1080–1092
40. Rohwedder R, Bergan T, Thorsteinson SB, Scholl H (1990) Transintestinal elimination of ciprofloxacin. Chemotherapie 36:77–84

Diskussion

Moderator:
Mich interessiert besonders der Einfluß der antibakteriellen Chemotherapie auf die Pilze im Darm, und eine ganz plausible Vorstellung ist ja, daß das ein einfaches Konkurrenzphänomen ist. Die Bakterienflora wird gedämpft, und die Pilze haben jetzt eine Vermehrungschance. Gibt es Hinweise dafür, daß eine direkte Förderung der Pilzflora durch antibakteriell wirksame Substanzen möglich ist? Es fällt ja auf, daß Substanzen wie das Tetracyclin sehr viel häufiger zu einer überschießenden Pilzflora führen als andere Antibiotika.

Antwort:
Durch die Beseitigung der Normalbesiedlung kommt es zu Nischen, die besetzt werden, wenn Keime wie Candida vorhanden sind. M. E. ist das mikroökologische Gleichgewicht gestört. Ob Candida durch Antibiotika direkt gefördert wird, dazu kann ich keine Aussage machen. Interessant ist, daß die Chinolone auch bei der Anwendung zur selektiven Dekontamination im allgemeinen nicht zu einem Überschießen der Pilze führen und selten Candidabefall danach zu beobachten ist.

Moderator:
Sie sehen es also als reines Konkurrenzphänomen?

Antwort:
Ja.

Bemerkung:
Man kennt schon einen Antagonismus zwischen Candida und Kolibakterien: Immer dann, wenn Kolibakterien zurückgedrängt werden, tritt Candida quantitativ stärker hervor. Nur sind jetzt die meisten Kolistämme gegenüber Tetracyclinen resistent, und so kommt das nicht mehr so häufig vor wie früher. Das Phänomen, auf dem der Antagonismus beruht, scheint mit gewissen Glycoproteinen zusammenzuhängen, die wir als Killertoxine bezeichnen. Darüber hinaus ist wichtig, wie das Antibiotikum chemisch konfiguriert ist. Hefepilze könnten u. U. von bestimmten Antibiotika leben. Es stehen ihnen im Darm nicht ausreichend Kohlenhydrate

zur Verfügung, so daß man also, soweit ein Antibiotikum nicht ausreichend resorbiert ist, hier auch eine Substratwirkung sehen kann.

Frage:
Uns Gastroenterologen fällt auf, daß man einen Soor eigentlich nur dort findet, wo Plattenepithel vorhanden ist, d. h. in der Speiseröhre und im Mund. Mein Mitarbeiter Höchter hat das zusammen mit Herrn Seeliger am Darm bei Colitis-ulcerosa- und Morbus-Crohn-Patienten untersucht. Wir haben nie einen Soor in diesem Bereich gefunden. Weiß man, was den Soorbelag im Darm verhindert, dagegen auf dem Plattenepithel fördert?

Moderator:
Vielleicht können wir Ihre Frage zurückstellen, bis wir später zur Hefeproblematik selber kommen.

Frage:
Ich habe noch eine Nachfrage zur Therapie der infektiösen Enteritis. Können Sie mir zustimmen, daß die übliche Therapie der unkomplizierten Durchfallkrankheit symptomatisch ist und daß man primär von Antibiotikagaben absieht? Daß man insbesondere Chinolone sparsam einsetzt, zumal man bei Campylobacter schnelle Resistenzentwicklung beobachten kann? Für den in der Diagnostik tätigen Mikrobiologen entsteht dann ein Problem, weil nämlich die Differentialdiagnose zwischen verschiedenen Campylobacterspezies die Resistenz gegen Nalidixinsäure nutzt. Wenn die vermehrte Chinolontherapie zur Zunahme von Nalidixinsäureresistenten Stämmen führt, kann uns das Probleme machen.

Antwort:
Wir sind immer dafür eingetreten, bei Salmonellainfektionen und anderen Erregern eine Resistenzbestimmung zu machen für den Fall einer Septikämie, aber für den einfachen Durchfall ist das unnötig.

Frage:
Zur symptomatischen Therapie der Diarrhö: Ich würde doch gern von den Mikrobiologen hören, wie sie dazu stehen, Loperamid (Imodium®) einzusetzen bei der infektiösen Diarrhö? Das ist ein Diskussionspunkt, der für uns nicht geklärt ist.

Antwort:
In Essen gab es einen Todesfall. Ein Patient hat 3 Wochen lang in China seine Diarrhö mit Loperamid behandelt, bis der Darm durchgebrochen war. Da müssen Toxine in rauhen Mengen gebildet worden sein, die dann zu schweren Schädigungen der Darmwand geführt haben. Ich würde Imodium nur nehmen, wenn ich beim Heimflug einige Stunden überstehen will.

Frage:
Unsere Großmütter haben bei Durchfällen Erwachsener Rhizinusöl gegeben. Das ist zwar eine drastische symptomatische Therapie, hat aber etwas für sich.

Antwort:
Zu diesen Bemerkungen über Rhizinus eine zweite aus eigener Erfahrung in russischer Gefangenschaft: Die Russen haben bei Durchfall einen Einlauf mit 2 Liter warmem Wasser gemacht und diesen möglichst lange gehalten – ½–¾ Stunde. Ich habe an mir selbst erlebt, daß das ausgezeichnet wirkt. Jedenfalls sind die Durchfälle damit wirksam behandelt worden. Das kostete nur ein Einlaufgerät, und das hatte man.

Kommentar:
Ich wollte noch hinzufügen, daß bei den enterohämorrhagischen E. coli und den Verotoxinen Motilitätshemmer natürlich kontraindiziert sind, denn es ist wichtig, daß das Toxin möglichst rasch ausgeschieden wird. Wenn es im Darm verbleibt, geht es in die Blutbahn über.

Clostridium difficile und antibiotikaassoziierte Diarrhöen: Prävention und Therapie mit Saccharomyces boulardii

G. Hagenhoff, H. Heidt, W. Höchter

Diarrhöen zählen mit einer Inzidenz von ca. 20% [17, 33] neben den allergischen Hautreaktionen zu den häufigsten Nebenwirkungen der Antibiotika. Das klinische Spektrum der antibiotikaassoziierten Diarrhö reicht von einer passageren leichten Erhöhung der Stuhlfrequenz bis hin zur pseudomembranösen Kolitis (antibiotikaassoziierte Kolitis), die in seltenen Fällen einen letalen Verlauf nehmen kann.

Es ist davon auszugehen, daß praktisch alle Antibiotika mit unterschiedlichem Risiko zu Diarrhöen bzw. pseudomembranösen Kolitiden führen können. Besonders hohe Fallzahlen der antibiotikaassoziierten Diarrhö wurden unter Lincomycin, Clindamycin, Erythromycin (bis 30%, [31]) sowie unter Cephalosporinen dokumentiert. Ein erhöhtes Risiko belastet auch Antibiotikakombinationen, die Clindamycin, Co-Trimoxazol oder Cephalosporine enthalten [33]. Für die Entwicklung einer pseudomembranösen Kolitis stellen Clindamycin und Lincomycin das größte Risiko dar, wenn auch die meisten Fälle auf die wesentlich häufiger verschriebenen Cephalosporine oder Breitbandpenicilline zurückzuführen sind.

Inzidenz von Diarrhöen unter verschiedenen Antibiotika (Quelle: Arzneimittelbrief, August 1989)		
Aminoglykoside	bis	$\leq$ 2%
Cephalosporine	z.T.	> 20%
Penicilline		2–9%
Lincomycin	bis	20%
Clindamycin	bis	20%
Sulfonamide	bis	2%
Trimethoprim	bis	2%
Co-Trimoxazol	bis	2%
Isoniazid	bis	20%
Rifampicin	bis	20%

Die Größe des Problems läßt sich nur im Zusammenhang mit der Tatsache erfassen, daß in der Bundesrepublik Deutschland jährlich ca. 70–80 Mio. Zähleinheiten Antibiotika im Klinikbereich bzw. über 30 Mio. Packungseinheiten in der

Praxis verbraucht werden. Geht man davon aus, daß 10% der ca. 4 Mio. Patienten, die jährlich eine Tetrazyklinbehandlung beginnen, eine Diarrhö bekommen, so muß man alleine bei diesen Patienten mit 400000 Diarrhöen in einem Jahr rechnen. Für Erythromycin mit ca. 2,3 Mio. Verschreibungen ist bei einer Inzidenz von 30% sogar von ca. 490000 Diarrhöen auszugehen [31].

Als Folge der antibiotikaassoziierten Nebenwirkungen, darunter in führender Rolle die antibiotikaassoziierten Diarrhöen, wird im Praxisbereich ein Complianceproblem beobachtet, das den Erfolg der Antibiotikatherapie potentiell in Frage stellt.

Pathogenese der antibiotikaassoziierten Diarrhöen

Im Gegensatz zur antibiotikaassoziierten pseudomembranösen Kolitis, die auf einer Superinfektion des Darmes mit toxigenen Clostridium difficile beruht [1, 19], ist die Pathogenese der unkomplizierten antibiotikaassoziierten Diarrhö noch nicht geklärt.

Als mögliche pathogenetische Mechanismen wurden ein verändertes Fettsäureprofil unter Antibiotikabehandlung [30] oder eine Zunahme hochmolekularer Kohlenhydrate [29] diskutiert, die über eine Erhöhung des osmotischen Drucks im Darmlumen die Diarrhöen induzieren.

Überwiegend wird die Auffassung vertreten, daß Antibiotika bestimmte Stämme der physiologischen Darmflora supprimieren, die eine Adhäsion oder Proliferation pathogener Keime normalerweise verhindern [36, 37], und somit zu einer Verminderung oder einem Verlust der Kolonisationsresistenz des Darmes führen. Keime, die nicht vom Wirkspektrum des eingesetzten Antibiotikums erfaßt werden oder diesem gegenüber resistent sind, können sich in dieser Situation weitgehend ungehindert vermehren und dadurch möglicherweise Diarrhöen verursachen.

C. difficile bzw. dessen Toxine sind bei 20–25% der Patienten mit antibiotikaassoziierter Diarrhö nachweisbar, doch scheint der Keim dabei nicht die ausschlaggebende Rolle zu spielen, da C. difficile mit 7–25% auch bei Antibiotikapatienten, die keine Diarrhöen bekommen, deutlich häufiger vorkommt als bei der erwachsenen Normalbevölkerung (2%) [19, 21, 35]. Die Möglichkeit einer pathogenetischen Beteiligung dieses Keims bei manchen Patienten mit antibiotikaassoziierter Diarrhö ist allerdings nicht von der Hand zu weisen.

Gesichert erscheint, daß der antibiotikabedingte Verlust der Kolonisationsresistenz, der zu einer Virulenzsteigerung von C. difficile führt, den 1. Schritt in der Pathogenese der pseudomembranösen Kolitis darstellt.

C. difficile ist ein stäbchenförmiger, sporenbildender Keim, der bei ca. 2% der symptomfreien Erwachsenen und bei 25–50% der Kinder unter 2 Jahren im Stuhl nachzuweisen ist. Trotz der hohen Besiedlungsrate erkranken diese Kinder aus bisher ungeklärten Gründen seltener als Erwachsene. Die wichtigste Infektionsquelle ist die stationäre Krankenhausaufnahme, wie eine Studie von McFarland et al. [25] zeigt, in der 74% der initial C.-difficile-negativen Patienten den Keim im Verlauf ihres Krankenhausaufenthaltes erwarben. Neben dem direkten Patientenkontakt scheinen kontaminierte Klinikräume und das Pflegepersonal bei der Übertragung eine entscheidende Rolle zu spielen.

Primäre Pathogenitätsfaktoren von C. difficile sind die Toxine, von denen bisher 2 eindeutig identifiziert werden konnten. Das Toxin A (Enterotoxin) führt zu einer Infiltration von Granulozyten in die Darmmukosa, dadurch zu einer Entzündung, und induziert eine Flüssigkeitssekretion. Das Toxin B (Zytotoxin) zeigt in der Zellkultur einen ausgeprägten zytopathischen Effekt. Zwei weitere Toxine werden diskutiert, die aber noch unzureichend charakterisiert sind.

Klinik der pseudomembranösen Kolitis

Die pseudomembranöse Kolitis kann innerhalb von 2–8 Tagen nach Beginn der Antibiotikatherapie, aber auch bis zu 3 Wochen nach Absetzen der Antibiotika auftreten. Betroffen sind in erster Linie schwerkranke, multimorbide oder postoperative Patienten unter Antibiotikatherapie, aber auch bei an sich gesunden Patienten mit Bagatellinfektion kann sich eine pseudomembranöse Kolitis etablieren.

Die Symptomatik der pseudomembranösen Kolitis mit wäßrigen, z.T. blutigen Stühlen, abdominalen Krämpfen, Fieber und Leukozytose entspricht jener anderer akuter infektiöser Kolitiden oder akuter Schübe von Morbus Crohn bzw. Colitis ulcerosa. In der Regel verlaufen die pseudomembranösen Kolitiden nach Absetzen des auslösenden Antibiotikums selbstlimitiert, bei einem nicht unbeträchtlichen Anteil der Patienten ist der Verlauf aber protrahiert, bei ca. 25 % stellen sich Rezidive ein. In seltenen Fällen entwickeln sich mit Perforation, Peritonitis, Sepsis oder toxischem Megakolon Komplikationen, die einen letalen Ausgang herbeiführen können.

Zur Diagnose der pseudomembranösen Kolitis gehört eine endoskopische Klärung. Anzuraten ist eine totale Koloskopie, weil ca. 20% der Kolitiden ausschließlich im rechten Kolon lokalisiert sind. Einer Variante der antibiotikaassoziierten Kolitis, der hämorrhagischen Kolitis, wird eine typischerweise rechtsseitige Lokalisation zugeschrieben.

Die Pseudomembranen – auf der Schleimhaut aufliegende gelb-grünliche Ablagerungen aus Fibrinzelldetritus, Leukozyten und Schleim, die dem Krankheitsbild den Namen gegeben haben – sind längst nicht bei allen pseudomembranösen Kolitiden nachzuweisen. In vielen Fällen werden sie durch den Transport des Darminhaltes abgewaschen, bevor die Endoskopie durchgeführt wird. Der Begriff der antibiotikaassoziierten Kolitis ist daher im Prinzip dem der pseudomembranösen Kolitis vorzuziehen. Grundsätzlich kann sich die antibiotikaassoziierte Kolitis nicht nur mit Pseudomembranen, sondern auch in 2 weiteren Erscheinungstypen manifestieren. Der eine Typ ähnelt morphologisch der ischämischen Kolitis, der andere Typ ist durch winzige Läsionen charakterisiert, die mitunter so klein sind, daß eine makroskopische Unterscheidung der antibiotikaassoziierten Kolitis von der antibiotikaassoziierten Diarrhö nicht möglich ist. In diesen Fällen kann eine histologische Untersuchung Aufschluß geben.

Da die Endoskopie oft kein spezifisches Bild liefert und darüber hinaus auch andere infektiöse oder nichtinfektiöse Ursachen zu einer pseudomembranösen Kolitis führen können (s. folgende Übersicht), ist eine Medikamenten-Anamnese als Hinweis auf eine antibiotikaassoziierte Kolitis unverzichtbar; ein entsprechender Verdacht muß durch den mikrobiologischen Nachweis von C. difficile in Biopsie bzw. Stuhl sowie den Toxinnachweis im Stuhl bestätigt werden. Zum differentialdiagnostischen Problem kann die Tatsache geraten, daß C. difficile auch bei ca. 5% der chronischen idiopathischen Kolitiden nachweisbar ist, die endoskopisch häufig nicht von bakteriellen Kolitiden zu unterscheiden sind, und daß Salazosulfapyridin ebenfalls pseudomembranöse Kolitiden hervorrufen kann.

Ursachen der pseudomembranösen Kolitis

ohne C. difficile

Schwermetalle, insbesondere Gold; Zytostatika; Shigellen-Amöbenruhr; Staphylococcus aureus; nichtokklusive Ischämie; Obstruktion?

mit C. difficile

Antibiotika; Zytostatika; Urämie/Dialyse; spontan

Die primäre therapeutische Maßnahme bei der pseudomembranösen Kolitis besteht im Absetzen des auslösenden Antibiotikums sowie evtl. einer Flüssigkeits- bzw. Elektrolytsubstitution. Bei Persistenz oder Zunahme der Beschwerden ist eine antibiotische Behandlung indiziert. Therapie der Wahl ist eine zunächst 4- bis 5tägige orale Behandlung mit 4mal 125 mg/Tag Vancomycin, die bei praktisch allen Patienten zu einem Sistieren der Beschwerden sowie zur Heilung der Läsionen führt. Bei Rezidiven oder protrahierten Verläufen kann allerdings eine wesentlich längere Anwendung des Vancomycins notwendig sein. Als Alternativen kommen Metronidazol in einer Dosierung von 1,2–1,5 g/Tag oder Bacitracin in Frage.

Ein gemeinsamer Aspekt der Therapie mit Vancomycin, Metronidazol oder Bacitracin ist die hohe Rezidivhäufigkeit der antibiotikaassoziierten Kolitis, die bei ca. 25% anzusiedeln ist und nach dem 1. Rezidiv noch einmal erheblich ansteigt. Verschiedene Autoren geben für das Zweitrezidiv eine Inzidenz von bis zu 63% an [4, 39]. Ausschlaggebend für die Rezidive ist vermutlich die Persistenz von C.-difficile-Sporen, die sich z. B. unter Vancomycintherapie wieder in die vegetative Form umwandeln, sobald das Vancomycin abgesetzt wird [3, 38].

Stellenwert von Saccharomyces boulardii

Saccharomyces boulardii, eine nichtpathogene Hefe, wird seit Jahren in lyophilisierter Form zur oralen Therapie und Prävention von Diarrhöen unterschiedlichster Genese, so auch der antibiotikaassoziierten Diarrhöen, eingesetzt. Da die Wirksamkeit der Hefe weitgehend an die Lebensfähigkeit der Zellen gebunden ist, sind ihre Unempfindlichkeit gegenüber antibakteriellen Substanzen sowie ihre relative Säurefestigkeit Voraussetzungen für den therapeutischen Einsatz. Reproduzierbare Nebenwirkungen sind bisher nicht dokumentiert. In jüngster Vergangenheit konnte die amerikanische Arbeitsgruppe um C. Surawicz zeigen, daß S. boulardii sowohl gegenüber antibiotikaassoziierten Diarrhöen [33] als auch gegenüber chronisch rezidivierenden pseudomembranösen Kolitiden [32] eine wirksame Prophylaxe darstellt.

Wirkmechanismen

Tierexperimentelle Ergebnisse deuten darauf hin, daß die Wirksamkeit von S. boulardii gegenüber C. difficile auf eine Hemmung des Keimwachstums [16, 24] oder eine Neutralisation der Toxine [12, 14] oder beide Mechanismen zurückzuführen ist. Wesentlich unklarer ist, worauf die Wirksamkeit der Hefe bei der antibiotikaassoziierten Diarrhö beruht; eine Antwort auf diese Frage ist ohnehin erst dann zu erwarten, wenn die Pathogenese der antibiotikaassoziierten Diarrhö geklärt ist. Nachgewiesen sind für S. boulardii antibakterielle sowie immunologische Effekte und ein Einfluß auf kohlenhydratspaltende Enzyme im Darm.

Hinweise auf eine immunologische Wirksamkeit von S. boulardii ergaben sich bereits in einer klinischen Studie [27], in der die Gabe von Kapseln, die die Hefe erst im Magen freisetzen, die Inzidenz bukkaler Candidosen signifikant verringerte. Diese Vermutungen wurden mittlerweile experimentell bestätigt. Machado Caetano et al. [22] dokumentierten bei gesunden Probanden eine Stimulation der unspezifischen Immunantwort, da die Hefe zu einer Zunahme der Leukozyten- bzw. Erythrozytenzahl, der Komplementkomponenten C_3, C_{3d} und C_5 sowie der leukozytären Chemotaxis führte. Buts et al. [10] konnten darüber hinaus zeigen, daß die Gabe von S. boulardii bei Ratten die Sekretion von sIgA in die Duodenalflüssigkeit um 57% ($p < 0,01$) sowie die Konzentration der sekretorischen Immunglobulinkomponente in den Kryptenzellen der Darmmukosa um 48,5% ($p < 0,05$) erhöhte (Abb. 1).

Ebenfalls auf Buts et al. [9] geht die Erkenntnis zurück, daß die Disaccharidaseaktivität in der Mukosa unter einer Behandlung mit Saccharomyces boulardii deutlich ansteigt. Im Tierversuch an Ratten führten sowohl lebende als auch durch Hitze inaktivierte Hefezellen zu einem Anstieg der Enzyme, der vermutlich auf einer Stimulation durch die Mannane und andere Polysaccharide der Hefezellwand beruht. Bei gesunden Probanden stiegen die Aktivitäten von Saccharase, Laktase und Maltase in der Dünndarmmukosa innerhalb einer 14tägigen Behandlung um 82% ($p < 0,05$), 77% ($p < 0,005$) bzw. 75% ($p < 0,05$; Abb. 2). Die erhöhte Disaccharidaseaktivität könnte zur Spaltung von Disaccharidase beitragen und damit ihre Resorption ermöglichen; ungespalten würden sie in tiefere Darmabschnitte gelangen und dort Diarrhöen induzieren. Für diese Vermutung scheint auch die Tatsache zu sprechen, daß sich S. boulardii bei Kindern mit kongenitalem Saccharidase-Isomaltase-Mangel als wirksam erweist, bei denen die Malabsorption von Saccharose für schwere Diarrhöen verantwortlich ist [20].

Im Gegensatz zu den indirekten Effekten wird der bakterielle Antagonismus, der auf einer Freisetzung von antibakteriell wirkenden Stoffen oder auf einer

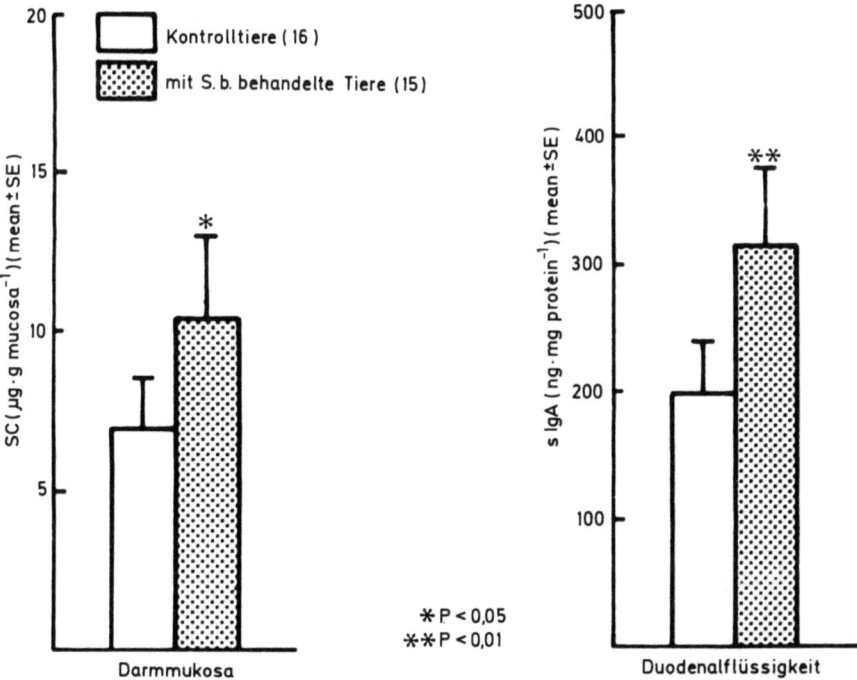

Abb. 1. Zunahme der intrazellulären Konzentration der sekretorischen Immunglobulinkomponente (SI) und der Freisetzung von sIgA in die Duodenalflüssigkeit unter S. boulardii. (Nach [10])

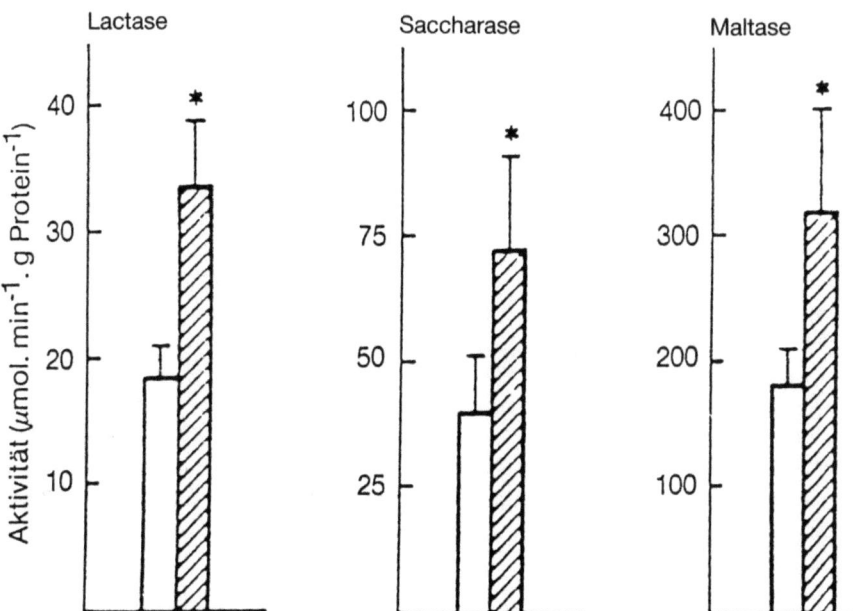

Abb. 2. Veränderung der Laktase-, Saccharase- und Maltaseaktivität in der Dünndarmmukosa von Probanden nach 14tägiger Behandlung mit S. boulardii. (Nach [9])

Bindung der Bakterien durch die Hefezellen beruht, nur von lebenden Saccharomyces boulardii vermittelt.

In verschiedenen Studien wurde in vitro sowie teilweise in vivo demonstriert, daß S. boulardii in einer Mischkultur das Wachstum verschiedener Mikroorganismen hemmt [5, 8, 15, 23]. Nachgewiesen wurde dieser mikrobielle Antagonismus gegenüber Staphylokokken, Shigellen, Proteus vulgaris, P. mirabilis, E. coli, Salmonella typhi bzw. typhimurium, Pseudomonas aeruginosa sowie gegenüber verschiedenen Spezies der Hefegattung Candida.

Im Vergleich zur Reinkultur führte S. boulardii in einer Mischkultur z. B. zu einer bis zu 105fachen Reduktion von Proteus vulgaris [6]. Verschiedene Beobachtungen deuten darauf hin, daß die Reduktion der Lebendkeimzahl auf die Freisetzung eines für Bakterien toxischen Hefemetaboliten zurückzuführen ist. So zeigten elektronenmikroskopische Aufnahmen, daß sich um die Hefezellen bakterienfreie Höfe bildeten. Andere Aufnahmen dokumentieren bei allen getesteten Bakterienstämmen verschiedene Stadien der Denaturierung bis hin zur Entleerung des Zytoplasmas aus der Bakterienzelle.

Einer der wichtigsten Pathomechanismen, die bei der Diarrhö bzw. einer bakteriellen Enterokolitis eine Rolle spielen können, ist die Adhärenz von Bakterien an die Darmschleimhaut, z. B. über Fimbrien. Gedek et al. [18] konnten mittels elektronenmikroskopischer Aufnahmen nachweisen, daß S. boulardii fimbrientragende E. coli bindet, so daß diese gemeinsam mit der Hefe aus dem Darm ausgeschieden werden. Die Autoren nehmen an, daß S. boulardii in der Lage ist, auch Bakterien ohne spezielle Haftungsorganellen zu binden, möglicherweise über Lektine, die eine Agglutination zwischen Hefe und Bakterien vermitteln könnten.

Wirksamkeit von S. boulardii gegen C. difficile

Zur experimentellen Untersuchung der pseudomembranösen Kolitis wurden geeignete Tiermodelle entwickelt. Goldhamster erliegen nach 1maliger Gabe von Clindamycin innerhalb von 2-4 Tagen einer Zökitis infolge Überwucherung mit C. difficile [2]. In Analogie zur pseudomembranösen Kolitis beim Menschen führt bei den Tieren eine Behandlung mit Vancomycin zur Heilung der Zökitiden, die aber nach Absetzen des Antibiotikums in einem hohen Prozentsatz rezidivieren. Ein anderes, in hohem Maße reproduzierbares Tiermodell ist die keimfrei aufgezogene (gnotobiotische) Maus, an der man die Effekte von C. difficile bzw. S. boulardii in vivo unbeeinflußt von der Darmflora untersuchen kann.

Untersuchungen von Toothaker u. Elmer [34] zeigten eine 29%ige Reduktion der 30-Tages-Mortalität bei Hamstern, die vor bzw. nach einer Gabe von Clindamycin mit S. boulardii behandelt worden waren ($p < 0,001$; Abb. 3). Bei praktisch allen gestorbenen Tieren gelang der Nachweis einer Infektion mit toxigenen C. difficile. In einer anderen Untersuchung [24] führte S. boulardii dosisabhängig zu einer Reduktion der Mortalität nach Clindamycinbehandlung um 40–80%. Außerdem wurden signifikant geringere Keimzahlen von C. difficile in Zäkum und Kolon nachgewiesen. Anders als bei den mit S. boulardii behandelten Tieren,

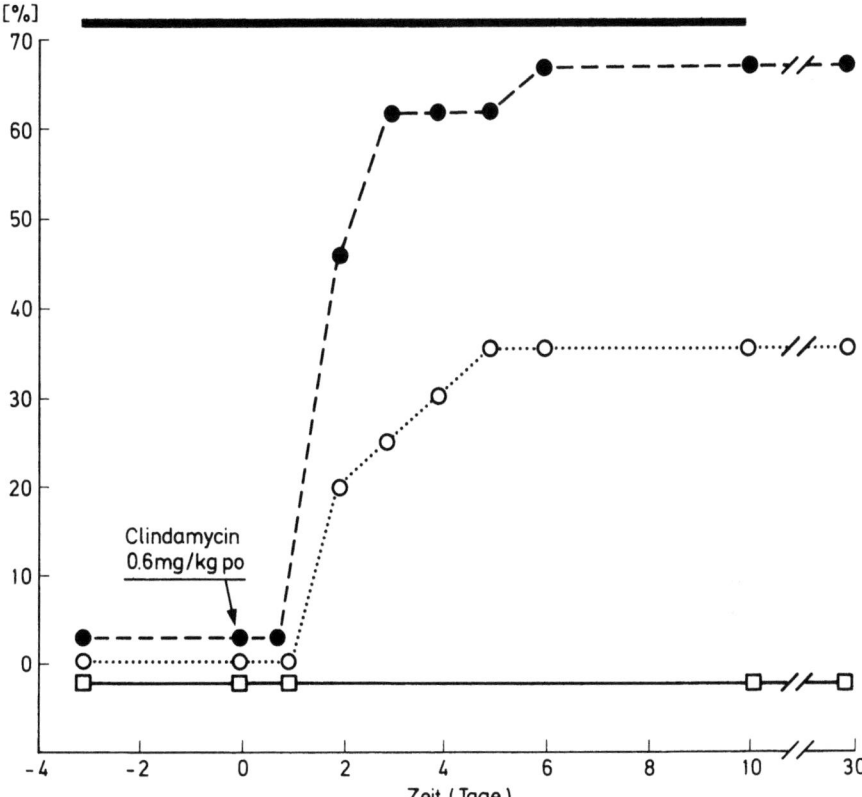

Abb. 3. Kumulierte Mortalität (in Prozent) bei 2 Gruppen mit jeweils 20 Hamstern, die 0,6 mg/kg Clindamycin p. o. am 3. Tag (t = 0) einer insgesamt 13tägigen Behandlung mit Wasser (●) oder einer 5%igen Suspension von Saccharomyces boulardii (*S. b.*, ○) erhielten: der Unterschied ist hochsignifikant ($p < 0,01$). Zwei Kontrollgruppen mit jeweils 10 Hamstern (□) erhielten nur Wasser bzw. S. b.-Suspension (ohne Clindamycin). Die Behandlung mit S. b. wurde am 10. Tag durch Wasser ersetzt. Die durch Clostridium difficile bei Kolitis verursachte Mortalität wurde histopathologisch durch die Anwesenheit von C.-difficile-Zellen bestätigt sowie durch den Nachweis von Cytotoxin [34]

bei denen Läsionen selten und nur in leichter Form nachzuweisen waren, zeigten sich bei den ungeschützten Tieren häufig ausgeprägte Läsionen von Mukosa und Submukosa.

Auch bei infizierten gnotobiotischen Mäusen führte eine einmalige bzw. kontinuierliche Behandlung mit S. boulardii zu einer Reduktion der Mortalität um 16 bzw. 56%. Da sich die behandelten von den unbehandelten Tieren durch ca. 1000fach geringere Zytotoxinkonzentrationen im Darminhalt, nicht aber in den C-difficile-Keimzahlen unterschieden, vermuten die Autoren [14], daß die protektive Wirkung von S. boulardii auf einer Reduktion der Zytotoxine beruhen könnte. Auch Castex et al. [12] wiesen darauf hin, daß die Hefe die Toxine A und

B reduziert und die Tiere weitgehend vor Läsionen in Dick- und Dünndarm schützt.

Einen wichtigen Schritt im Hinblick auf den therapeutischen Einsatz von S. boulardii bei der rezidivierenden pseudomembranösen Kolitis stellt die Studie von Elmer u. McFarland [16] dar; nach 10tägiger Behandlung mit Vancomycin und anschließender Infektion mit C. difficile konnten die Autoren lediglich bei 3 % der mit S. boulardii behandelten, aber bei 51 % der Hamster ohne Hefebehandlung das Zytotoxin im Stuhl nachweisen. Die Suppression von C. difficile könnte, so die Autoren, auf einer Wiederherstellung der Kolonisationsresistenz durch S. boulardii zurückzuführen sein.

Wirksamkeit von S. boulardii bei rezidivierender pseudomembranöser Kolitis

Ausgehend von den positiven tierexperimentellen Ergebnissen mit S. boulardii gegen C. difficile bzw. seine Toxine überprüfte die Arbeitsgruppe um Surawicz [32] die klinische Wirksamkeit der Hefe in einer offenen Studie an Patienten mit rezidivierender pseudomembranöser Kolitis. Alle 13 Patienten, die in die Studie aufgenommen wurden, waren C.-difficile- bzw. zytotoxinpositiv, und bei allen waren, da sie nach Vancomycin- oder Metronidazolbehandlung mindestens 1, im Mittel 3, 6 und bis zu 9 Rezidive erlitten hatten, weitere Rezidive mit hoher Wahrscheinlichkeit zu erwarten.

Die Patienten erhielten eine 10tägige hochdosierte Vancomycintherapie (4mal 250 mg/Tag) ab dem 5. Tag zusätzlich eine Behandlung mit 2mal 250 mg S. boulardii, die über einen Zeitraum von durchschnittlich 40 Tagen aufrechterhalten wurde. Die Ergebnisse der Studie implizieren, daß S. boulardii eine effektive therapeutische Möglichkeit bei rezidivierender pseudomembranöser Kolitis darstellt, da bei 11 der 13 Patienten (85 %) keine weiteren Rezidive auftraten.

Auffallend war, daß nur bei den beiden Patienten mit Rezidiven die Symptome nicht auf Vancomycin angesprochen hatten. Auch führte Vancomycin bei keinem der Patienten zu einer Eradikation von C. difficile. Die Autoren vermuten, daß beide Patienten evtl. von einer längeren Vancomycinbehandlung profitiert hätten, da S. boulardii möglicherweise erst nach einer deutlichen Keimreduktion durch das Antibiotikum ausreichend wirksam werden kann.

Klinische Wirksamkeit von S. boulardii bei antibiotikaassoziierter Diarrhö

Bereits in den 60er Jahren wurden erste Untersuchungen über die Wirksamkeit von S. boulardii bei antibiotikaassoziierter Diarrhö durchgeführt. Eine retrospektive Analyse von 545 Patienten mit oraler Antibiotikabehandlung ergab eine Nebenwirkungsinzidenz von 31,4 %, hingegen lediglich von 0,4 % bei Patienten, die zusätzlich S. boulardii erhielten [7]. In einer plazebokontrollierten Studie [13] an 100 mit Chlortetrazyklin bzw. Chloramphenicol behandelten Patienten wurde die Inzidenz von Diarrhö, Stomatitis oder Soor durch die Hefeprophylaxe von 16 auf 4% reduziert. Auch in einer von McGraw [26] durchgeführten Studie an 141 Patienten, die im Rahmen einer Operation mit Tetrazyklinen, Penicillinen oder Lincomycin behandelt wurden, traten mit 1,5 vs. 30,6% deutlich weniger Diarrhöen bei jenen Patienten auf, die adjuvant S. boulardii einnahmen. Zu ähnlichen Ergebnissen kam auch Ortlieb [28], der den Einfluß der Hefebehandlung auf die Rate intestinaler Nebenwirkungen bei 120 mit verschiedenen Antibiotika behandelten Säuglingen und Kleinkindern überprüfte. Diarrhöen, Soordermatiden im Anogenitalbereich sowie Wundsein in der Gesäßgegend wurden in der S.-boulardii-Gruppe um 86% seltener beobachtet als unter Placebo.

Wegen ihrer gründlichen Methodik ist eine französische placebokontrollierte Doppelblindstudie hervorzuheben, in die 388 mit Cephalosporinen, Penicillinen oder Tetrazyklinen behandelte Patienten eingeschlossen wurden [27]. Placebo- und S.-boulardii-Gruppe waren bezüglich Altersverteilung, Geschlechtszusammensetzung, Auffälligkeiten in der Antibiotikaanamnese, Art der Infektion, Stuhlverhalten vor Behandlung sowie Dauer und Typ der Antibiotikatherapie weitestgehend vergleichbar. Antibiotikabedingte Nebenwirkungen in Form von Diarrhöen bzw. Candidosen traten in der S.-boulardii-Gruppe mit 6,5 vs. 24,9% hochsignifikant seltener auf (Abb. 4), und die Diarrhöen verliefen in der Regel leichter. Casanova [11] zeigte, daß S. boulardii bei Antibiotika mit unterschiedlichem Diarrhöpotential wirksam ist.

Die neueste und sicherlich wichtigste Untersuchung über die präventive Wirksamkeit von S. boulardii bei antibiotikaassoziierter Diarrhö ist die 1989 veröffentlichte Studie von Surawicz et al. [33]. In diese wurden 180 stationäre Patienten eingeschlossen, die mit parenteralen Antibiotika und überwiegend mit Antibiotikakombinationen behandelt wurden. Diese Patienten wurden doppelblind einer

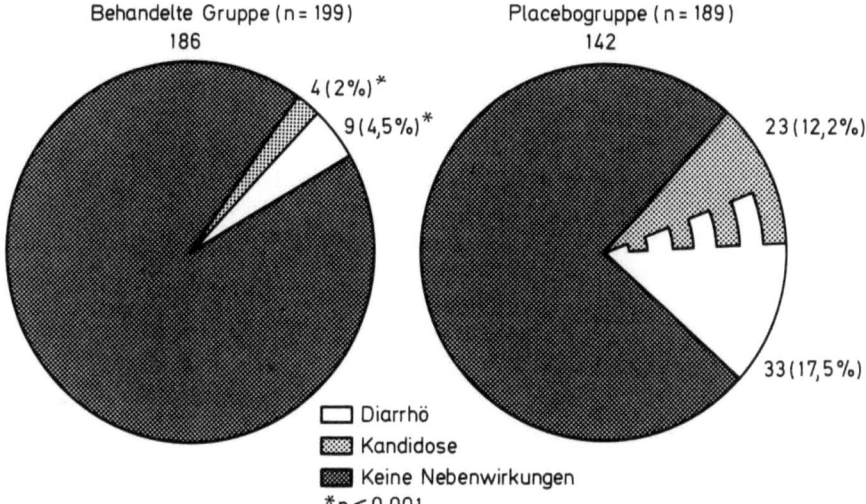

Abb. 4. Inzidenz von Kandidosen und Diarrhöen bei 388 Patienten mit Antibiotikabehandlung und adjuvanter Therapie mit S. boulardii oder Placebo. (Nach [27])

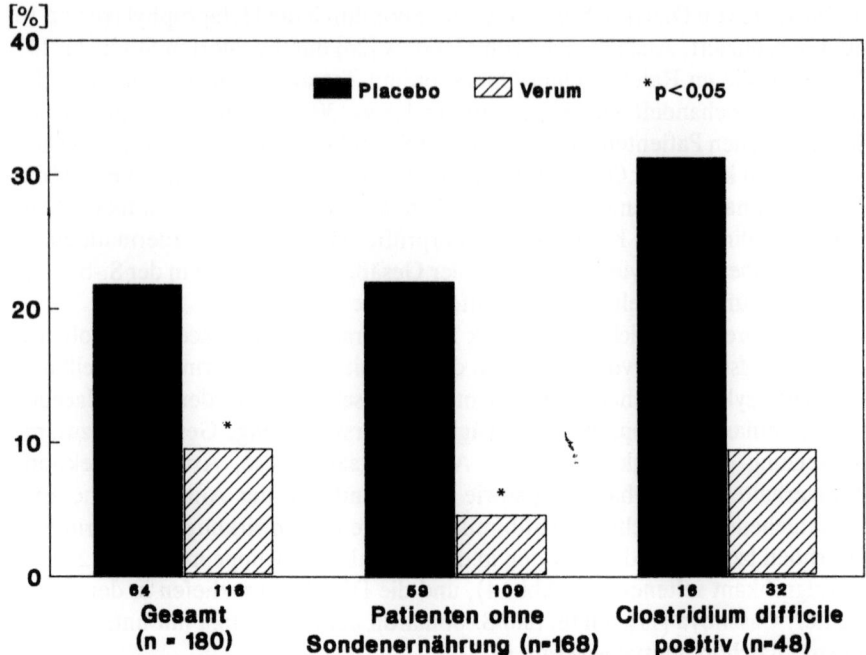

Abb. 5. Diarrhöinzidenz bei 180 stationären Patienten mit parenteraler Antibiotikatherapie und adjuvanter Behandlung mit S. boulardii oder Placebo bzw. bei Subgruppen ohne nasogastrale Sondenernährung oder mit positivem C.-difficile-Nachweis. (Nach [33])

Gruppe mit adjuvanter S.-boulardii-Behandlung (2mal 250 mg/Tag) oder einer Placebobehandlung zugeteilt, die innerhalb von 2 Tagen nach Einleiten der Antibiotikatherapie begannen und noch 2 Wochen nach Beendigung der Antibiotikabehandlung fortgeführt wurden. Diarrhöen, die im Mittel 4,5 Tage und bis zu 11 Tagen andauerten, etablierten sich bei 9,5% der S.-boulardii-Patienten, aber bei 22% der Patienten, die Placebo einnahmen (Abb. 5). Mit einer Diarrhöinzidenz von 4,6 vs. 22% wird die Wirksamkeit der Hefeprophylaxe noch deutlicher, wenn man die Patienten von der Auswertung ausschließt, die mit der nasogastralen Sondenernährung einen weiteren, von der Antibiotikatherapie unabhängigen Risikofaktor aufwiesen ($p < 0{,}001$). Antibiotikakombinationen, die Clindamycin, Co-Trimoxazol oder Cephalosporine enthielten, waren im Vergleich zu einer Therapie mit Penicillin G alleine mit einem 11fach, 8,5fach bzw. 2,9fach erhöhten Diarrhörisiko belastet. In allen Antibiotikasubgruppen reduzierte S. boulardii die Inzidenz der Diarrhöen.

Kein signifikanter Zusammenhang ergab sich in dieser Studie zwischen dem C.-difficile- bzw. Zytotoxinnachweis im Stuhl und dem Auftreten der antibiotikaassoziierten Diarrhö, da die Untersuchungen bei Patienten mit bzw. ohne Diarrhö ähnlich häufig positiv ausfielen. Die Tatsache, daß 31% der C.-difficile-positiven und mit Placebo behandelten Patienten, aber nur 9,4% der Patienten mit adjuvan-

Relatives Risiko der antibiotikaassoziierten Diarrhö durch Antibiotika und nasogastrale Sondenernährung im Vergleich zu Penicillin G. (Nach [33])	
Penicillin G	1,0
Andere Einzelantibiotika	1,8
Antibiotikakombinationen	1,4
Darunter Kombinationen mit:	
Clindamycin	11,0
Trimethoprim	8,5
Cephalosporinen	2,9
Nasogastrale Sondenernährung	6,7

ter S.-boulardii-Behandlung Diarrhöen bekamen, zeigt jedoch, daß die präventive Wirksamkeit der Hefe S. boulardii von C. difficile weitgehend unabhängig ist.

Problem der Compliance und rationale Antibiotikatherapie

Im Praxisbereich hat die Nebenwirkungsrate der Antibiotika eine Situation herbeigeführt, in der man von einem Complianceproblem sprechen muß.
    Dieses beginnt bei manchen Patienten bereits mit dem Lesen des Beipackzettels, bei anderen mit dem Auftreten therapiebedingter Beschwerden. Manche Patienten reduzieren die Dosis oder die Einnahmefrequenz, andere setzen die Behandlung ab, und häufig geschieht dies ohne Wissen des Arztes. Zwangsläufig resultieren eine Verschlechterung oder ein Wiederauftreten der Grundkrankheit, die den Patienten wieder in die Praxis führen. In Unkenntnis der wirklichen Ursachen für das Versagen der Therapie wird der Arzt Unwirksamkeit des verordneten Antibiotikums vermuten und dieses durch ein anderes ersetzen. In vielen Fällen wird er eine Substanz mit größerem Wirkspektrum verordnen, welches möglicherweise in noch höherem Maße zu Nebenwirkungen führt, der Patient wird in seiner Compliance weiter demoralisiert, und der perfekte Circulus vitiosus ist in Gang gesetzt.
    Unter diesen Therapieversagern aus Compliancegründen findet man auch Patienten, die der Antibiotikatherapie an sich hochmotiviert gegenüberstehen. Dies zeigt sich z. B. an der Kasuistik einer 62jährigen Patientin, die wegen eines therapiefraktären Ulcus duodeni seit 3 Jahren in Behandlung war. Da auch Omeprazol nur zu einer jeweils kurzzeitigen Besserung führte, mit Wismut eine Eradikation des Helicobacter pylori nicht gelang und die Patientin eine Operation als Ultima ratio unbedingt vermeiden wollte, wurde mit Wismut/Amoxicillin ein weiterer Versuch unternommen, H. pylori zu eliminieren. Trotz einer durch lange Krankheitsdauer und Angst vor der Operation bedingten hohen Motivation reduzierte die Patientin aufgrund therapiebedingter Diarrhöen, Bauchschmerzen und Übelkeit eigenmächtig zunächst die Dosis und setzte schließlich die Behandlung ab.

Im Hinblick auf eine rationale Antibiotikatherapie erscheint es notwendig, Nebenwirkungen so weit wie möglich zu vermeiden, zum einen aufgrund der häufig dringenden Indikation, zum anderen weil jede wirkungslose oder abgebrochene Antibiotikatherapie zu einer unnötigen Förderung von Resistenzen sowie in vielen Fällen zu einer unnötigen Sensibilisierung führen kann. Jede unnötige, weil unwirksame Antibiotikatherapie kann das Risiko erhöhen, daß sich ein Antibiotikum bei einer ernsten Infektion als unwirksam erweist oder aufgrund einer allergischen Reaktion nicht gegeben werden kann.

Zur Vermeidung unnötiger Toxizität und sich daraus ergebender Nebenwirkungen sollte man stets die Grundregeln der Antibiotikatherapie beachten.
1. Bei bekanntem oder vermutetem Erreger sollte man Substanzen mit schmalem Keimspektrum verschreiben.
2. Man sollte sich auf eine begrenzte Anzahl von Antibiotika beschränken, deren Nebenwirkungen vertraut sind und auf die man den Patienten hinweisen kann.
3. Man sollte Therapieeffekt und Nebenwirkungsrisiko gegeneinander abwägen.
4. Aus der Anamnese bekannte Überempfindlichkeiten und Kreuzallergien sind bei der Wahl des Antibiotikums zu beachten.
5. Man sollte mögliche Wechselwirkungen mit anderen Medikamenten beachten.
6. Bei Leber- oder Niereninsuffizienz sind die Dosen anzupassen.

Den Studien von Surawicz et al. [32, 33] zufolge stellt die adjuvante Gabe von Saccharomyces boulardii einen neuen und vielversprechenden Ansatz dar, der antibiotikaassoziierten Diarrhö und damit einer der häufigsten Nebenwirkungen der Antibiotikatherapie präventiv zu begegnen. Eine kategorische Diarrhöprophylaxe aller mit Antibiotika behandelten Patienten ist sicherlich nicht angezeigt, aber sie sollte bei Patienten mit hohem Diarrhörisiko erwogen werden. Zu den Patienten, die am meisten von einer präventiven Behandlung mit S. boulardii profitieren könnten, gehören jene, von denen eine Neigung zu Diarrhöen unter Antibiotika aus der Anamnese bekannt ist und jene, die mit Antibiotika wie Clindamycin oder Cephalosporinen behandelt werden, da diese erfahrungsgemäß mit größerer Wahrscheinlichkeit zu Diarrhöen führen. Sicherlich stellen aber auch immunsupprimierte, alte und multimorbide Patienten sowie Kinder Kandidaten für eine Diarrhöprophylaxe dar. Zu erwägen ist eine Behandlung mit S. boulardii auch bei Patienten mit bekannt schlechter Compliance, bei denen Befürchtungen um den Erfolg der Antibiotikatherapie angebracht sind. Eine sichere Indikation für S. boulardii stellen Patienten mit pseudomembranöser Kolitis dar, bei denen man Rezidive vermeiden möchte, sowie Patienten, die infolge einer aus der Anamnese bekannten Disposition oder einer Behandlung beispielsweise mit Clindamycin ein hohes Risiko einer pseudomembranösen Kolitis tragen.

Zusammenfassung

Antibiotikaassoziierte Diarrhöen sind ausgesprochen häufige Nebenwirkungen, die unter praktisch allen Antibiotika auftreten können und ein weites klinisches Spektrum umfassen, das von einer leichten Erhöhung der Stuhlfrequenz bis hin zur potentiell lebensbedrohlichen pseudomembranösen Kolitis reicht. In mehreren Studien wurde gezeigt, daß die Hefe S. boulardii eine wirksame Maßnahme darstellt, den intestinalen Nebenwirkungen der Antibiotika präventiv zu begegnen. Eine neue Untersuchung ergab, daß Rezidive der pseudomembranösen Kolitis, eine häufige und bisher nicht sicher beherrschbare Komplikation, unter einer adjuvanten Behandlung mit S. boulardii nur noch selten auftreten.

Die antibiotikabedingten Nebenwirkungen, zu denen die intestinalen Störungen wesentlich beitragen, haben im Bereich des niedergelassenen Arztes zu einem Complianceproblem geführt, das den Erfolg der antibiotischen Therapie gefährdet und die Entwicklung zu zunehmender Sensibilisierung und Resistenz weiter fördert. Eine rationale Antibiotikatherapie sollte sich daher an Maßnahmen orientieren, mit denen sich die Nebenwirkungen weitestgehend verhindern lassen. Da eine präventive Behandlung mit S. boulardii dieser Zielsetzung weitgehend entspricht, sollte man einen Einsatz dieser Hefe bei Risikopatienten ins Auge fassen.

Literatur

1. Bartlett JG, Chang TW, Taylor NS (1979) Colitis induced by Clostridium difficile. J Infect Dis 1:370–378
2. Bartlett JG (1979) Antibiotic-associated pseudomembranous colitis. Rev Infect Dis 1:530–538
3. Bartlett JG, Tedesco FJ, Shull S, Lowe B, Chang TW (1980) Symptomatic relapse after oral vancomycin therapy of antibiotic associated pseudomembranous colitis. Gastroenterology 78:431–434
4. Bartlett JG (1984) Treatment of antibiotic-associated pseudomembranous colitis. Rev Infect Dis [Suppl] 1:235–241
5. Bizot M (1955) Phenomenes d'antagonisme entre divers microorganismes: levures et bacteries. Presse Med 63:1251–1253
6. Böckeler W, Thomas G (1989) In-vitro-Studien zur destabilisierenden Wirkung lyophilisierter Saccharomyces cerevisiae Hansen CBS 5926-Zellen auf Enterobakterien. Läßt sich diese Eigenschaft biochemisch erklären? In: Müller J, Ottenjann R, Seifert J (Hrsg) Ökosystem Darm. Springer, Berlin Heidelberg New York Tokyo, S 142–153
7. Boislambert P de (1966) Leichte und schwere Komplikationen im Verdauungstrakt bei der Antibiotika-Therapie. Sem Hop, Paris 42:36–40
8. Brugier S, Patte F (1975) Antagonismus zwischen Saccharomyces boulardii und verschiedenen Bakterien – In-vitro-Versuch. Med Paris 4:3
9. Buts JP, Bernasconi P, Craynest MP van, Maldague P, Meyer R de (1986) Response of human and rat small intestinal mucosa to oral administration of Saccharomyces boulardii. Pediatr Res 20:192–196
10. Buts JP, Bernasconi P, Vaerman JP, Dive C (1990) Stimulation of secretory IgA and secretory component of immunoglobulins in small intestine of rats treated with Saccharomyces boulardii. Dig Dis Sci 35:251–256
11. Casanova P (1975) Enquête praticienne sur l'efficatite du Saccharomyces boulardii dans la prévention des accidents intestinaux dus aux antibiotiques. Médecine Praticienne 591(3):61–65
12. Castex F, Corthier G, Jouvert S, Elmer GW, Guibal J, Lucas F, Bastidel M (1989) Prevention of experimental pseudomembranous cecitis by Saccharomyces boulardii: Topographical histology of the mucosa, bacterial counts and analysis of toxin production. Microecol Ther 19:241–250

13. Christmann W (1967) Gleichzeitige Gabe eines Breitbandantibiotikums und Hefepräparates. Ärztl Prax 19:451–452
14. Corthier G, Dubos F, Ducluzeau R (1986) Prevention of Clostridium difficile induced mortality in gnotobiotic mice by Saccharomyces boulardii. Can J Microbiol 32:894–896
15. Ducluzeau R, Bensaada M (1982) Effet compare de l'administration unique ou en continu de Saccharomyces boulardii sur l'establissement de divers souches de Candida dans le tractus digestif de souris gnotoxentiques. Ann Microbiol 133B:491–501
16. Elmer GW, McFarland LV (1987) Suppression by Saccharomyces boulardii of toxigenic Clostridium difficile overgrowth after Vancomycin treatment in hamsters. Antimicrob Agents Chemother 31:129–131
17. Elmer GW (1988) Prävention antibiotikainduzierter Diarrhöen mit Saccharomyces cerevisiae Hansen CBS 5926. Therapiewoche 38:26
18. Gedek B, Amselgruber G, Hagenhoff G, Holst H (in Vorbereitung)
19. George WL, Rolfe RD, Finegold SM (1982) Clostridium difficile and its cytotoxins in feces of patients with antimicrobial agent-associated diarrhea and miscellaneous conditions. J Clin Microbiol 15:1049–1053
20. Harms K-H, Bertele-Harms R-M, Bruer-Kleis D (1987) Enzyme substitution therapy with the yeast Saccharomyces cerevisiae in congenital sucrase-isomaltase deficiency. N Engl J Med 316:1306–1309
21. Lishman AH, Al-Jaumaili IJ, Record CO (1981) Spectrum of antibiotic-associated diarrhea. Gut 22:34–37
22. Machado Caetano JA, Parames MT, Babo et al. (1986) Immunopharmacological effects of Saccharomyces boulardii in healthy human volunteers. Int J Immunopharmacol 8:245
23. Massot J, Desconclois M, Patte F (1977) Effet protecteur d'un saccharomyces lors d'une infection bacterienne experimentale chez la souris. Bull Soc Mycol Med 6:45–48
24. Massot J, Sanchez O, Couchy R, Astoin J, Parodi AL (1984) Bacteriopharmacological activity of saccharomyces boulardii in clindamycin-induced colitis in the hamster. Arzneimittelforsch 34:794–797
25. McFarland LV, Mulligan ME, Kwok RY, Stamm WE (1989) Nosocomial acquisition of Clostridium difficile infection. New England Journal of Medicine 320(4):204–210
26. McGraw J-Y (1971) Klinische Doppelblind-Untersuchung von Perenterol bei 141 Patienten zur Vorbeugung von gastrointestinalen Antibiotika-Nebenwirkungen. (Pharmacodex-Dokumentation)
27. NN (1976) Essais cliniques controles en double insu de l'ultra-levure lyophilisee. Med Chir Digest 5:401–406
28. Ortlieb R (1974) Randomisierte Vergleichsprüfung eines neuen Medikaments bei kindlichen Darmstörungen. Ther Gegenw 113:76–92
29. Rao SCC, Edwards CD, Austen CJ, Bruce C, Read NW (1988) Impaired colonic fermentation of carbohydrate after ampicillin. Gastroenterology 94:928–932
30. Rolfe RD (1984) Role of volatile fatty acids in colonisation resistance to C. difficile. Infect Immun 45:185–191
31. Ruhl KH (1989) Institut für Medizin Informatik Basel (IMIB) – Forschungsbericht 1989
32. Surawicz CM, McFarland LV, Elmer G, Chinn J (1989) Treatment of recurrent Clostridium difficile colitis with Vancomycin and Saccharomyces boulardii. Am J Gastroenterol 84:1285–1287
33. Surawicz CM, Elmer GW, Speelman P, McFarland LV, Chinn J, Belle G van (1989) Prevention of antibiotic-associated diarrhea by Saccharomyces boulardii: A prospective study. Gastroenterology 96:981–988
34. Toothaker RD, Elmer GW (1984) Prevention of clindamycin-induced mortality in hamsters by saccharomyces boulardii. Antimicrob Agents Chemother 26:552–556
35. Viscidi R, Willy S, Bartlett JG (1981) Isolation rates and toxigenic potential of clostridium difficile isolates from various patient populations. Gastroenterology 81:5–9
36. Waaij D van der, Bergkuis JM, Lekkerkert JEC (1972) Colonization resistance of the digestive tract of mice during systemic antibiotic treatment. J Hyg 70:605–610
37. Waaij D van der (1982) Colonization resistance of the digestive tract: clinical consequences and implications. J Antimicrob Chemother 70:263–279

38. Walters BAJ, Roberts R, Stafford R, Seneviratue E (1983) Relapse of antibiotic-associated colitis: endogenous presence of clostridium difficile during vancomycin therapy. Gut 24:206–212
39. Young GP, Ward PB, Bayley N et al. (1985) Antibiotic-associated colitis due to C. difficile. Double blind comparison of vancomycin with bacitracin. Gastroenterology 89:1038–1045

Diskussion

Frage:

Man müßte eigentlich bei ambulanter Therapie mit z. B. Clindamycin keine hämorrhagische Diarrhö oder Kolitiden erwarten.

Antwort:

Die epidemiologischen Studien legen das nahe. Man muß allerdings immer unterscheiden: liegt nur eine antibiotikaassoziierte Diarrhö oder liegt eine Kolitis vor. Das ist schwierig, und es gibt auch eine gewisse Begriffsverwirrung in den Studien.

Frage:

Mir gefällt der Ausdruck „antibiotikaassoziiert" nicht so gut. Ein anderer Ausdruck „dysbioseinduziert", ist auch nicht besonders gut. Wir haben festgestellt, daß Patienten, die nicht Antibiotika einnehmen, Clostridium-difficile-Infektionen haben. Diese Patienten hatten alle einen hohen pH-Wert im Stuhl, pH 6,8–7,4. Wir haben weiterhin beobachtet, daß Kleinkinder – Sie haben es ja auch gezeigt – bis zu einem Jahr C. difficile beherbergen, jedoch keine Erkrankung zeigen. Wir sind der Sache nachgegangen und haben gesehen, daß die isolierten C. difficile-Stämme dieser Kinderstühle hochgradig Toxine bilden, die aber dem Kind nichts ausmachen. Wir haben dann in mikroökologischen Untersuchungen gesehen, daß diejenigen, die einen stark sauren pH-Wert des Stuhles hatten – das ist bei gesunden Säuglingen normalerweise der Fall – kaum C. difficile hatten. Kinder mit einem höheren pH-Wert hatten auch C. difficile, hier aber mit beginnenden gastrointestinalen Zeichen. Dann haben wir verschiedene Bifidusbakterien mit C. difficile 24 und 48 h kokultiviert. Da kann man sehen, daß die von C. difficile abgegebenen Fettsäuren abnehmen, die toxische Aktivität nimmt ebenfalls ab, Wachstum wird noch beobachtet, hört aber bei einem bestimmten pH-Wert dann ganz auf. Es bestehen also doch Beziehungen zwischen der Normalflora und C. difficile. Wir haben bei einem jungen Studenten eine beginnende Colitis ulcerosa und eine Dysbiose mit Proteusbefall beobachtet. Der Patient hat erfolgreich Vancomycin eingenommen. Nach 4 Wochen kam ein Rezidiv. Er nahm wieder Vancomycin – nach Absetzen trat wieder ein Rezidiv ein. In allen Stuhlproben war Proteus vorhanden. Dann haben wir geraten, Proteus zu beseitigen, und danach hörten die Rezidive auf. Das ist verständlich: Diese Toxine sind induzierbar oder werden erst bei höherem pH-Wert wirksam.

Bemerkung:
Ich kenne mittlerweile auch 3 Patienten, die Koinfektionen von C. difficile und verotoxinproduzierenden E.-coli-Stämmen haben, und auch da hat sich das Krankheitsbild erst drastisch gebessert, nachdem beide Keimarten eliminiert waren.

Frage:
Ein Problem ist bisher die antibiotikaassoziierte Kolitis bei Intensivpatienten, bei denen häufig keine Diarrhö auftritt. Würden Sie so weit gehen, bei persistierendem Fieber unter Antibiotikatherapie eine Koloskopie durchzuführen?

Antwort:
Ja, wenn es darum geht, eine antibiotikaassoziierte Kolitis – also ohne Diarrhö – auszuschließen oder zu diagnostizieren. Es ist schwierig, allein aus dem Zusammenhang heraus zu beurteilen, ob da noch andere Möglichkeiten zu erwägen sind.

Frage:
Sie haben in einer Nebenbemerkung gesagt, daß, wenn man Hefezellen in den Darm einführt, die Wirkung wahrscheinlich auf einer Aktivitätssteigerung der Disaccharase beruht. Wie stellen Sie sich das vor?

Antwort:
In der von Buts durchgeführten Untersuchung wurde die Ursache dieses beobachteten Phänomens noch nicht geklärt. Pathogenetisch wird diskutiert, daß großmolekulare Kohlenhydrate enzymatisch nicht ausreichend gespalten werden, so osmotisch wirksam werden und eine osmotische Diarrhö induzieren. Über die angesprochene Aktivitätssteigerung der darmmembranständigen Disaccharidase hinaus ist bekannt, daß Saccharomyces cerevisiae hohe Saccharaseaktivität hat, und es ist denkbar, daß die Saccharase die Makromoleküle spaltet, die dadurch nicht mehr osmotisch wirksam werden, und so die Diarrhö ausbleibt.

Untersuchungen zur In-vitro-Wechselwirkung zwischen Saccharomyces boulardii und Enterobakterien

T. Friedland, J. Seifert

Verschiedene Stämme der Gattung Saccharomyces werden in unterschiedlichen Bereichen der Medizin zu Therapiezwecken eingesetzt, in der Dermatologie zur Behandlung von Akne, in der Gastroenterologie zur Prophylaxe und Therapie von antibiotikainduzierter Diarrhö und Reisediarrhö.

Seit 28 Jahren wird auch die Hefe Saccharomyces boulardii mit gutem Erfolg zur Behandlung der verschiedenen Diarrhöformen verwendet [36]. Diese Hefe wurde 1920 in Indochina von der Schale der Litschifrüchte isoliert [22, 36]. Saccharomyces boulardii wird unter dem Markennamen „Perenterol" vertrieben, es handelt sich hierbei um das Lyophilisat der Hefe, in Kapseln zu je 1 Mrd. lebensfähiger Zellen.

Als Synonym für Saccharomyces boulardii findet man in der Literatur auch die Stammbezeichnung Saccharomyces cerevisiae Hansen CBS 5926.

Sachlage nach der aktuellen Literatur

Diverse Untersuchungen über die Wirksamkeit von Saccharomyces boulardii zeigen, daß diese Hefe sowohl in vivo als auch in vitro einen negativen Einfluß auf das Wachstum verschiedener Bakterien- und Hefearten hat [2, 4, 6, 9, 10, 13, 15–17, 20, 22, 23, 30, 35, 36]. Dieser Einfluß ist für folgende Organismen nachgewiesen:

Bakterienstämme	**Hefestämme**
Proteus mirabilis [10]	Candida albicans [4, 10, 17, 35]
P. vulgaris [4, 6, 10]	C. pulcherrima [4]
Salmonella typhi [10]	C. kruzei [17]
S. typhimurium [10]	C. pseudotropicalis [17]
Staphylococcus aureus 133 [10]	Torulopsis gropengiesseri [4]
Staph. aureus 209 P [4, 10, 26]	
Staph. aureus IAP 8 [4, 10, 26]	
Staph. aureus 68 [4, 10, 26]	
Pseudomonas aeruginosa [10]	
Shigella atyphisch 136 [10]	
Escherichia coli JM 101 [10, 24]	

E. coli K 12 [6]
E. coli Dysp poly VII [6]
E. coli 0157 (eigene Untersuchung)
Clostridium difficile [15, 22, 36]
Klebsiella (eigene Untersuchung)

Der hemmende Effekt von S. boulardii gegenüber diesen Organismen wird nicht mehr bestritten, auch wenn sich in den verschiedenen Quellen unterschiedliche Aussagen hinsichtlich der Quantität dieser Hemmwirkung finden. Diese Diskrepanzen lassen sich jedoch mit den unterschiedlichen Kulturbedingungen erklären, die die verschiedenen Autoren bei ihren Untersuchungen angewandt haben.

Der Mechanismus, der für die vielfach beobachtete Hemmung von Bakterien verantwortlich ist, ist bisher allerdings nicht geklärt. Es werden mehrere Wirkmechanismen in der Literatur diskutiert, die je nach Autor allein oder miteinander kombiniert den Keimantagonismus verursachen:

1. Die Hefen sind den Bakterien gegenüber selektiv im Vorteil. Sie können länger überleben als diese, da sie aufgrund ihrer hohen Stoffwechselaktivität dem Medium schnell die essentiellen Nährstoffe entziehen und so reichlich Zellinhalts- und Reservestoffe bilden können [19, 21].
2. Grampositive Keime, z. B. Laktobazillen, werden durch die Vitaminproduktion der Hefezellen synergistisch in ihrem Wachstum gefördert. Hierdurch werden pathogene negative Keime zurückgedrängt [14, 18, 21].
3. Gramnegative Keime werden von S. boulardii durch einen Hemmstoff aktiv in ihrer Entwicklung beeinträchtigt [2, 17–22, 28, 29, 35].
4. S. boulardii stimuliert das Immunsystem und unterstützt die Wirkung des IgA, das u. a. zur Abhaltung pathogener Keime von der Darmwand dient [2, 12, 13, 19, 20, 22, 26, 30]. Diese unterstützende Wirkung beruht auf der Tatsache, daß jede Hefezelle bis zu 200 fimbrientragende Keime an sich binden kann. Aufgrund dieser Agglutination können sich diese oft pathogenen Keime nicht an die Darmwand anheften, sie werden so daran gehindert, ihre pathogenen Eigenschaften zu entfalten.
5. Es besteht eine Antigenverwandtschaft zwischen Teilen der Hefezellwand und Oberflächenstrukturen bestimmter Bakterien, wodurch eine zusätzliche Immunstimulanz stattfindet [20, 25].
6. Bei der Applikation größerer Mengen Hefezellen kleiden diese das Darmepithel tapetenartig aus, wodurch eine Anheftung pathogener Keime verhindert wird [13, 20].

Keines der genannten Wirkprinzipien ist in der Literatur ohne Widerspruch, keines ist eindeutig favorisiert. Dieses wird an 2 Beispielen, der Immunaktivierung und dem Keimantagonismus, deutlich. Die Mannane sind das Hauptantigen der Hefezellwand [1]. Sie bewirken eine keimunspezifische Immunaktivierung. Es werden Phagozyten [30], Lymphozyten [13], Makrophagen [26] bzw. darmassoziierte Disaccharidasen [12, 22] stimuliert. Derartige Stimulationen treten bei lebenden wie auch bei abgetöteten Hefezellen auf [39]. Der therapeutische Effekt von S. Boulardii ist aber, so die Meinung mehrerer Autoren, lediglich bei der Gabe lebender Hefezellen zu verzeichnen [4, 16, 17, 22, 24, 35]. Außerdem kann die therapeutische Wirksamkeit der Hefe nicht allein auf einer Immunstimulanz beruhen, da Mannane bei vielen Hefestämmen der Gattung Saccharomyces vorkommen, die jedoch längst nicht alle antidiarrhoische Eigenschaften besitzen [3].

Der Antagonismus basiert auf antibiotisch wirksamen Metaboliten, die die Hefezellen sezernieren. Hefestämme, die sog. Killertoxine synthetisieren und ins Medium abgeben, gibt es tatsächlich. Bei diesen Toxinen handelt es sich um Wirkstoffe, die gegen andere konkurrierende Hefearten gerichtet sind [32, 33, 40]. Die chemische Natur einiger dieser Toxine ist geklärt, und auch ihre Eigenschaften sind recht genau untersucht. Es handelt sich um homogene Proteine, die ein Molekulargewicht von ca. 11 500 aufweisen [27, 34, 40]. Das pH-Optimum liegt bei 4,5, wobei diese Proteine nur in einem engen pH-Bereich ihre Wirksamkeit entfalten [11, 27, 33, 34]. Neben diesen Killertoxinen werden von Hefen auch solche synthetisiert, die abweichende Eigenschaften aufweisen. Es handelt sich bei diesen um glykolysierte Proteide, die aus Untereinheiten bestehen [38] und Molekulargewichte von 1 000 000 und größer haben [11]. Bei der Untersuchung einiger Hefekillertoxine auf ihre antagonistische Wirksamkeit gegenüber verschiedenen Bakterienarten zeigt sich allerdings, daß diese Wirkstoffe keine oder nur eine äußerst geringe Hemmwirkung aufweisen [3, 31].

Unabhängig von diesen speziell gegen Hefen gerichteten Toxinen konnte aus dem Kulturüberstand einer Brauereihefe ein Proteid ausgesalzt werden, das den Namen „Maluzidin" erhielt [28, 29]. Diesem Proteid wird die therapeutische Wirksamkeit auch von S. boulardii zugeschrieben [19]. Das Maluzidin ist ein phosphoryliertes Proteid, das hochwirksam gegen grampositive und gramnegative Bakterien ist [29]. Die Wirksamkeit zeigt sich jedoch nur in vivo, nicht aber in vitro, so die Angaben des Entdeckers dieses Stoffes [28]. Die Tatsache aber, daß auch grampositive Bakterien vom Maluzidin gehemmt werden, spricht dagegen, daß dieses Proteid auch von S. boulardii sezerniert wird. Für diese Hefe wird – mit zwei Ausnahmen – einheitlich eine Wirksamkeit gegen gramnegative Bakterien [7, 8, 19] sowie gegen einige Hefearten beschrieben.

Anhand dieser beiden Beispiele wird deutlich, daß es offensichtlich mehrere verschiedene Wirkprinzipien bei der Interaktion zwischen S. boulardii und Bakterien gibt, daß diese aber unterschiedlich, mehrfach sogar widersprüchlich bewertet werden.

Aufgrund der nach der Literatur bestehenden Unklarheiten über den Wirkmechanismus von S. boulardii wurden systematische Untersuchungen hierzu begonnen.

Eigene Untersuchungen

Material und Methoden

Kulturbedingungen

Hefelyophilisat wurde in sterilem Wasser („Aqua injectabilia") suspendiert und dann in Sabouraud-Glukosebouillon, versetzt mit Hefeextrakt und auf pH 6,5 eingestellt, gegeben. Nach 24 h Inkubation bei 37° C im Schüttelwasserbad wurde diese Vorkultur 1%ig in 75 ml des gleichen Nährmediums überimpft und wiederum bei 37° C für 24 h inkubiert.

Zur Feststellung des Temperaturoptimums für das Wachstum von S. boulardii kamen Proben einer gut angewachsenen Hefekultur in einer Temperaturorgel zum Einsatz. Der gewählte Temperaturbereich lag zwischen 21,6 und 54,4° C, die Testdauer betrug 48 h, es wurde in 3 Parallelen gemessen. Als Maß für das Wachstum der Kulturen diente die photometrische Trübungsmessung.

Als Testbakterienstamm für die hemmenden Eigenschaften von Saccharomyces boulardii wurde eine Reinkultur von E. coli 0157 verwendet. Das Medium für diese Bakterien war Müller-Hinton-Bouillon, die Inkubationstemperatur betrug ebenfalls 37° C im Brutschrank.

Zur Kontrolle der Reinheit der Kulturen wurden in regelmäßigen Abständen Ausstriche auf Sabouraud-Glukose-Agar-Platten für die Hefe bzw. Müller-Hinton-Agar-Platten für die Bakterien angefertigt. Die entstandenen Kulturen wurden makro- und mikroskopisch untersucht.

Sabouraud-Glukosebouillon	Müller-Hinton-Bouillon
Hersteller: Merck Nr. 7315	Hersteller: Oxoid CM 405
100 g/l Pepton	17,5 g/l Kaseinhydrolysat
200 g/l D + Glucose	1,5 g/l Stärke
17 g/l Agar-Agar	300 g/l Rindfleischaufguß
5 g/l Hefeextrakt	dehydriert
pH 6,5	pH 7,4

Untersuchung des Antagonismus

Verflüssigter und auf 40° C abgekühlter Weichagar (2 ml) wurde mit 100 µl E. coli Flüssigkultur (10^9 Zellen/ml) versetzt und auf eine Sabouraud-Glukose-Agar-Platte aufgebracht. In 9 mm große eingestanzte Löcher dieser Overlayerplatte wurde Hefesuspension verschiedener Konzentration einpipettiert. Als Verdünnungsmittel fand 0,9%ige Kochsalzlösung Verwendung. Nach einer Inkubationszeit von 12 h bei 37° C im Brutschrank wurden die Platten ausgewertet.

Neben diesem Test erfolgte auch eine Untersuchung zellfreier Überstände von S.-boulardii-Kulturen. Zur Untersuchung kamen sowohl durch Zentrifugation (2000 U/min, 10 min) zellfrei gemachte Kulturüberstände wie auch Konzentrate des so behandelten Überstandes 5- bis 20fach konzentriert. Die Konzentrierung wurde in einer Vakuumzentrifuge („Speed Vac") bei einer Temperatur von 35°C vorgenommen. Bevor die jeweiligen Proben auf die Platten pipettiert wurden, erfolgte eine Sterilfiltration durch Filter mit einer Porenweite von 0,2 µm. Überstände wie auch Überstandskonzentrate wurden aufgebracht, es erfolgten Verdünnungen mit 0,9%iger Kochsalzlösung. Die Platten wurden ebenfalls für 12 h bei 37°C im Brutschrank inkubiert und dann ausgewertet.

Zweidimensionale Elektrophorese

Gleichstark aufkonzentrierte Proben von sterilem Medium einerseits und Kulturüberstand andererseits wurden mit Hilfe der 2D-Elektrophorese vergleichend untersucht. Hierbei erfolgt die Auftrennung in der 1. Dimension nach den isoelektrischen Punkten (Isoelektrofokussierung), in der 2. Dimension nach den Molekulargewichten. Zur Anfärbung der Elektropherogramme kamen entweder die Coomassie-Blaufärbung (Nachweisgrenze 10^{-6} g/Spot) oder die Silberfärbung (Nachweisgrenze 10^{-9} g/Spot) zur Anwendung. Zur Verringerung der Konzentration störender Ionen in den Proben wurden diese vor der Elektrophorese für 24 h gegen destilliertes Wasser dialysiert.

Ergebnisse

Bereits nach 24stündigem Wachstum in der Temperaturorgel zeigt sich, daß eine maximale Trübung der S.-boulardii-Suspension bei einer Temperatur von ca. 31°C auftritt. Diese Temperatur ist somit als das Optimum für das Hefewachstum anzusehen (Abb. 1). Bei dieser Temperatur erfolgt die Inkubation der Hefeflüssigkulturen, um möglichst vitale Zellen zu erhalten.

Die gemeinsame Kultur von S. boulardii und E. coli 0157 zeigt, daß zwischen diesen beiden Organismen ein Antagonismus existiert. Auf den E.-coli-Overlayerplatten sind nach der Inkubation im Umkreis um die Stanzlöcher Hemmhöfe (maximaler Durchmesser 1,5 cm) erkennbar. Der Durchmesser ist abhängig von der Konzentration der Hefesuspension (Abb. 2). Die Hemmhöfe sind bei unverdünnter Hefesuspension ausgeprägter als bei verdünnter. Sowohl im Umkreis des mit steriler physiologischer Kochsalzlösung beimpften Stanzloches wie auch im Umkreis des mit sterilem Medium beimpften zeigen sich keinerlei Aufhellungen des Bakterienrasens.

Der zellfreie Überstand einer 24 h alten Hefekultur bewirkt keinen Hemmhof auf einer E.-coli-Overlayerplatte. Ganz anders ist jedoch das Resultat bei der Beimpfung mit Überstandskonzentraten. Hier zeigen sich große Hemmhöfe (maximaler Durchmesser 2,8 cm), deren Durchmesser wiederum von der Konzentration der Probe abhängig sind (Abb. 3). Anders als bei dem Test mit der Hefesuspension, bei dem die Hemmhöfe lediglich als Aufhellung des Bakterienrasens auszumachen sind, sind beim Überstandskonzentrat die Bereiche der Hemmhöfe völlig klar, eine Bakterienvermehrung hat nicht stattgefunden. Diese

Untersuchungen zur In-vitro-Wechselwirkung zwischen Saccharomyces boulardii

opt. Dichte

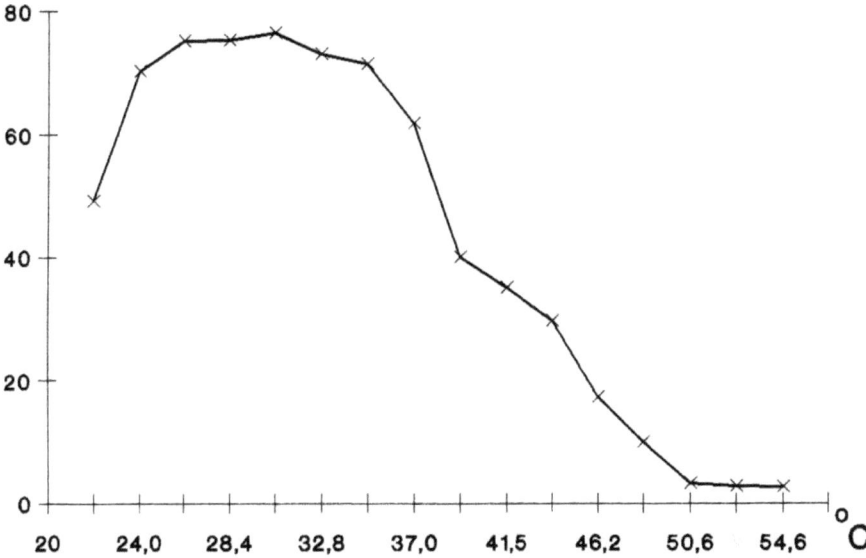

Abb. 1. Wachstum von S. boulardii bei verschiedenen Temperaturen

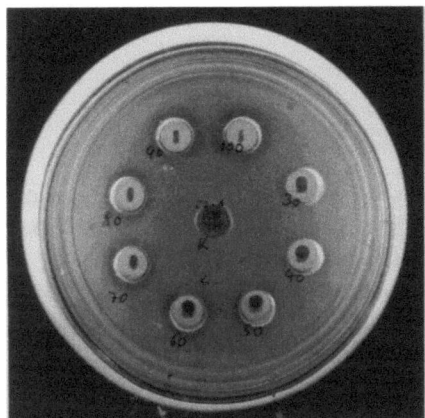

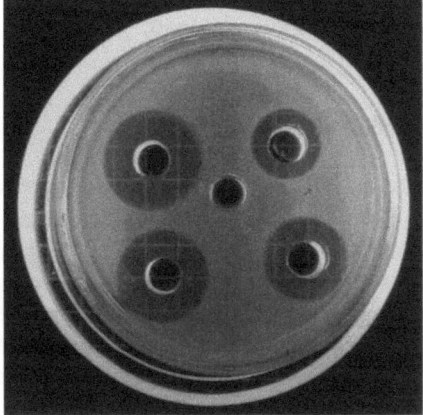

Abb. 2. Hemmhöfe auf einem E.-coli-Overlayeragar, hervorgerufen durch S.-boulardii-Suspension (24 h alt). Die Zahlen stehen für die µl einpipettierte Hefesuspension. Mit 0,9%iger NaCl-Lösung wurde auf 100 µl ergänzt

Abb. 3. Hemmhöfe auf einem E.-coli-Overlayeragar, hervorgerufen durch ein 20faches Konzentrat des S.-boulardii-Kulturüberstandes. Es wurden 100, 50, 25 bzw. 10 µl Konzentrat einpipettiert (oben links beginnend gegen den Uhrzeigersinn) und mit 0,9%iger NaCl-Lösung entsprechend auf 100 µl verdünnt

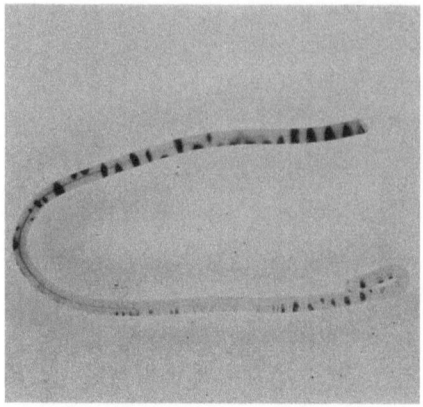 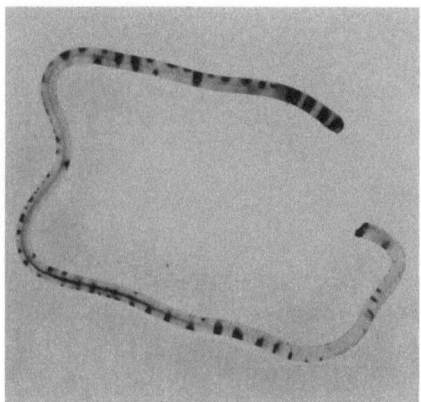

Abb. 4. Das Bandenmuster der Isoelektrofokussierung der 2D-Elektrophorese. Links: steriles Medium (Konzentrat), rechts: S.-boulardii-Kulturüberstand (Konzentrat)

Befunde ändern sich nicht, wenn doppelt so alte (48 h) Hefekulturen eingesetzt oder die Inkubationszeit verlängert wurde. Gleichkonzentriertes steriles Medium bewirkt keinen Hemmhof.

Die Untersuchung von S.-boulardii-Überstandskonzentraten mit Hilfe der 2D-Elektrophorese ergab bisher nur vage Hinweise. Die mit Coomassie-Blau gefärbten Gele der ersten Dimension zeigen ein deutliches Bandenmuster (Abb. 4). Bei einer Probe eines Konzentrates von sterilem Medium erscheinen deutlich weniger Banden (Abb. 4a) als bei einer Probe von gleichkonzentriertem Kulturüberstand (Abb. 4b). In der 2. Dimension aber ließen sich mit keiner der beiden Färbemethoden Spots anfärben.

Diskussion

Das in der Literatur für den Antagonismus verantwortlich gemachte Maluzidin [19] konnte aus dem Kulturüberstand von S. boulardii nicht, wie der Entdecker dieses Stoffes es beschreibt, mit 0,05 m $CaCl_2$-Lösung ausgesalzt werden. Es ist also anzunehmen, daß der bakterielle Antagonismus auf einem anderen Wirkstoff oder Wirkprinzip basiert. Die hier geschilderten Ergebnisse lassen den Schluß zu, daß die antagonistischen Wechselwirkungen auf einem von der Hefe sezernierten bakteriziden oder bakteriostatischen Metaboliten beruhen, wofür auch der deutliche Dosis-Wirkung-Zusammenhang spricht. Diese Schlußfolgerung steht nicht im Widerspruch zu den vielfältigen, in der Literatur beschriebenen Wirkmechanismen. Es ist vielmehr anzunehmen, daß neben den Konkurrenzeffekten, der Immunstimulanz, dem Synergismus und der Agglutination fimbrientragender Keime zusätzlich oder sogar hauptsächlich ein aktiver Antagonismus existiert. Die Tatsache, daß der nichtkonzentrierte Kulturüberstand von S. boulardii keine Hemmung der E. coli in der Overlayerschicht bewirkt, führt allerdings zu der

Frage, ob der beobachtete Antagonismus tatsächlich einer der Hauptmechanismen sein kann. Um diese Frage zu klären, müßte man das In-vivo- und das In-vitro-Zahlenverhältnis zwischen den Hefezellen und den Bakterien vergleichen. Zahlen hierzu liegen bisher in der Literatur nicht vor. Dennoch kann dieses Verhältnis in vivo mehr zugunsten der Hefe verschoben sein, als in den hier durchgeführten In-vitro-Versuchen, da die therapeutische Dosis von ca. $9 \cdot 10^9$ Hefezellen/Tag [5] sehr hoch ist und damit auch ein recht hoher Wirkstofftiter im Duodenum aufgebaut werden kann.

Auch die Angaben in der Literatur, daß der weitaus größte Teil der Hefezellen (84,3%) während der Magen-Darm-Passage der Verdauung anheimfällt, ist hierzu kein Widerspruch. Die Hefezellen überstehen die Magenpassage ohne Beeinträchtigung [22], sie erreichen ihren Hauptwirkungsort, das obere Duodenum, lebend. Die Verdauung der Hefezellen erfolgt erst im unteren Teil des Darmes.

Die Ergebnisse der analytischen Aufarbeitung von Überstandskonzentraten mittels der 2D-Elektrophorese lassen noch keine Aussagen über die Natur des Wirkstoffes zu. Das unterschiedliche Zahlenverhältnis der Banden bei sterilem Mediumkonzentrat einerseits und gleichkonzentriertem Kulturüberstand andererseits ist lediglich als ein vager Hinweis zu werten.

Mehrere Gründe können dazu geführt haben, daß in der 2. Dimension keine Spots anfärbbar waren. Einerseits ist es denkbar, daß die Konzentrationen der Einzelkomponenten unter der Erfassungsgrenze lagen, andererseits können auch die Molekulargewichte so gering sein, daß nach Beendigung der Elektrophorese alle Stoffe das Gel vollständig durchwandert haben. Um hier zu näheren Aussagen zu gelangen, müssen umfangreiche weitere Untersuchungen durchgeführt werden.

Literatur

1. Ballou CE (1982) Yeast cell wall and cell structure. In: Strathern J (ed) The molecular biology of the yeast Saccharomyces. Broach, Cold Spring Harbour Laboratory, pp 335–360
2. Bergogne-Berezin E (1989) Mikrobieller Antagonisums: Eine Untersuchung zu Saccharomyces boulardii. In: Müller J, Ottenjann R, Seifert J (Hrsg) Ökosystem Darm, Morphologie, Mikrobiologie, Immunologie. Springer, Berlin Heidelberg New York Tokyo S 117–124
3. Bilinski CA, Innamorato G, Stewart G (1985) Identification and characterization of antimicrobial activity in two yeast genera. Appl Environ Microbiol 50:1330–1332
4. Bizot M (1955) Phénomènes d'antagonisme entre divers micro-organismes: levures et bactéries. Presse Méd 63:1251–1252
5. Blehaut H, Massot J, Elmer GW, Levy RH (1989) Disposition kinetics of Saccharomyces boulardii in man and rat. Biopharm Drug Dispos 10:353–364
6. Böckeler W, Thomas G (1989) In-vitro-Studien zur destabilisierenden Wirkung lyophilisierter Saccharomyces cerevisiae Hansen CBS 5926-Zellen auf Enterobakterien. Läßt sich diese Eigenschaft biochemisch erklären? In: Müller J, Ottenjann R, Seifert J (Hrsg) Ökosystem Darm, Morphologie, Mikrobiologie, Immunologie. Seifert, Springer, Berlin Heidelberg New York Tokyo, S 142–153
7. Böckeler W, Arnoldi J, Vögtle-Junkert U (1989) In vitro-Versuche zur Wirkung von Saccharomyces cerevisiae-Keimen auf Enterobakterien. Mitt Österr Ges Tropenmed Parasitol 11:211–221

8. Böckeler W, Thomas G (im Druck) Vortrag auf der Jahrestagung der Österr Ges Tropenmed Parasitol
9. Boislambert P de (1966) Leichte und schwere Komplikationen im Verdauungstrakt bei der Antibiotika-Therapie. Sem Hop 42:36–40
10. Brugier S, Patte F (1975) Antagonismus zwischen Saccharomyces cerevisiae und verschiedenen Bakterien – in-vitro-Versuch. Méd Paris 4:3–8
11. Bussey H (1972) Effects of yeast killer factor on sensitive cells. Nature New Biol 235:73–75
12. Buts JP, Bernasconi P, Craynest MP van, Maldague P, Meyer R de (1986) Response of human and rat small intestinal mucosa to oral administration of Saccharomyces boulardii. Pediatr Res 20:192–196
13. Chapoy P (1987) Effiziente Bekämpfung akuter Diarrhoen. Diarrhoen bei Kleinkindern. Therapiewoche 37:28
14. Challinor SW, Rose AH (1954) Interrelationships between a yeast and a bacterium when growing together in defined medium. Nature 174:877–878
15. Corthier G, Dubos F, Ducluzeau R (1986) Prevention of Clostridium difficile induced mortality in gnotobiotic mice by Saccharomyces boulardii. Can J Microbiol 32:894–896
16. Czerucka D, Bernasconi P (1989) Effect of saccharomyces boulardii on cholera toxin-induced camp levels in rat epithelial intestinal cell lines. Gastroenterol Clin Biol 13:383–387
17. Ducluzeau R, Bensaada M (1982) Comparative effect of a single or continuous administration of ‚Saccharomyces boulardii' on the establishment of various strains of ‚Candida' in the digestive tract of gnotobiotic mice. Ann Microbiol 133 B:491–501
18. Gedek B (1975) Zur Wirkung des Hefepräparates Perenterol. Münch Med Wochenschr 117:97–98
19. Gedek B (1987) Antagonistisches Wirkprinzip von Saccharomyces cerevisiae gegenüber pathogenen Keimen im Darm. Therapiewoche 37:28
20. Gedek B (1987) Wirkmechanismus des Hefepilzes Saccharomyces cerevisiae Hansen. Therapiewoche 37:1
21. Gedek BR (1989) Interaktionen zwischen lebenden Hefezellen und darmpathogenen Escherichia-coli-Keimen. In: Müller J, Ottenjann R, Seifert J (Hrsg) Ökosystem Darm, Morphologie, Mikrobiologie, Immunologie. Springer, Berlin Heidelberg New York Tokyo, S 135–139
22. Gedek B, Hagenhoff G (1988) Orale Verabreichung von lebensfähigen Zellen des Hefestammes Saccharomyces cerevisiae Hansen CBS 5926 und deren Schicksal während der Magen-Darm-Passage. Therapiewoche 38:33–40
23. Kollaritsch H (1989) Wirksamkeit von Saccharomyces cerevisiae Hansen CBS 5926 in der Prophylaxe der Reisediarrhoe: Ergebnisse einer Doppelblindstudie. Mitt Österr Ges Tropenmed Parasitol 11:231–238
24. Massot J, Desconclois M, Astoin J (1982) Protection par Saccharmyces boulardii de la diarrhée à Escherichia coli du souriceau. Ann Pharm Fr 40:445–449
25. Müller J (1989) Mykologische Aspekte der Therapie mit Saccharomyces cerevisiae Hansen CBS 5926. In: Müller J, Ottenjann R, Seifert J (Hrsg) Ökosystem Darm, Morphologie, Mikrobiologie, Immunologie. Springer, Berlin Heidelberg New York Tokyo, S. 157–160
26. Okawa Y, Okura Y, Hashimoto K, Matsumoto T, Suzuki S, Suzuki M (1982) Protective effect of D-mannan of bakers' yeast against Staphylococcus aureus infection in mice. Carbohydr Res 108:328–334
27. Palfree RGE, Bussey H (1979) Yeast killer toxin: purification and characterisation of the protein toxin from Saccharomyces cerevisiae. Eur J Biochem 93:487–493
28. Parfentjev IA (1953) A fraction of commercial yeast which protects against bacterial infection. A preliminary note. Yale J Biol Med 26:75–76
29. Parfentjev IA (1957) Yeast antibiotic with therapeutic and prophylactic properties. J Infect Dis 103:1–5
30. Petzoldt K (1987) Unspezifische Steigerung der Infektionsabwehr durch Saccharomyces cerevisiae Hansen CBS 5926. Therapiewoche 37:28
31. Pfeiffer P, Radler F, Caspritz G, Hänel H (1988) Effect of a killer toxin of yeast on eucaryotic systems. Appl Environ Microbiol 54:1068–1069
32. Radler F, Knoll C (1988) Die Bildung von Killertoxin und die Beeinflussung der Gärung durch Apiculatus-Hefen. Vitis 27:111–132

33. Rankine B (1986) More light on ‚killer yeasts'. Austr Grapegrower Winemaker 274:26
34. Röcken W (1984) Übertragung des Killerplasmids von einer Killerhefe auf eine untergärige Bierhefe durch Protoplastenfusion. Monatsschr Brauwissenschaft 37:384–389
35. Seguela JP, Massot J, Nesson J, Patte F (1978) Action d'un Saccharomyces lors d'une infestation experimentale a Candida albicans chez le rat normal et chez le rat traite par. Bull Soc Mycol Med 2:199–202
36. Surawicz CM, McFarland LV, Elmer G, Chinn J (1989) Treatment of recurrent Clostridium difficile colitis with vancomycin and Saccharomyees boulardii. Am J Gastroenterol 84:1285–1287
37. Tempé JD, Steidel AL, Blehaut H, Hasselmann M, Lutun P, Maurier F (1983) Prévention par Saccharomyces boulardii des diarrhées de l'alimentation entérale à débit continu. Sem Hop Paris 59:1409–1412
38. Thorner J (1981) Pheromonal regulation of development in Saccharomyces cerevisiae. In: Strathern J (ed) The molecular biology of the yeast Saccharomyces. Broach, Cold Spring Harbour Laboratory, pp 143–180
39. Vidon N, Huchet B, Rambaud JC (1986) Effect of Saccharomyces boulardii on jejunal secretion induced by cholera toxin in the rat. Gastroenterol. Clin Biol 10:13–16
40. Wickner RB (1981) Killer systems in Saccharomyces cerevisiae. In: Strathern J (ed) The molecular biology of the yeast Saccharomyces. Broach, Cold Spring Harbour Laboratory, pp 415–444

Diskussion

Moderator:

Werden außer E. coli noch andere Bakterien gehemmt, oder war das ein Referenzstamm?

Antwort:

Bisher habe ich nur mit einem E.-coli-Stamm gearbeitet, um erst einmal Klarheit im Wirkmechanismus zu bekommen. Es ist geplant, weitere Stämme auszutesten.

Frage:

In Ihren Overlayerversuchen habe ich Mediumkontrollen gesehen, die negativ waren. Haben Sie auch Kochsalzkontrollen gemacht?

Antwort:

Wir haben sowohl Kochsalz- als auch Mediumkontrollen durchgeführt.

Frage:

Können Sie sich auch das umgekehrte Ergebnis vorstellen, nämlich daß die E.-coli-Stämme die Hefen abtöten?

Antwort:

Nein, das kann ich mir nicht vorstellen.

Bemerkung:

Die Zytotoxine, die ich vorgestellt habe, tun das. Da passiert das Umgekehrte.

Antwort:

Wir haben stets nur beobachtet, daß sich die Hefen trotz der massiven E.-coli-Umgebung in den Stanzlöchern weiter vermehrten. Insofern kann ich mir nicht vorstellen, daß diese E. coli die Hefen töten.

Frage:

Welchen E.-coli-Stamm haben Sie verwendet?

Antwort:
O157.

Frage:
Produzierte dieser möglicherweise nur Shiga-like Toxin 2?

Antwort:
Ja. Aber ich habe über die Toxinnatur dieses E.-coli-Stammes noch keine weiteren Untersuchungen angestellt.

Bemerkung:
Es gibt einige E.-coli-Stämme, die beide Toxine produzieren, also hauptsächlich das Shiga-like Toxin 1, das man auch bei O26 findet. Vielleicht wäre es interessant, wenn Sie die Stämme daraufhin noch einmal untersuchen. Ich habe gesehen, daß Hefen durch E. coli abgetötet werden.

Antwort:
Weitere Referenzversuche mit anderen E.-coli-Serotypen wie mit anderen Bakterienarten müssen selbstverständlich folgen.

Frage:
Wenn Sie postulieren, daß Sekretionsprodukte der Hefezellen wirksam sind, müßte mit dem Überstand doch auch ein Antagonismus zu erreichen sein.

Antwort:
Der Überstand wirkt nur, wenn er aufkonzentriert wird. Der Überstand ohne Konzentrierung zeigt keinerlei Wirkung. Ich vermute, daß eine zu geringe Wirkstoffkonzentration im Verhältnis zu einer sehr großen Anzahl von E.-coli-Zellen vorliegt.

Mikrobieller Antagonismus: Zur Eliminierung von enteropathogenen E. coli-Keimen und Salmonellen aus dem Darm durch Saccharomyces boulardii

B. R. Gedek, W. Amselgruber

Enteropathogene E. coli-Stämme spielen unter den Enteritiserregern eine bedeutende Rolle. Neben der Toxinbildung ist die Fähigkeit der Keime, sich am Darmepithel anzuheften, ein wichtiger Faktor bei der Entstehung des Krankheitskomplexes der Enteritis [5]. Für die Anheftung werden sog. Adhäsine verantwortlich gemacht, die für die verschiedenen E. coli-Bakterien von Mensch und Tier erst teilweise charakterisiert sind. Es ist bekannt, daß E. coli-Bakterien nicht nur zu einer Anheftung an das Darmepithel imstande sind, sondern daß sie auch eukaryotische Zellen wie Erythrozyten, Leukozyten oder Hefezellen agglutinieren können.

Um festzustellen, über welche Mechanismen pathogene E. coli an Hefezelloberflächen gebunden werden, führten wir Untersuchungen zur Charakterisierung der Oberflächenstrukturen von Hefezellen des Saccharomyces boulardii cerevisiae-Stammes Hansen (Saccharomyes CBS 5926) durch, die durch eine besonders hohe Bindungsaffinität zu pathogenen Kolibakterien charakterisiert sind [4].

Material und Methodik

Lektinhistochemie

Hierzu wurden Kulturen von Saccharomyces boulardii in Bouin-Lösung 1 h lang fixiert, in Noble-Agar überführt und anschließend in Paraffin eingebettet. Zudem wurde der Nachweis von Lektinbindungsstellen auch an unfixierten Hefezellen vorgenommen. Die Anwendung 10 verschiedener FITC-markierter Lektine (Tabelle 1) erfolgte in einer Endkonzentration von 30 µg/ml. Eine Spezifitätskontrolle wurde durch Präinkubation der Lektine in einer 0,2 m-Lösung des jeweils korrespondierenden Zuckers durchgeführt.

Glykohistochemie

Der Nachweis von Neoglykoproteinbindungsstellen wurde ebenfalls an fixiertem und unfixiertem Material vorgenommen. Verwendet wurden hierbei an BSA

Tabelle 1. FITC-markierte Lektine

Herkunft	Abkürzung	Konzentration (µg/ml)	Spezifität[a]	Inhibitor
Arachis hypogea	PNA	30	Gal-α-(1-3)-GalNAc	Lactose
Concanavalia ensiformis	Con-A	30	α-D-Glc, α-D-Man	α-D-methyl-Man
Dolichos biflorus	DBA	30	α-D-GalNAc	α-D-GalNAc
Glycine max.	SBA	30	α-D-GalNAc, α-D-Gal	α-D-GalNAc
Triticum vulgaris	WGA	30	(β-(1-4)-D-GlcNAc)$_2$, NeuNAc	NeuNac
Griffonia simplicifolia	GS-I	30	α-D-Gal	Lactose
Lens culinaris	LCA	30	α-D-Glc, α-D-Man	α-D-methyl-Man
Ricinus communis	RCA-I	30	β-D-Gal	Lactose
Ulex europaeus	UEA-I	30	α-L-Fucose	α-L-Fucose
Bauhinia purpurea	BPA	30	β-D-gal(1-3)-DgalNAc	α-D-GalNAc
Griffonia simplicifolia	GS-II	30	α-D-GlcNAc	α-D-GlcNAc
Maclura pomifera	MPA	30	α-D-Gal, GalNAc	α-D-Gal

[a] *Gal* Galaktose; *GlcNAc* N-Acetylglukosamin; *GalNAc* N-Acetylgalaktosamin; *NeuNAc* Sialinsäure; *Man* Mannose

gekoppelte β-Galaktose, Cellobiose, Fucose, Galaktose-6-Phosphat, Lactose, Maltose, Mannose, Mannose-6-Phosphat, N-acetyl-α-Galaktosamin, N-acetyl-β-Glucosamin und Xylose. Als Negativkontrolle diente BSA-FTC.

Rasterelektronenmikroskopie

Jeweils 1 ml vorverdünnter Hefebouillon von Saccharomyces boulardii wurde mit jeweils 1 ml verschiedener pathogener und nichtpathogener E. coli-Stämme in ein Kappenröhrchen überführt und 15 min lang zur Reaktion gebracht. Anschließend wurden die Proben jeweils 2 h mit 2,5 %igem Glutaraldehyd in 0,1 MNa-Cacodylatpuffer (pH 7,4) immersionsfixiert und anschließend über Nacht in kaltem 0,1-MNa-Cacodylatpuffer (pH 7,4) aufbewahrt. Nach mehrmaligem Wechsel der Pufferlösung erfolgte eine Nachfixierung in 2 %igem Osmiumtetraoxid, der sich eine Behandlung mit Thiocarbohydracid (TCH) anschloß [6]. Anschließend wurden die Proben schrittweise entwässert und nach „Critical point-Trocknung" [1] mit Gold (5–7 nm) besputtert. Die Untersuchung erfolgte am Elektronenmikroskop PSEM 500.

Ergebnisse und Diskussion

Die Ergebnisse der Nachweise von Bindungsstellen für 10 verschiedene Lektine sind aus Tabelle 2 zu entnehmen. Dabei zeigte sich u. a., daß fixiertes und natives Probenmaterial keinerlei Differenzen aufwiesen und die Hefe neben einer schwachen Reaktion mit WGA vor allem mit Con-A reagierte, was auf einen reichlichen

Tabelle 2. Lektinbindungsstellen des Hefestammes Saccharomyces boulardii

Lektin	Zellmembran	Zytoplasma
BPA-FITC	–	–
DBA-FITC	–	–
Con-A-FITC	++++	++
GSA-I-FITC	–	–
GSA-II-FITC	(+)	(+)
MPA-FITC	–	–
PNA-FITC	–	–
SBA-FITC	–	–
UEA-FITC	–	–
WGA-FITC	+++[a]	+(+)

[a] Die Bindungsstellen sind kappenartig lokalisiert

Gehalt an Mannose, v. a. in der Zellwand schließen läßt (Abb. 1). Demgegenüber konnten wir mit ausgewählten FITC-markierten Neoglykoproteinen [3] sowohl an fixierten als auch an nativen Proben keine kohlenhydratbindenden Proteine in und auf der Zelloberfläche ermitteln.

Bei unseren rasterelektronenmikroskopischen Untersuchungen ergab sich eine starke Bindungsaktivität aller enteropathogenen E. coli-Stämme (Abb. 2) mit der Hefezelle Saccharomyces boulardii, während die nichtpathogenen E. coli-Bakterien schwach oder negativ (Abb. 3) reagierten. Bei Wiederholung des Tests nach

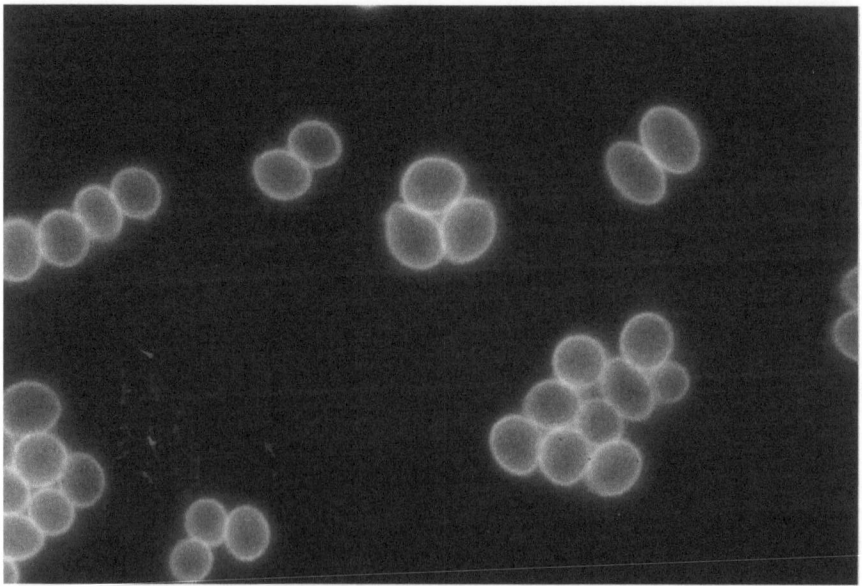

Abb. 1. Con-A-(α-D-Mannose-)behandelte Zellen von Saccharomyces boulardii. Fluoreszenzmikroskopische Aufnahme. Vergr. 1000:1

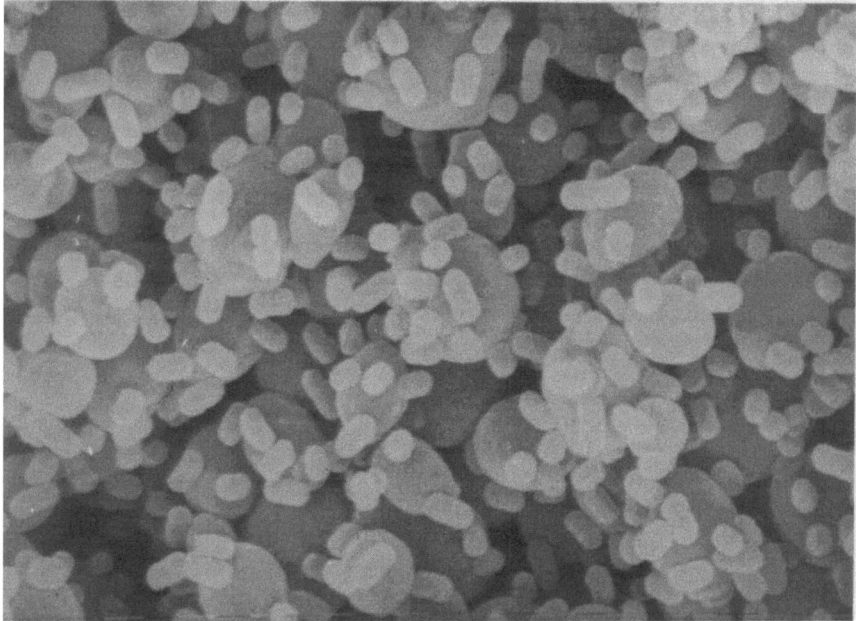

Abb. 2. Bindung von Typ I-Pilus bildenden E. coli-Bakterien an Zellen von Saccharomyces boulardii: stark positive Reaktion. Elektronenmikroskopische Aufnahme, Vergr. 5000:1

Vorbehandlung der E. coli-Bakterien mit Mannose reagierten die zuvor stark positiven Stämme ebenfalls nur mehr schwach oder gar nicht mit den Hefezellen. Der gleiche Effekt wurde erzielt, wenn die Keime bei pilusrestriktiven Temperaturen angezüchtet worden waren.

Diese Ergebnisse rechtfertigen den Schluß, daß die Agglutination der E. coli an die Hefezellen ein mannosesensitiver, pilusabhängiger Vorgang ist. Nachdem Untersuchungen am Tiermodell gezeigt haben, daß eine rasche Blutclearance von Enterobacteriaceae (E. coli, Salmonellen und Serratia marcescens) vornehmlich durch phagozytäre mannosesensitive Interaktionen erreicht wird [2, 7], dürfte auch kein Zweifel daran bestehen, daß Hefezellen vom Stamm Saccharomyces boulardii entsprechend aktiv sein können in der Eliminierung von E. coli-Keimen mit Pili vom mannosesensitiven Typ I aus dem Darm.

Gleiches kann von Salmonellen erwartet werden, wenn diese an die Hefezelloberfläche gebunden werden. Das Agglutinationsphänomen, wie es zwischen enteropathogenen E. coli-Bakterien mit Typ I-Fimbrien (Abb. 4) und Saccharomyces boulardii nachweisbar ist (Abb. 2), zeigte sich auch, wenn lebende Hefezellen dieses Stammes gegenüber einem Stamm von Salmonella typhimurium exponiert wurden.

Die Eliminierungsmodalitäten enteropathogener E. coli-Keime nach artifizieller Infektion von Ferkeln mit und ohne Hefebehandlung lassen den Schluß zu, daß

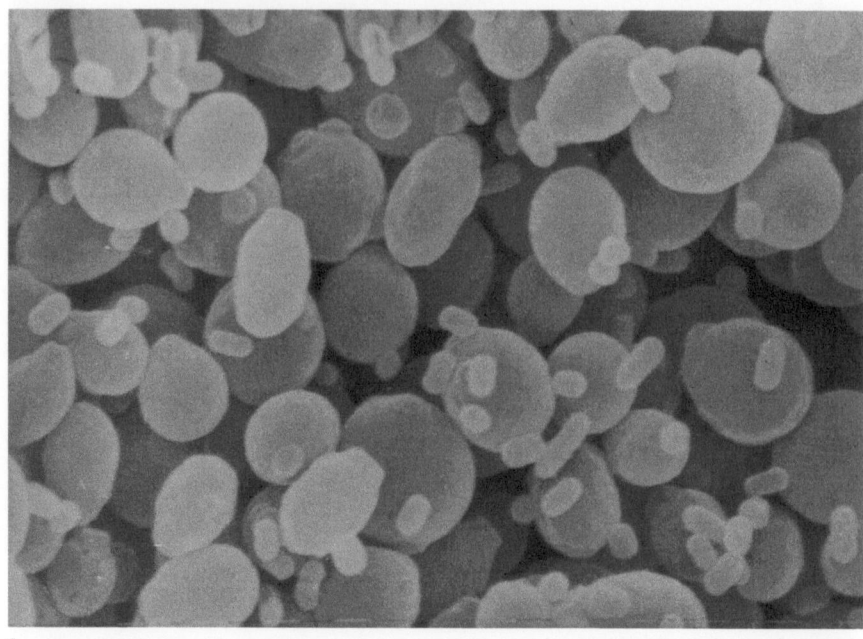

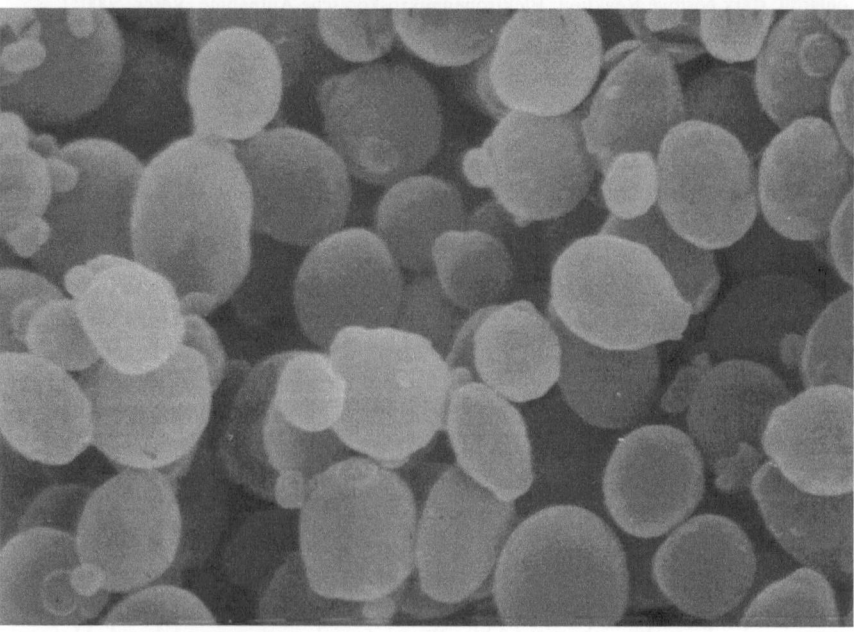

Abb. 3. Bindung nichtfimbrientragender E. coli-Bakterien an Zellen von Saccharomyces boulardii. **a** schwache Reaktion **b** keine Reaktion. Elektronenmikroskopische Aufnahme, Vergr. 5000:1

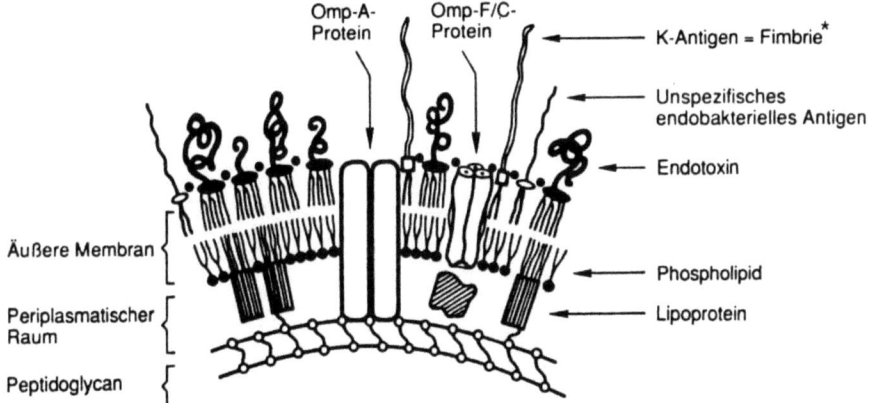

Abb. 4. Schematische Darstellung der Oberfläche eines gramnegativen Bakteriums. *K-Antigen = Fimbrie:* (mannosesensitive) Bindungsstelle für Pilus-Typ I-E. coli-Bakterien an Kulturhefestämme

eine Bindung Typ I-Fimbrien-tragender E. coli-Bakterien auch in vivo zustandekommt.

Zur weiteren Klärung der geschilderten Adhäsionsphänomene beabsichtigen wir in einer weiteren Studie, die entsprechenden pathogenen E. coli-Stämme auf ihren Gehalt an Bindungsstellen sowohl für Lektine als auch für Neoglykoproteine hin zu untersuchen. Auch Salmonellen sollen in diese Studie miteinbezogen werden.

Literatur

1. Anderson TF (1951) Techniques for the preservation of the threedimensional structure in preparing specimens for the electron microscope. Trans NY Acad Sci 13:130–134
2. Blumenstock E, Jann K (1982) Adhesion of piliated escherichia coli strains to phagozytes: differences between bacteria with mannose-sensitive and mannose-resistant pili. Infect Immun 35:264–269
3. Gabius H-J (1987) Vertebrate lectins and their possible role in fertilization development and tumor biology (review). In Vivo 1:75–84
4. Gedek BR (1989) Interaktionen zwischen lebenden Hefezellen und darmpathogenen Escherichia coli-Keimen. In: Müller J, Ottenjann R, Seifert J (Hrsg) Ökosystem Darm. Morphologie, Mikrobiologie, Immunologie. Springer, Berlin Heidelberg New York Tokyo, S 135–141
5. Levine MM (1987) Escherichia coli that cause diarrhea: Enterotoxinogenic, enteropathogenic, enteroinvasive, enterohaemorhagic and enteroadherent. J Infect Dis 155:377–389
6. Mallick LE, Wilson RB (1975) Evaluation of a modified technique for SEM examination of vertebrate specimens without evaporated metal layers. Scanning Electron Microsc II:259–264
7. Rumelt S, Metzger Z, Kariv N, Rosenberg M (1988) Clearance of Serratia marcescens from blood in mice: role of hydrophobic versus mannose-sensitive interactions. Infect Immun 56:1167–1170

Diskussion

Moderator:
Können Sie die Bindung von E. coli an Saccharomyces boulardii durch Anti-Saccharomyces-Antikörper blockieren?

Antwort:
Das ist nicht probiert worden. Es war naheliegender, die Hefezelle verschiedenen Einfachzuckern auszusetzen, zunächst in vitro und dann auch in vivo.

Frage:
Was ist eigentlich das Schicksal der an die Hefezelle angehefteten Bakterien? Haben Sie auch mal rasterelektronenmikroskopische Beobachtungen an Zellen gemacht, an denen die Bindung schon mehrere Stunden bestanden hat? Was passiert dann?

Antwort:
Wir müßten eigentlich erwarten, daß die Keime dann abgetötet sind. Aber wenn wir Zählungen vornehmen, dann bekommen wir höhere Keimzahlen; also sind die Bakterien dann noch wachstumsfähig. Das gleiche Ergebnis bekommt man aber auch, wenn man Antikörper gegen Fimbrien einsetzt: die Kolibakterien wachsen dann auch noch. Es findet hier also keine Abtötung statt. Ich spreche deshalb von Eliminierung. Von anderen Substanzen der Hefezelle erwarte ich dann doch auch eine Abtötung. Herr Böckeler hat es uns letztes Jahr demonstriert: Im elektronenmikroskopischen Bild sieht man, daß es in Gegenwart der Hefezellen zu Änderungen in den Kolibakterien kommt, und dabei sieht es so aus, als ob die Bakterien abgetötet werden. Bei der Bindung allein kann man das nicht erwarten.

Frage:
Haben Sie auch Untersuchungen mit anderen Fimbrien außer den Typ I-Fimbrien gemacht?

Antwort:
Das betrifft die Frage, ob die mannosesensitiven Fimbrien wirklich die entscheidenden sind, aber das ist bisher noch nicht eindeutig geklärt. Bei den mannoseresistenten Fimbrien, wie wir sie bei den enterotoxischen Keimen auch finden, sehen

wir nicht das entsprechende Phänomen. Das weist wieder darauf hin, daß hier Reaktionen ablaufen, bei denen die Bindungen zueinander passen wie Schlüssel und Schloß.

Frage:
Wir finden die mannosesensitiven Fimbrien nahezu bei allen Kolistämmen, bei pathogenen wie bei nichtpathogenen. Wie unterscheidet dann Saccharomyces zwischen den „guten" und den „bösen" Kolibakterien?

Antwort:
Für mich handelt es sich letzten Endes um mehrere Mechanismen. Man sagt, daß die mannosesensitiven E. coli im pathogenetischen Geschehen vorherrschen. Bei den enterotoxischen E. coli müssen wir mehr den Toxinbindungseffekt sehen; die Hefe hat eine hohe adsorptive Fähigkeit. Das wird heute beispielsweise in der Abwasseraufbereitung gemacht. Dann haben wir noch die speziellen Wirkstoffe, die wir als Killertoxine oder als Proteine mit antibiotischer Wirkung bezeichnen können, so daß Effekte gegenüber den enteropathogenen, gegenüber den enterotoxischen und gegenüber den enteroinvasiven denkbar sind, die nicht unbedingt Zellgrenzflächenphänomene sein müssen. Schließlich sollten wir berücksichtigen, welche Eigenschaften sich vielleicht noch auf den Plasmiden befinden, denn wir wissen, daß die Kolikeime die genetische Information erst unter bestimmten Bedingungen bekommen können. Es mag auch sein, daß die Stoffe, die bei einer medizinischen Hefe erwartet werden, auch nicht immer in der Kultur gebildet werden. Hier müßte man firmenseitig darauf achten, den Stamm so zu produzieren, daß er alle guten Eigenschaften auch wirklich beibehält. Es sieht aber so aus, daß dies bei Saccharomyces boulardii tatsächlich gelungen ist. Es liegt jetzt schon etwa 35 Jahre zurück, daß ich den Produktionsbetrieb von Saccharomyces boulardii in Paris besucht habe. Sie haben interessanterweise im Betrieb niemals Allergien bei den Mitarbeitern gehabt und können anscheinend nach wie vor das gleiche Produkt in gleich guter Qualität liefern.

Frage:
Nachdem das Schicksal der Bakterien diskutiert wurde, meine Frage jetzt: Wie steht es mit dem Schicksal der Hefezellen nach der Anheftung durch die Bakterien?

Antwort:
Die Anheftung kommt vor allem im Dünndarm zum Tragen. In den unteren Darmabschnitten treffen sie auf Bacteroideskeime, die Glucanasen bilden. Auf diese Weise gehen die Hefezellen dann zugrunde, wenn sie nicht der Autolyse anheimfallen.

Kommentar:
Man hat behauptet, Saccharomyces boulardii wirke nicht. Sie sei nicht nachweisbar oder man war auch lange Zeit der Ansicht, diese Hefe bilde eine Ersatzflora anstelle irgendwelcher anderer Keime. Man hat sich gewundert, relativ wenig

Hefezellen in den Ausscheidungen zu finden. Aber es ist interessant, daß sie wohl an den entscheidenden Wirkorten lebensfähig sind, und daß sie auch durch Magensäure nicht entsprechend verändert werden. Es scheint vor allem auf die Zellgrenzflächen anzukommen; deswegen haben wir schon etwa vor 20 Jahren untersucht, ob etwa die Oberfläche denaturiert wird, so daß z. B. Lektinbindungen nicht mehr ablaufen. Aber das ist nicht der Fall. Da kann es allerdings auch Stammunterschiede geben.

Frage:
Sie haben vorhin berichtet, daß die angelagerten E. coli offenbar nicht geschädigt werden. Wie verträgt sich das mit den Befunden von Herrn Friedland? Zweitens: Sehen Sie einen positiven Effekt darin, daß die Hefen sich mit den Bakterien vollpacken und damit den Darm verlassen? Wäre für diesen Eliminationseffekt eine gleichzeitig bestehende Diarrhö nicht günstig, und ist es dann nicht ungünstig, wenn die Hefe gleichzeitig die Diarrhö bessert? Und die letzte Frage: Wäre der 2 l-Einlauf nach Herrn Linzenmeier dann nicht schneller wirksam?

Antwort:
Um mit dem letzten zuerst anzufangen: Man kann schon sagen, daß Herrn Linzenmeiers Wassereinlauf der Saccharomyces boulardii-Therapie Konkurrenz macht. Zur ersten Frage: Hier bestehen keine Widersprüche. Es sind eben verschiedene Phänomene: das Anheftungsphänomen, das Killingphänomen und das, was von Herrn Friedland angesprochen worden ist, ist wieder ein anderer Mechanismus, der u. U. auch noch zum Tragen kommt. Wie war, bitte, Ihre 2. Frage?

Frage:
Wenn die Hefen dem beschleunigten Abtransport der Keime dienen, läuft dann die zweite Wirkung der Hefen, nämlich den Durchfall zu bessern, nicht diesem Effekt zuwider?

Antwort:
Das kann man nicht sagen, denn der Elektrolythaushalt des Patienten sollte optimal ausgeglichen werden. Was aber meine Theorie stützt, ist, daß ich prophylaktisch mit einer geringen Hefedosis auskomme; wenn eine Diarrhö besteht, muß die Dosis entsprechend höher sein. Wir wollen jetzt die Bindungsstellen noch histochemisch sichtbar machen. Wenn man davon ausgeht, daß die Durchfallerreger im gesunden Organismus zunächst einmal in der Minderzahl sind, reichen kleinere Zellmengen aus; wenn man aber behandeln will, muß man entsprechend höher dosieren. Man darf dabei die anderen Maßnahmen, die noch notwendig sind, nicht übersehen oder vernachlässigen.

Pathogene und apathogene Hefen im Intestinaltrakt

J. Müller

Bei der intestinalen Mykoflora muß man – wie bei der gesamten Mikroflora überhaupt – unterscheiden zwischen passageren, kommensalen und primär pathogenen Mikroorganismen [1]. Passagere Keime nützen dem Wirt nicht, schädigen ihn nicht und können sich in ihm nicht permanent ansiedeln und vermehren. Sie werden ständig mit der Nahrung aufgenommen und sehr schnell wieder eliminiert. Es handelt sich hierbei um apathogene Schimmelpilze und apathogene Hefen. Kommensale Keime bieten ebenfalls dem Wirt keinen erkennbaren Nutzen, auch sie schädigen normalerweise den Wirt nicht. Sie halten sich aber über lange Zeit im Wirt und stehen mit seinen Eliminationsmechanismen im Gleichgewicht. Die Besiedlung mit solchen kommensalen Hefen erfolgt oft schon unter der Geburt oder im frühen Kleinkindalter. Es handelt sich hierbei um Hefen der Gattungen Candida und Torulopsis. Die kommensale Besiedlung ist, wie Langzeituntersuchungen gezeigt haben, außerordentlich stabil und quantitativ sehr gleichförmig. Mindestens 75% der mitteleuropäischen Bevölkerung sind kommensal mit solchen Hefen besiedelt. Spezifische und unspezifische Wirtsabwehrmechanismen halten die kommensale Flora im Gleichgewicht mit den eigenen Vermehrungsmöglichkeiten: Sie sind der Nahrungskonkurrenz der übrigen intestinalen Mikroflora ausgesetzt; es gibt bei der Enddarmpassage toxische Milieufaktoren, und schließlich erfolgt eine passive Elimination der Pilze mit dem physiologischen Nahrungs- und Fäzestransport [2].

Diese kommensalen intestinalen Hefen sind allerdings potentiell pathogen – sowohl im Darmtrakt selbst als auch v. a. in anderen Körperkompartimenten. Der Übergang vom kommensalen in den pathologischen Status ist an einige Virulenzfaktoren der Hefen gebunden, wie Adhärenzeigenschaften und einige enzymatische Fähigkeiten. Der entscheidende Faktor für die Entstehung einer tieflokalisierten Candidamykose liegt jedoch in Risikobedingungen des Wirtes, letztlich in einer Neutropenie, die offensichtlich nur kurzzeitig und/oder kompartimentbeschränkt zu sein braucht. Alle bekannten Risikosituationen, die klinisch höchst unterschiedlicher Art sein können, für tieflokalisierte Sproßpilzmykosen sind letztlich auf eine solche Neutropenie zurückzuführen. Die opportunistische Mykose beruht also nicht auf einem „Umschalten" des Pilzes von der kommensalen in die pathogene Phase, sondern allein auf einer Abwehrminderung des Wirtes.

Diese These darf jedoch nicht zu der Schlußfolgerung verleiten, daß schlechthin jeder avirulente Pilz imstande wäre, eine opportunistische Mykose zu verursachen. Adhärenzphänomene werden als Virulenzfaktoren für opportunistische Hefen angesehen. Diese sind an Mannanbestandteile der Hefezellwand gebunden, die Antigeneigenschaften haben. Tabelle 1 zeigt den Antigenbestand der kommensalen Hefe Candida albicans und der apathogenen Hefe Saccharomyces cerevisiae im Vergleich; beide Hefen haben 3 Zellwandantigene gemeinsam. Im Falle einer tieflokalisierten Candidamykose bildet der Wirt gegen diese Zellwandantigene Antikörper der Klassen IgM, IgG und IgA. Die Kinetik dieser Antikörperbildung ist ein wichtiges und unverzichtbares Hilfsmittel der heute geübten serologischen Candidosediagnostik.

Tabelle 1. Hefezellwandantigene nach dem Schema von Tsuchiya et al. [3]. Die Zahlen repräsentieren hitzestabile Mannanantigene. Zahlen in Klammern bedeuten Antigene mit geringem Agglutinationsvermögen

Candida albicans (Serotyp A)	1 2 3 4 5 6	(13b)
Saccharomyces cerevisiae	1 2 3	10 (14) 18 31

Bei der breiten Nutzung von Saccharomyces cerevisiae als Bäcker-, Bier- und Weinhefe liegt auf der Hand, daß der Mensch weithin diese Hefepilze oder ihre antigenwirksamen Bestandteile nutritiv zugeführt bekommt. Es wird daher in der Literatur seit 60 Jahren die Frage nach dem physiologischen Schicksal der Bäckerhefe im menschlichen oder tierischen Wirt nach oraler Zufuhr diskutiert (Literatur bei [4]). Die Ergebnisse sind kontrovers, führten aber 1964 zu der These der „Persorption", aufgestellt von Volkheimer [5], der behauptete, daß auch apathogene Hefen oder inerte Partikel ständig aus dem Darmlumen in die Lymphbahnen und in die Blutzirkulation gelangen. Das Persorptionsphänomen ist heute für die potentiell pathogenen Candida- und Torulopsishefen akzeptiert: Sowohl experimentelle Befunde wie auch epidemiologische Analysen belegen dies eindeutig. Die Persorption apathogener Hefen unter physiologischen Bedingungen ist jedoch umstritten. Sollte sie Realität sein, so müßte sich dies wegen der Antigengemeinschaft zwischen pathogenen und apathogenen Hefen – dargestellt am Beispiel der Tabelle 1 – in kreuzreagierenden Antikörpern des Wirtes zeigen, und es bestünde die Gefahr einer Entwertung der Candidoseserologie.

Dieser Frage sind wir in einer experimentellen Studie nachgegangen, bei der ein Proband 1mal 20 g und 3 Wochen später 130 g frische, handelsübliche Bäckerhefe oral zu sich nahm [4]; 27 h vor bis 21 Tage nach Versuchsbeginn wurden bei dem Probanden folgende Tests durchgeführt:

1. Antigennachweise mit 6 verschiedenen Latexreagenzien an Blut- und Urinproben sowie Rachengurgelwasser;
2. quantitativ-kulturelle Untersuchungen von Rachengurgelwasser-, Stuhl-, Blut- und Urinproben;

3. Antikörpernachweise im indirekten Candidahämagglutinations- und im indirekten Candidaimmunfluoreszenztest;
4. Antikörpernachweise im indirekten Saccharomycesimmunfluoreszenztest;
5. Immunkomplexnachweise (2 komplementunabhängige Methoden) in Blutserumproben;
6. elektronenmikroskopische Untersuchungen zur Zellwandmorphologie der Bäckerhefe, vergleichend vor und nach der Darmpassage.

Die Untersuchungsergebnisse zeigten, daß in einer gesunden Versuchsperson bei intestinaler Bäckerhefepassage selbst nach 20stündiger Nahrungskarenz
– kein Übertritt von Hefezellen in Blut und Urin nachweisbar ist;
– weder freies noch komplexiertes Mannanantigen im Blut und Urin nachweisbar ist;
– keine Antikörper gegen Saccharomyces cerevisiae gebildet werden;
– die Candidaserodiagnostik nicht verfälscht wird;
– die Hefen 48 h nach Versuchsbeginn aus dem Intestinaltrakt wieder eliminiert sind;
– eine Wiederholung des Versuchs 3 Wochen später an der gleichen Versuchsperson keinen Boostereffekt zeigte.

Aus diesen Ergebnissen kann man folgern, daß die apathogene Hefe Saccharomyces cerevisiae nicht imstande ist, sich im Menschen als Kommensale anzusiedeln; sie ist in typischer Weise als passagerer Pilz anzusehen. Es gibt aber auch keinerlei Hinweis dafür, daß Saccharomyceszellen oder ihre antigenwirksamen Bestandteile die intakte Darmwand zu durchdringen und in Lymphbahnen und in die Blutzirkulation überzutreten vermögen: Sämtliche Kulturversuche und sämtliche Antigennachweise – alles hochempfindliche Verfahren – sind während der gesamten Versuchsdauer negativ gewesen. Ebenso zeigte sich weder eine Bildung spezifischer Antikörper gegen Saccharomyces cerevisiae, noch war während der Versuchsdauer eine Antikörperkinetik in der Candidaserologie zu beobachten, die als saccharomycesbedingte, kreuzreagierende Antikörper anzusehen gewesen wäre. Solche hätten sich spätestens bei der 2. Hefeingestion in Form eines Boostereffektes zeigen müssen.

Diese Versuche wurden an einem darmgesunden, abwehrkompetenten Probanden durchgeführt. Sie beantworten allerdings nicht die Frage, ob die Verhältnisse bei einem darmgeschädigten und/oder abwehrinkompetenten Wirt die gleichen sind.

Daraus lassen sich einige Schlußfolgerungen für die therapeutische Anwendung von Saccharomyceshefen, wie etwa S. boulardii ableiten. Therapeutische Studien sollten mindestens in der Anfangsphase serologisch überwacht werden, um folgende Fragen beantworten zu können:
1. Gibt es bei darmgeschädigten und/oder abwehrinkompetenten Probanden einen Übertritt vermehrungsfähiger Saccharomyceszellen in die Lymphbahnen und in die Blutzirkulation?
2. Spiegeln sich diese Vorgänge serologisch wider in Form von Saccharomycesantigenen- und -antikörpernachweisen, und stören sie möglicherweise die Candidaserologie? Solche Untersuchungen werden mittlerweile bereits durchgeführt.

Zusammenfassung

In der intestinalen Mykoflora muß zwischen passageren und kommensalen Pilzen unterschieden werden. Die kommensale Candida-Torulopsis-Hefeflora des Menschen stellt das Reservoir für tieflokalisierte, lebensbedrohliche, opportunistische Hefemykosen dar. Zu ihrer Diagnose sind empfindliche serologische Untersuchungsverfahren unerläßlich. Die nutritive Zufuhr von Saccharomyceshefen stellt bei abwehrkompetenten Menschen keine Gefahr hinsichtlich opportunistischer Mykosen dar; auch stört sie nicht die Candidaserologie. Wie diese Frage bei darmgeschädigten und/oder abwehrinkompetenten Menschen zu beantworten ist, muß noch geprüft werden. Die gleichen Fragen stellen sich insbesondere auch für die therapeutische Anwendung von Saccharomyceshefen.

Literatur

1. Müller J (1982) Pilze im Gastrointestinaltrakt. Fortschr Med 100:936–941
2. Müller J (1983) Mikrobiologische Diagnostik und Therapiekontrolle bei Sproßpilzmykosen (Candida- und Torulopsis-Mykosen). In: Meinhof W, Seeliger H, Wegmann T, Schönfeld H (Hrsg) Systemische Mykosen (Hahnenklee-Symposium 1982, p. 83–99). Editiones Roche, Basel Grenzach-Wyhlen
3. Tsuchiya T, Fukazawa Y, Taguchi T, Nakase T, Shinoda T (1974) Serological aspects on yeast classification. Mycopathol Mycol Appl 53:77–91
4. Kappe R, Müller J (1987) Cultural and serological follow-up of two oral administrations of baker's yeast to a human volunteer. Mykoses 30:357–368
5. Volkheimer G, Hermann H, Hermanns E, John H, Al Abesie F, Wachtel S (1964) Über Resorption und Ausscheidung von intakten Hefezellen. Zbl Bakt Abt Orig I 129:121–125

Diskussion

Frage:

Kann es nicht sein, daß durch die 1. Einnahme das Immunsystem so stimuliert worden ist, daß bei der 2. Einnahme dieser hohen Dosis gar nicht mehr die Möglichkeit bestand, daß Hefen in das Blut übertreten konnten? Wenn man sich die Größenordnungen ansieht, liegen Sie mit 130 g etwa in der Größenordnung von Volkheimer, der positive Ergebnisse gehabt hat. Sie haben im Prinzip das Immunsystem durch die 1. Einnahme der relativ niedrigen Dosis schon irgendwie in Kontakt mit diesem Antigen gebracht.

Antwort:

Sie meinen, daß bei der 2. Ingestion schädliche Folgen immunbiologisch verhindert worden wären? Das hätte sich dann aber in irgendeiner Antikörperantwort oder mindestens über den Immunkomplexnachweis zeigen müssen.

Frage:

Es könnte auch eine lokale Immunantwort im Darm sein, die sich gar nicht zentral auswirkt.

Antwort:

Das wäre mir immunbiologisch nicht plausibel, denn wir sehen eine niedrige Immunisierung durch Candidaantigen, durch eine nur intestinale Besiedlung. Wir interpretieren ja unsere Normalantikörpertiter – 1:80 im Candidahämagglutinationstest und im Candidaimmunfluoreszenztest – doch als die Dauerexposition des gesunden, immunkompetenten Wirtes mit Candidaantigen, die eben nur zu diesen niedrigen Titern führt. Warum sollte das bei Saccharomyces anders sein, wenn es zu einem solchen vergleichbaren Kontakt kommt? Ich meine schon, da ist eine Barriere, aber sie ist keine immunbiologische, sondern eine andersartig physiologische.

Frage:

Dagegen spräche, daß bei der wiederholten Aufnahme von Nahrungsmitteln, die potentiell auch allergen sein können, keine spezifischen Antikörper im Blut auftreten.

Antwort:
Das läßt sich dann mit anderen Methoden fassen. In unseren Versuchen waren in der Folge auch keine irgendwie andersartigen Reaktionen zu beobachten, die darauf schließen hätten lassen, daß zwar ein pathologischer Effekt durch diese Ingestion erfolgte, der aber immunbiologisch nicht faßbar gewesen wäre.

Frage:
Wenn S. cerevisiae oder boulardii für die Therapie des Morbus Crohn eingesetzt werden soll, dann, meine ich, müßte man solche Untersuchungen wiederholen, da diese Barriere, die normalerweise im Darm vorhanden ist, wahrscheinlich an vielen Stellen unwirksam ist, weil Ulzerationen und Erosionen vorhanden sind, also kein Darmepithel mehr existiert. Wahrscheinlich sind hier die Bedingungen zwischen Wirt und Hefe auch ganz andere, und das, meine ich, sollte man unbedingt prüfen, bevor man eine große multizentrische Studie beginnt.

Antwort:
Das war mein Vorschlag im letzten Jahr, und solche Untersuchungen laufen bereits. Diese Anregung wurde aufgenommen.

Bemerkung:
Das Phänomen der Persorption von Volkheimer stellt ja gewissermaßen eine physiologische Tätigkeit des Darmes dar. Volkheimer hat das sorgfältig untersucht, und daß Sie keine Hefezellen im Blut nachgewiesen haben, hängt wahrscheinlich mit der Art der Nachweismethode zusammen.
   Kulturell ist das außerordentlich schwierig nachzuweisen. Wir können im Blut z. B. Plastikkügelchen und Pflanzenpollen nachweisen. Es gibt von Herrn Jorde, der vor Jahren Persorptionsuntersuchungen mit Lycopodiumsporen gemacht hat, eine sehr interessante Beobachtung. Diese Lycopodiumsporen haben eine harte äußere Zellwand. Er hat nach Ingestionsversuchen die Lycopodiumsporen wieder im Rasterelektronenmikroskop nachgewiesen und gezeigt, daß nach 3–4 Stunden an den Lycopodiumsporen deutliche Auflösungserscheinungen zu sehen waren. Wir haben diese Versuche nachvollziehen können. Schließlich – das hat Volkheimer auch schon zeigen können – hört die Persorption auf, d. h. man kann nach 7, 8, 9 Stunden keine Partikel mehr nachweisen. Wir haben auch Untersuchungen in der Lymphe gemacht: die Persorption hört einfach auf.

Frage:
Hört das auf bei gleichbleibendem Angebot, erschöpft sich der Mechanismus, oder hört die Exposition auf?

Antwort:
Die Exposition hört sicherlich nicht auf. Ich glaube, der Mechanismus erschöpft sich. Wir vermuten, daß es eine Art immunologischer Erkennungsvorgang ist, und wenn der Organismus das Persorbierte erkannt hat, dann ist dieser Mechanismus gestoppt. Deswegen ist es auch ausgesprochen schwierig, Hefezellen, die in den

ersten Minuten persorbiert werden, nach Stunden noch im Blut nachzuweisen. Nach der Exposition mit Plastikkugeln, Hefezellen oder mit Pflanzenpollen können wir diese Partikel in den basisnahen Regionen der Peyerschen Plaques bereits nach 10 min wiederfinden. Das sind Vorgänge, die schnell gehen und die bei diesen kleinen Partikeln mit Sicherheit über M-Zellen laufen.

Antwort:
Es gibt sicher Unterschiede darin, was für die Ingestion zur Verfügung gestellt wird. Wir sehen einen sehr deutlichen Unterschied, ob, etwa im Tierversuch, Candida- oder Saccharomyceszellen angeboten werden. Daß die Persorption als solche möglich ist, akzeptiere ich auch, und zwar über die Interpretation von serologischen Befunden der Candidaserologie. Was ich aber betonen möchte, ist, daß große Unterschiede zu bestehen scheinen zwischen dem Angebot von fakultativ pathogenen Candidazellen und pathologisch inerten Saccharomyceszellen. Der Anlaß für die Studie, die ich vorgestellt habe, war die Frage: Ist bei der vorgegebenen Antigenverwandtschaft zwischen Candida und Saccharomyces die Candidoseserologie korrumpiert? Das ist ein ganz wichtiger diagnostischer Gesichtspunkt. Wir wollten nicht Persorptionsphänomene belegen oder widerlegen. Ich stimme Ihnen zu: Die Blutkultur ist ein außerordentlich unsensitives Mittel für den Beleg solcher Persorptionen. Was wir aber hätten finden müssen, wäre freigesetztes Antigen. Die Mannanantigene der Zellwand sind außerordentlich labil, sie werden in die Zirkulation als lösliche Mannane freigesetzt, und unsere Nachweismethoden sind mit 1 ng/ml so empfindlich, daß wir in die Zirkulation freigesetztes Mannan hätten nachweisen müssen. Wir wissen, daß diese Mannane sehr schnell mit einer Halbwertszeit von 2 h eliminiert werden über Leber und Milz und über Zellpopulationen mit Mannoserezeptoren. Aber unmittelbar nach dem 1. Ingestionsangebot hätte das nachweisbar sein müssen. Wir sind ganz sicher, daß mit Saccharomyces cerevisiae unter unseren Versuchsbedingungen mit einem gesunden Probanden – wie ich auch betonen muß – keine Persorption stattgefunden hat. Das spricht nicht gegen die mögliche Persorption von Candida. Das spricht auch nicht gegen die mögliche Persorption bei Darmkranken – worauf Herr Ottenjann jetzt nochmals hingewiesen hat. Das kann bei einem Darmkranken sehr wohl anders sein. Daher auch der Hinweis, man muß das prüfen, und ich meine, daß insbesondere Antigennachweise ein ganz empfindlicher Meßparameter sind, um beurteilen zu können, was passiert.

Frage:
Es gibt Untersuchungen von Walker, aber auch von Volkheimer, daß man die Menge der persorbierten Partikel nur in ganz geringen Ausmaßen steigern kann. Wir selber haben gesehen, daß das, was persorbiert wird, quantitativ extrem wenig ist. Wenn wir in unsere Rattendärme ca. 0,1 g Hefezellen geben, dann finden wir in der Lymphe anschließend max. 3–5 Zellen wieder. Und wir können über 6, 7 Stunden die Lymphe kontinuierlich abführen. Es geht also einfach nicht mehr durch. Auch wir haben einen sehr empfindlichen Test, um die Antigene nachzuweisen, aber meine Kritik ist, daß die Menge der Hefezellen überhaupt nicht ausreicht, um diesen Test positiv ansprechen zu lassen.

Antwort:
Das geht aber bei Versuchen mit Candidahefen sehr gut, wie wir bei ganz anderen Fragestellungen gezeigt haben. Man kann das in Infektionsversuchen und in Ingestionsversuchen an Kaninchen ohne weiteres über den Antigennachweis verfolgen. Es geht nur mit Saccharomyces nicht. Das ist eben der entscheidende Unterschied. Deswegen gefallen mir Volkheimers Versuche nicht, der da sagt, es ist egal, ob man Stärkekörner, Plastikkügelchen, Saccharomyces oder Candida nimmt. Das kann ich nach unseren Erfahrungen nicht akzeptieren. Dagegen spricht auch die Tatsache, daß der Neutropeniker, dessen Darmflora und auch dessen Darmhefeflora durch die Darmdekontamination drastisch reduziert wird, immer noch eine Candidaseptikämie bekommen kann, selbst wenn er nur 10^2 Candidazellen pro g Stuhl aufweist, also auch bei einem sehr geringen Zellangebot. Das paßt zwar durchaus in Ihr Bild, führt aber zu einer Candidose, und erfaßt wird diese sehr wohl immunologisch.

Frage:
Ich muß etwas relativieren. Sie haben einen Freiwilligen vorgestellt, den Sie untersucht haben, und Herr Sass hat 20 oder 30 Ratten untersucht und hat bei einigen Ratten keine einzige Hefezelle in der Lymphe und im Blut gefunden, während bei anderen Tieren die Hefezellen resorbiert worden sind. Es kann durchaus möglich sein, daß Sie einen Probanden gehabt haben, der nicht resorbiert hat, aus welchen Gründen auch immer. Somit kann man, glaube ich, keine allgemeine Schlußfolgerungen aus dieser Untersuchung ziehen.

Antwort:
Ich stimme Ihren Bedenken durchaus zu. Uns ging es darum, daß in Diskussionen immer wieder gesagt wird, was erbringt die Candidaserologie, obwohl doch eine breite Antigengemeinschaft mit nichtpathogenen Hefen, insbesondere mit Saccharomyces, besteht. Da muß es Kreuzreaktionen geben. Das war unser Anliegen. Es gibt keine Kreuzreaktionen, immerhin erstaunlich. Aber es hat uns beruhigt.

Frage:
Letztes Jahr haben wir eine Studie vorgestellt, bei der 8 Stunden nach oraler Aufnahme von Saccharomyces cerevisiae durch Ratten in der Leber Hefezellen kultivierbar waren. Zum anderen sollte man sich noch einmal Gedanken über die Hitzeinaktivierung der Hefezellen machen.

Antwort:
Unsere Hefezellen waren nicht inaktiviert. Aber Sie heben darauf ab, daß unterschiedliche Wirte ganz unterschiedlich reagieren können. Ich zweifle nicht Persorptionsphänomene als solche an, obwohl ich anfangs sehr skeptisch war. Es gibt übrigens, weil hier so oft Volkheimer genannt wurde, eine Menge Ungereimtheiten in seiner Literatur, die ich hier nicht zitieren will. Es gibt ferner, das möchte ich noch betonen, keine Saccharomykose. Wenn nämlich so große Ähnlichkeiten zur

Pathogenese der Candidose bestehen, wie das hier manchmal anklingt, dann müßte man bei Hochrisikopatienten, beim Neutropeniker, auch mal eine Saccharomykose sehen. Das ist mir nicht bekannt, und ich glaube auch nicht dran. Trotzdem hatte ich die Forderung nach gewissen Sicherheitsuntersuchungen gestellt.

Frage:
Es gibt kein Epithel von Gefäßen, Haut, Schleimhaut oder Darmschleimhaut, das durch die Veränderung der physikalischen Druckverhältnisse nicht den Durchtritt von Korpuskeln, Erythrozyten, Candida oder anderen Festkörpern durchgehen läßt, und zwar über die Adventitia hinaus, die dann ein entsprechendes Schicksal erleiden. Der Unterschied liegt nur im Druckgradienten, und da wollte ich fragen, wie sind eigentlich die Druckverhältnisse im Darm?

Antwort:
Ich weiß nicht, ob ein wesentlicher Druckunterschied oder ein besonderer Druck gegeben sein muß. Wir kennen eindeutig Adhärenzphänomene, die zwischen Candida und Saccharomyces unterschiedlich sind und diese erklären, glaube ich, ganz zwanglos die Bevorzugung der Candidapersorption gegenüber der Saccharomycespersorption. Auch die Keimzahl spielt eine Rolle, das wissen wir von der selektiven Darmdekontamination.

Frage:
Welche Komponenten haben Sie im Urin nachgewiesen? Hatte ich richtig verstanden, daß Sie im Urin Saccharomycesantigene nachgewiesen haben?

Antwort:
Wir haben mit Urin sowohl Kulturversuche angestellt mit Anreicherungen und haben den Urin auch auf Antigene untersucht, und zwar sowohl auf Candidaantigen, weil uns die Kreuzreaktionen interessierten, als auch auf Saccharomycesantigen, und fanden beides weder im Urin noch im Blut. Im Urin hätten wir die geringsten Spuren gefunden, das Äquivalent der Antigenmenge von 1 Zelle pro ml war die untere Nachweisgrenze für unseren Antigentest. Wir haben weder Antigen gefunden noch konnten wir vermehrungsfähige Saccharomyceszellen nachweisen.

Kommentar:
Hierzu noch eine Bemerkung: Wir haben Persorptionsuntersuchungen an Kaninchen durchgeführt, die wir auch oral mit Saccharomyces cerevisiae gefüttert haben. Wir konnten immunbiologisch keine Reaktionen feststellen, wir haben Immunstatusbestimmungen gemacht, und wir konnten im Gegensatz zu den Erläuterungen von Dr. Sass feststellen, daß der Persorptionsmechanismus keinesfalls ermüdet. Wir konnten also kontinuierlich aus dem Urin der Kaninchen lebende Saccharomyces-cerevisiae-Zellen isolieren.

Frage:
Sie konnten das aus dem Urin von Kaninchen isolieren? Und was haben Sie an immunbiologischen Untersuchungen gemacht?

Antwort:
Wir haben die unterschiedlichen Immunglobulinklassen durchgetestet, um zu sehen, ob es Veränderungen im Status gibt.

Bemerkung:
Sie haben also keine Saccharomyces-spezifischen Antikörper bestimmt. Im übrigen zeigt sich hier wohl wieder das unterschiedliche Wirtsverhalten bei Hefeingestion.

Frage:
Wie unterscheide ich, ob ein Proband Perenterol oder eine übliche Bäckerhefe eingenommen hat?

Antwort:
Unsere gängigen Differenzierungsmaßnahmen beruhen auf den artspezifischen biochemischen Kriterien. In diesem Punkt unterscheidet sich Saccharomyces boulardii nicht von irgendeinem anderen Saccharomycesstamm, obwohl es eine breite Palette stammspezifischer Unterschiede gibt. Herr Holst, können Sie die Frage beantworten?

Antwort:
Man unterscheidet die Hefen in der Qualitätskontrolle an ihrer Fähigkeit, bestimmte Zucker zu vergären. Dafür gibt es API-Tests. Es gibt also eine Möglichkeit, die für S. boulardii spezifisch ist.

V. Immunologie/Nahrungsmittelallergie

(Moderator: J. Seifert)

Nahrungsmittelinduzierte Immunreaktionen im Magen-Darm-Trakt

J. Seifert

Der Magen-Darm-Trakt ist zwar in erster Linie ein Organ, das für die Energieversorgung des Organismus zuständig ist, gleichzeitig müssen bei dieser Aufgabe aber auch Mechanismen funktionieren, um die Integrität eines Individuums zu schützen. Da Nahrungsmittel körperfremde Substanzen sind, verfügt der Magen-Darm-Trakt über eine Fülle von Abwehrmöglichkeiten, um das Eindringen von immunologisch wirksamen Stoffen zu verhindern. Einige dieser Mechanismen sollen im folgenden etwas genauer untersucht werden.

Als erstes sollte die Frage geklärt werden, wie zirkulierende Antikörper reagieren, wenn Nahrungsmittelantigene in den Magen-Darm-Trakt gelangen. Dazu wurden Kaninchen mit einem definierten Nahrungsmittelprotein, nämlich menschlichem γ-Globulin (HGG), sensibilisiert, bis im Serum nachweisbare präzipitierende Antikörper gefunden werden konnten. Dann bekamen diese Tiere oral 1 g γ-Globulin verabreicht, und es wurde über die Zeit von 6 h der Titer der zirkulierenden Antikörper mittels eines Radioimmunoassays im peripheren Blut der Tiere bestimmt. Wie Abb. 1 zeigt, wird durch die Verfütterung der Antigene in

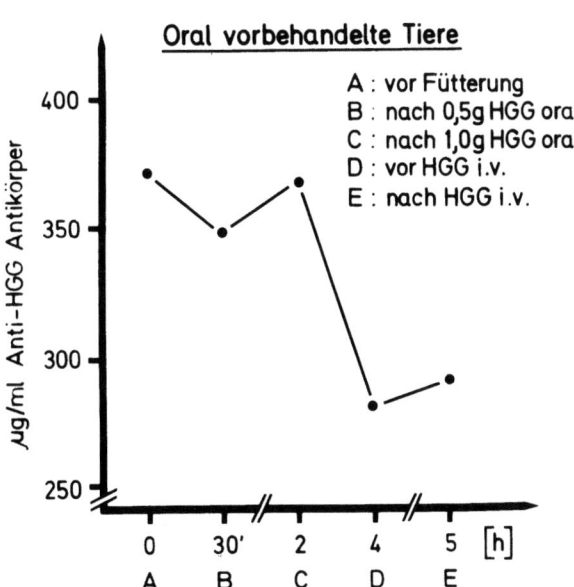

Abb. 1. Antikörpergehalt (Mittelwerte) bei Kaninchen, die gegen menschliches γ-Globulin (HGG) sensibilisiert sind und das Antigen gefüttert bekamen

den Magen-Darm-Trakt der Antikörpertiter im zirkulierenden Blut um mehr als 30% gesenkt. Eine besonders deutliche Erniedrigung ist in der 2.–4. Stunde feststellbar.

Eine Senkung des Antikörpertiters in so kurzer Zeit ist nur vorstellbar, wenn Antigen-Antikörper-Reaktionen stattfinden. Dazu ist es notwendig, daß entweder das Antigen aus dem Lumen des Magen-Darm-Traktes zum zirkulierenden Antikörper gelangt oder der zirkulierende Antikörper in das Lumen sezerniert wird, oder daß sich sowohl Antigen als auch der Antikörper aufeinander zu bewegen und sich in den Schichten des Magen-Darm-Traktes treffen. Da das Antigen oral verabreicht worden ist, wurde nach dem Reaktionsprodukt auch zunächst einmal im Magen-Darm-Trakt gesucht.

Im nächsten Experiment wurde deswegen der zirkulierende Antikörper radioaktiv markiert, den Tieren i.v. und das Antigen wiederum oral in verschiedenen Dosen verabreicht.

Eine Gruppe von Tieren wurde mit 25 mg, eine 2. Gruppe mit 250 mg und eine 3. Gruppe mit 1000 mg γ-Globulin gefüttert; 4 h danach wurde in den verschiedenen Abschnitten des Magen-Darm-Traktes nach den markierten Antikörpern gesucht. Es wurden Dünndarmabschnitte wie Duodenum, Jejunum und Ileum, aber auch Peyer-Plaques getrennt untersucht. Die darin wiedergefundene Radioaktivität, womit der i.v. applizierte Antikörper markiert worden war, wurde in Prozent der verabreichten Dosis pro Gramm Gewebe angegeben. Abhängig von der oralen Antigengabe findet man, wie Tabelle 1 zeigt, den Antikörper in den verschiedenen Darmabschnitten. Je höher die Dosis des enteral verabreichten Antigens, desto mehr wurden von den ursprünglich zirkulierenden Antikörpern in den Schichten des Magen-Darm-Traktes gebunden. Das bedeutet, daß eine dosisabhängige Anreicherung von zirkulierenden Antikörpern durch eine enterale Verabreichung des dazu passenden Antigens verursacht wird.

Bei diesem Experiment wurden nicht nur die radioaktiv markierten Antikörper in den Schichten des Magen-Darm-Traktes überprüft, sondern auch in der im Lumen befindlichen Flüssigkeit nach Radioaktivität gesucht. Es muß noch einmal daran erinnert werden, daß der radioaktiv markierte Antikörper in der Blutbahn zirkuliert und das enteral verabreichte Antigen nicht markiert war. Wenn Radioaktivität im Lumen des Darmes nachweisbar ist, bedeutet das, daß der markierte Antikörper das Gefäßbett verlassen hat und entweder in großmolekularer oder

Tabelle 1. Radioaktiv markierte Antikörper im Magen-Darm-Trakt bei Tieren nach Fütterung von γ-Globulin in unterschiedlicher Dosierung (Mittelwerte und mittlere Fehler des Mittelwertes von % der applizierten Dosis pro g Gewebe)

	25 mg	250 mg	1000 mg
Duodenum	0,023 ± 0,003	0,032 ± 0,003	0,037 ± 0,003
Jejunum	0,023 ± 0,002	0,028 ± 0,004	0,033 ± 0,004
Ileum	0,020 ± 0,004	0,028 ± 0,004	0,032 ± 0,003
Payr-Plaques	0,028 ± 0,004	0,027 ± 0,003	0,068 ± 0,003

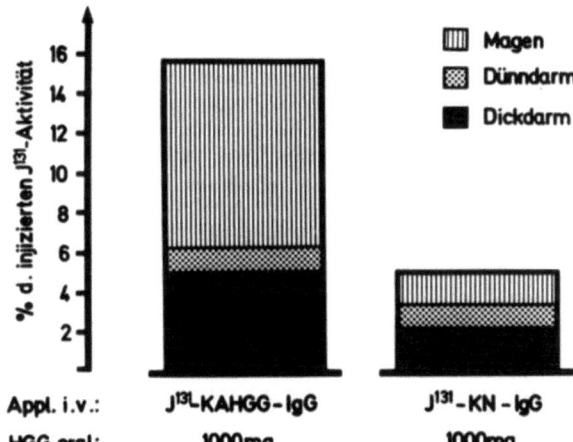

Abb. 2. J^{131}-Aktivität im Chymus von Kaninchen 4 h nach Beginn der oralen HGG-Behandlung

degradierter Form sich im Lumen befindet. In Abb. 2 sind die Ergebnisse der Chymusuntersuchungen dargestellt. Bei Tieren mit einem zirkulierenden Antikörper findet man wesentlich mehr Radioaktivität im Lumen des Magen-Darm-Traktes als bei Kontrolltieren. Die Radioaktivität des markierten Kaninchen-Antimenschen-γ-Globulins (KAHGG) wurde getrennt in der Spülflüssigkeit von Magen, Dünndarm und Dickdarm nachgewiesen. Kontrolluntersuchungen wurden mit normalem Kaninchen-γ-Globulin durchgeführt, ohne die Antikörpereigenschaft gegen humanes γ-Globulin. Besonders große und signifikante Unterschiede konnten bezüglich der Radioaktivität der Magenflüssigkeit und der Dickdarmflüssigkeit festgestellt werden. Eine Untersuchung der Molekülgröße zeigte, daß es sich dabei im wesentlichen um degradierte niedermolekulare Proteinbruchstücke gehandelt hat.

Die Folgerung aus diesen Beobachtungen ist, daß die enterale Applikation eines Nahrungsmittelantigens bei einem sensibilisierten Organismus zu einer Verminderung des zirkulierenden Antikörpergehaltes führt. Dies geschieht durch Ablagerung in der Wand des Magen-Darm-Kanals und durch Ausscheidung von Spaltprodukten in das Lumen des Magen-Darm-Traktes.

Wenn es sich tatsächlich um Antigen-Antikörper-Reaktionen handelt, die sich möglicherweise in der Darmwand abspielen, müssen auch immunologische Folgereaktionen stattfinden. Histaminfreisetzung und Komplementveränderungen sind typische Folgereaktionen von Antigen-Antikörper-Prozessen. In Abb. 3 sind die Ergebnisse der Histamin- bzw. Komplementuntersuchungen dargestellt. In der 1. Stunde nach enteraler Antigengabe ist bei Tieren mit einem zirkulierenden Antikörper ein signifikanter Histaminanstieg festzustellen. Die Veränderung der Komplementwerte ist nicht signifikant.

Eine logische Folge von der Histaminausschüttung bzw. von Antigen-Antikörper-Reaktionen sind Durchblutungsänderungen. Deswegen wurde in einem neuen Experiment dieser Frage etwas detaillierter nachgegangen. Die Durchblutungsmessungen wurden mit der Mikrospheretechnik an Hunden durchgeführt.

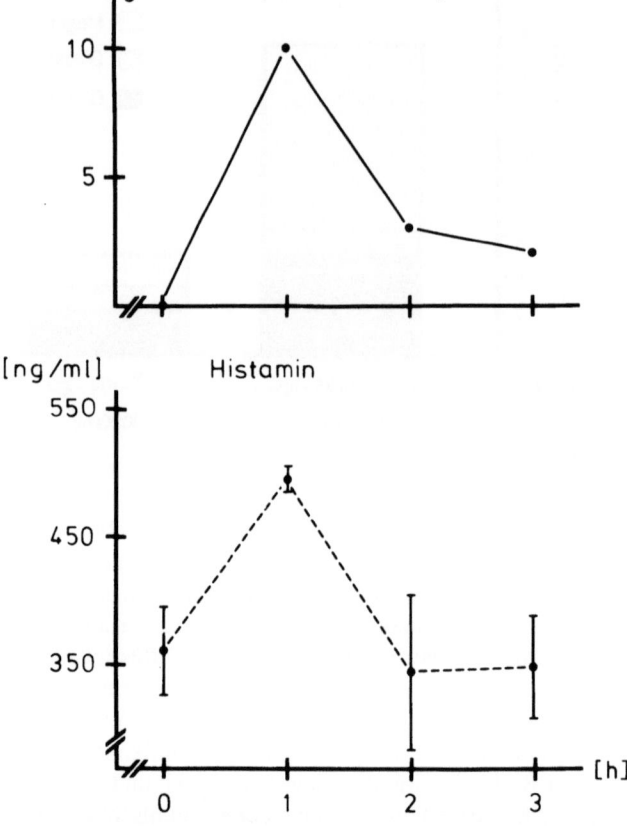

Abb. 3. Komplement- und Histaminanstieg im peripheren Blut bei Kaninchen, die einen präzipitierenden Antikörper haben und mit dem Antigen gefüttert wurden

Bei 3 Gruppen von Tieren wurden die Durchblutungsänderungen (s. Abb. 4) gemessen:
1. bei unbehandelten Kontrollen;
2. bei gegen HGG sensibilisierten Tieren, denen oral das Antigen HGG verabreicht worden war, und bei sensibilisierten Tieren, die oral ein Protein verabreicht bekamen, wogegen sie nicht sensibilisiert waren, nämlich menschliches Serumalbumin (HA).

Bei den Durchblutungsmessungen im Magen wurde zwischen Antrum- und Korpusfundusdurchblutung unterschieden und weiterhin zwischen den Blutflußraten in der Mukosa bzw. der Seromuskularis in diesen Regionen.

Wie Abb. 5 zeigt, trifft diese Beobachtung auch für das Duodenum zu. Zusammengefaßt zeigt Abb. 6, daß in Magen, Duodenum, Jejunum und Ileum eine Durchblutungssteigerung in der Mukosa stattfindet, während in der Muskularis nur im Duodenum und Jejunum die Durchblutungssteigerung statistisch signifikant ist.

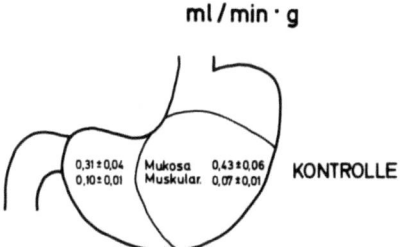
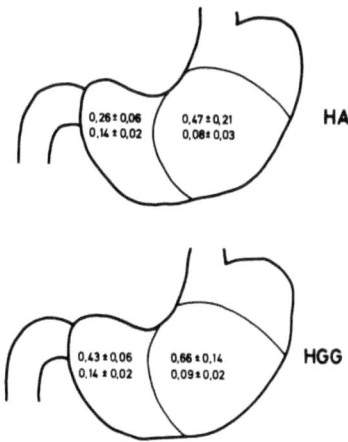

Abb. 4. Durchblutung im Magen von Hunden (n = 14) vor und nach Antigenapplikation (*HA* menschliches Serumalbumin, *HGG* menschliches γ-Globulin). Durchblutungssteigerung nach *HGG* in Korpusmukosa 50%, in Antrummukosa 30%, in Muskularis 30–40%. Durchblutungssteigerung nach *HA* nicht signifikant

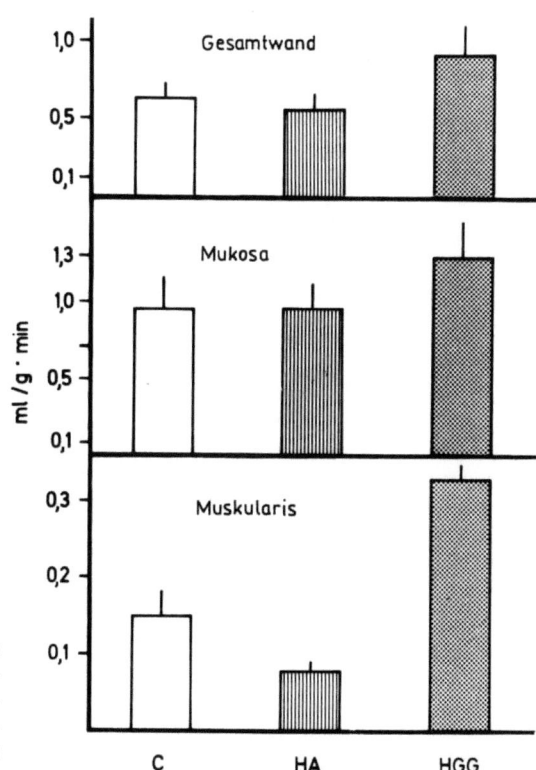

Abb. 5. Durchblutungsveränderungen im Duodenum bei Kontrolltieren *(C)* und Tieren, die einen zirkulierenden Antikörper gegen HGG aufwiesen und *HGG* bzw. eine Kontrollsubstanz *(HA)* gefüttert bekamen (n = 14)

	Magen	Duodenum	Jejunum	Ileum	Dickdarm	Magen	Duodenum	Jejunum	Ileum	Dickdarm
Mukosa	↑	↑	↑	↑	–	–	–	–	↑	–
Muskularis	–	↑	↑	–	–	–	–	–	↑	–
	sensibilisiert					tolerant				

Abb. 6. Schematische Darstellung der Durchblutungsänderungen im gesamten Magen-Darm-Trakt. Pfeile bedeuten eine Steigerung. Das Verhalten sensibilisierter Tiere wurde dem toleranter Tiere gegenübergestellt.

Die immunologische Auseinandersetzung des Magen-Darm-Traktes mit enteral verabreichten Nahrungsmittelantigenen zeigt somit alle Charakteristika und Folgereaktionen von Antigen-Antikörper-Reaktionen. Es erhebt sich die Frage, inwieweit Verdauungsprozesse durch solche immunologischen Prozesse gesteuert oder initiiert werden.

Diskussion

Frage:

Haben Sie bei diesen Versuchen auch Immunkomplexbestimmungen gemacht? Es wäre, nach dem was Sie vorgetragen haben, interessant zu wissen, was Immunkomplexe, die hier offenbar entstehen, machen. Kann das eine pathologische Bedeutung haben?

Antwort:

Wir haben solche Untersuchungen gemacht, und zwar sowohl im Lumen des Magen-Darm-Traktes als auch im Serum der Tiere. Im Lumen des Magen-Darm-Traktes sind keine Komplexe nachweisbar, nur Spaltprodukte; während im Serum der Tiere Komplexe nachweisbar sind in einem relativ geringen Anteil. Also Komplexe sind nachweisbar.

Frage:

Haben Sie auch eine Vorstellung, wie lange diese persistieren?

Antwort:

Nein, das habe ich nicht untersucht.

Frage:

Wie steht es mit der Permeabilität? Wenn man die Histaminwirkung betrachtet, so ist die Durchblutung ja nicht so aufregend verändert wie die Permeabilität.

Antwort:

Nach den gezeigten Ergebnissen würde man zunächst einmal annehmen, daß durch diese Antigen-Antikörper-Reaktion die Histaminausschüttung, die Durchblutung, aber auch die Permeabilität gesteigert wird. Es greifen aber bei diesem ganzen Geschehen noch viel mehr Mechanismen, die hier nicht erwähnt wurden. Es werden nämlich u. a. auch die Verdauungsmechanismen angeregt, d. h. das Pankreas fängt bei sensibilisierten Tieren an, viel stärker zu sezernieren, entsprechend auch Proteine zu degradieren im Lumen des Magen-Darm-Traktes, und somit können die Mechanismen, die Makromoleküle aufnehmen können, gar nicht richtig greifen.

Frage:
Meine Frage zum Histaminanstieg. Haben Sie nur nach einer Stunde gemessen, oder ist das der Gipfel innerhalb mehrerer Messungen zwischen zwei Stunden? Denn wir sehen ja z. B., wenn wir bei Allergenexpositionen Thrombozyten messen, um den Thrombozytenabfall festzustellen, daß der auch zwischen 20 und 60 Minuten stattfindet. Also ist hier offensichtlich immer ein gewisser gleicher Zeitablauf in der allergischen Reaktion. Das ist die erste Frage. Die zweite Frage ist, wenn Sie die Tiere sensibilisieren, unter der Vorstellung, daß Sie den Darm sensibilisieren, sehen Sie dann auch mal bei einigen Tieren asthmatische Reaktionen oder Hautreaktionen als Folge der Zwangssensibilisierung?

Antwort:
Zur ersten Frage: Der Histaminanstieg ist selbstverständlich über längere Zeit gemessen worden. Er ist aber nur signifikant unterschiedlich in der ersten Stunde gewesen. Das entspricht Ihren Beobachtungen.
Zur zweiten Frage: Die Tiere wurden systemisch immunisiert, also ist ein systemisch zirkulierender Antikörper vorhanden gewesen. Wir haben die Tiere nicht lokal sensibilisiert. Durch die systemische Sensibilisierung und enterale Applikation des Antigens haben wir keine Nebenwirkungen beobachtet, also keine Asthmareaktion oder Unverträglichkeitsreaktion bzw. Kreislaufreaktion.

Frage:
Darf ich da noch nachfragen. Herr Stüttgen sagte gerade zu mir, bei Kaninchen kann man kein Asthma hervorrufen.

Antwort:
Wir haben Versuche bei verschiedenen Tierspezies durchgeführt. Das letzte Experiment mit der Durchblutung war ein Hundeexperiment, und bei Ratten haben wir es auch durchgeführt.

Frage:
Teleologisch ist das ganze ja nicht sehr sinnvoll, wenn Sie mit Antigen exponieren. Es kommt zu einer Durchblutungssteigerung und möglicherweise auch zu einer Permeabilitätssteigerung, das würde ja bedeuten, weitere Antigeneinschleusungen würde Vorschub geleistet. Das wäre ja ein Circulus vitiosus.

Antwort:
Das ist richtig, aber offensichtlich greifen andere Mechanismen, die ich vorhin schon genant habe, und die sind schneller als die etwas langsame Resorption von Makromolekülen.

Frage:
Haben Sie die Radioaktivität auch über andere Körperorgane bestimmt? Und eine zweite Frage in dem Zusammenhang: Haben Sie die Tiere auch ein zweites Mal systemisch immunisiert und dann die Radioaktivität im Darm nachgesehen, d. h.

findet eine Ablagerung von Komplexen auch statt, wenn eine systemische Immunisierung stattfindet, oder ist das gebunden an die enterale Immunisierung?

Antwort:
Das haben wir nicht untersucht, wir haben aber die anderen Organe natürlich untersucht bei diesen Experimenten, und da ist eine ubiquitäre Verteilung, also keine Anreicherung in irgendeinem Organ festzustellen – im Vergleich zu Kontrolltieren.

Frage:
Nur kurz zur Frage der Pankreasstimulation. Immer wenn Sie bei Ratten die Zirkulation erhöhen, kommt es zu einer gesteigerten Sekretion. Wir haben das früher mal mit anderen Modellen gemacht. Die Frage ist, ob es unspezifisch ist oder vielleicht eine spezifische Stimulation?

Antwort:
Es ist eine sehr spezifische Stimulation, ausgelöst durch die enterale Gabe des Antigens. Und das ist hoch spezifisch, denn es funktioniert nicht mit dem Humanalbumin, wie ich gezeigt habe. Die Tiere waren nur gegen menschliches γ-Globulin sensibilisiert. Das Kontrollexperiment ist mit menschlichem Albumin gemacht worden. Dabei ist keine Durchblutungssteigerung festgestellt worden, auch keine Hypersekretion.

Frage:
Das heißt, es würde das unterstreichen, was ich gesagt habe, daß die Stimulation möglicherweise nur dann zustandekommt, wenn auch eine Verstärkung der Durchblutung zustandekommt.

Antwort:
Ja, aber der Durchblutungsanstieg ist ausgelöst durch immunologische Reaktionen, und die sind hoch spezifisch.

Nicht beachtete Nahrungsmittelallergene und ihre Folgen

W. Jorde, K. L. Tschaikowski, M. Schata

Der allergologisch tätige Arzt muß bei dem Thema Nahrungsmittelallergie berücksichtigen, daß letztendlich jedes Lebensmittel, welches der Patient ißt oder trinkt, als Allergen für seine Krankheit Bedeutung haben kann. Gelegentlich aufgenommene Nahrungsmittel, wie z. B. Erdbeeren, Fisch, exotische Früchte oder Gewürze, können vom Patienten selber als ihn krankmachend identifiziert werden. Der Zusammenhang zwischen Allergenaufnahme und Auftreten einer Krankheitssymptomatik wird dem Betroffenen spätestens beim 3. Mal bewußt. Dagegen ist es bei einer Vielzahl alltäglicher Speisen und Getränke wegen ihres kontinuierlichen, teilweise nur in geringen Mengen bestehenden Allergeneinstroms dem Patienten nicht möglich, diese Zusammenhänge zu beachten. Er leidet deswegen an einer sog. chronischen Erkrankung, sei es eine Rhinitis, eine Bronchitis, eine gastrointestinale Erkrankung oder eine chronische Hauterkrankung. Diese Patienten können durch keine Angaben ihrem Arzt einen Hinweis geben, so daß er diesen versteckten Nahrungsmittelallergenen Beachtung schenken könnte. Aus dem chronischen Allergeneinstrom resultiert ein chronisch-entzündliches Krankheitsbild, welches sich, durch psychosomatische Einflüsse überlagert, zu irgendeinem Zeitpunkt verselbständigt und somit der Diagnostik nur äußerst schwierig stellt.

Begegnet man also in der täglichen allergologischen Sprechstunde chronischen Krankheiten, denen man eine allergische Genese unterlegen kann, so ist es zwingend vorgeschrieben, bei diesen Krankheitsbildern durch entsprechende Standarddiätformen [3, 9, 15] versteckte Allergene herauszufinden. Dies ist um so notwendiger, als wir in den letzten 10 Jahren bei diesen Allergenen oft eine positive Hautreaktion oder den Nachweis spezifischer IgE-Titer vermissen mußten. Bei Expositionstesten konnten wir jedoch im Zusammenhang mit dem thrombopenischen Index nach Storck [10] deutliche Hinweise für den Ablauf einer immunologischen Entzündungsreaktion gewinnen.

Im folgenden sollen einige der häufigsten versteckten und somit kaum oder nicht beachteten Allergene dargestellt werden.

Ähnlich der Zunahme der Pollenallergie mit Umstellung der Landwirtschaft auf Weidewirtschaft und somit starker Verbreitung der Grasflächen in Mitteleuropa, ist es nach dem 2. Weltkrieg mit einem Anstieg der *Milch*produktion weltweit auch zur Zunahme der Milchallergien gekommen [1]. Hierbei muß man jedoch immer wieder darauf hinweisen, daß gerade die Milchallergie sich in der Regel wie eine schleichende Krankheit darstellt, da Milch in einer unübersehbaren Zahl von alltäglichen Produkten in unterschiedlichen Zubereitungsformen enthalten sein kann. Oft geben die Patienten an, eine Abneigung gegen den Genuß von Vollmilch zu haben, andererseits aber gerne Milchprodukte zu essen. Die folgende Liste nennt Lebensmittel, die Milcheiweiß enthalten können (aus [8]):

Milch und Milchprodukte:	Trinkmilch, Joghurt, Quark, Kefir, Sahne, Rahm, Butter- und Dickmilch, Käse, Kondensmilch, Milchmixgetränke, Speiseeis, Butter
Backwaren:	Brot (Weißbrot, Zopf, Stuten, Toast u. a.), Gebäck, Kuchen, Kekse, Waffeln, Tiefkühlfertigteig, Backmischungen, Milchbrötchen
Süßwaren:	Konditoreiwaren, Torten, Pudding, Schokolade und Schokoladenerzeugnisse (z.B. Streusel, Kuvertüre), Süßspeisen, Cremes u.a.
Wurstwaren:	(theoretisch) alle Wurstwaren und Fleischerzeugnisse (Ausnahme: Rohwurst, roher und gekochter Schinken, Corned beef; oder fragen Sie Ihren Metzger). Manche von Metzgern verwendete Gewürzmischungen können Milcheiweiß enthalten, ohne deklariert zu sein
Feinkost:	Mayonnaise, Senf, Ketchup, Feinkostsalate, Fertigsoßen und -suppen, Salatdressings, Pasteten
Sonstiges:	Margarine, Speise(Suppen)würze, Fertiggerichte, Eintopf, Kartoffelpüree, Soßenbinder (hell), manche Liköre, mit Käse Überbackenes, sog. „Kaffeeweißer", klare Limonaden, Brausen

Hühnereiklar ist in vielen Nahrungsmitteln und Getränken enthalten, wie die folgende Liste zeigt (aus [8]):

Backwaren:	Brot (Weißbrot, Toast, Zwieback, Brotglasur), Gebäck, Kuchen, Waffeln, Backmischungen, Fertigteig u.a.
Nährmittel:	Eierteigwaren, Kartoffelkroketten, Knödel
Süßwaren:	Speiseeis, Konditoreiwaren, Pralinen, Torten, Füllungen, Baiser, Negerküsse, Pudding, Süßspeisen, Cremes u.a.
Fleisch/ Fisch:	Konserven, Pasteten, Frikadellen, „Hamburger", Leberwurst, Leberpastete, Brühwurst, Bratwurst
Feinkost:	Soßen, Suppen, Salate, Dressings, Mayonnaise u.a.
Würzen:	Brühwürfel, Würzsoßen (z.B. Ketchup) u.a.
Sonstiges:	Fertiggerichte, Eintopf, Eierstich, Pfannkuchen, Crêpes, Paniermischungen, Fertigpanade, Omelette

Ergänzend zu dieser Liste ist zu erwähnen, daß z.B. teure Rotweine, Liköre, Pralinen usw. Hühnereiklar enthalten können. Weil Milch und Hühnereiklar oft gleichzeitig in Lebensmitteln enthalten sein können, lassen wir die Patienten grundsätzlich – bei entsprechendem Verdacht – eine milch- und eifreie Kost durchführen.

Da Kuhmilch als Eiweißträger ein relativ teures Grundnahrungsmittel ist, wird sie in technologisch aufbereiteten Produkten durch Soja ersetzt. Die Sojaproduktion hat sich in den letzten 20 Jahren verdreifacht. Die Weltproduktion 1989 lag bei 350000 t. Die folgende Liste zeigt die häufigsten Nahrungsmittel, in denen Soja als Mehl oder als Lezithin verarbeitet ist (aus [3, 5]):

Sojaprodukte:	Sojamilch/-käse (Tofu), -flocken, -sprossen, -mehl, -fleisch, -soße, -aufstrich, -teigwaren, -öl, -lezithin
Fette/Öle:	Streichfette, Margarine, Pflanzen-, Salat-, Speiseöl
Feinkost:	Soßen, Suppen, Mayonnaise, Dressings u. a.
Backwaren:	aller Art (Brot, Brötchen, Feingebäck), Backmischungen, Fertigteig, ballaststoffangereichertes Brot
Süßwaren:	Schokolade und ähnliche Erzeugnisse
Sonstiges:	Fertiggerichte, Süßspeisen, Gewürzmischungen (z. B. Curry), Brühwürfel, sog. „Kaffeeweißer", asiatische Gerichte, Produkte für Vegetarier, Instantprodukte, Füllungen, Schaummassen u. a.

Am wenigsten beachtet wird, daß hochgradige Sojaallergiker auch ihre Symptomatik entwickeln, wenn sie z. B. Fleisch von Tieren (insbesondere Schweinen) essen, die mit Soja gefüttert wurden. Ähnliche Beobachtungen gibt es auch bei Hühnereiern. Heute werden die Hühner nicht mehr mit Fischmehl, sondern mit Sojamehl gefüttert.

Das als Hydrokolloid verwendete Guarkernmehl, das aus einer Bohnenart gewonnen wird, die in Indien und Amerika angebaut wird, dient dazu – wie böse Zungen behaupten –, „Wasser schnittfest zu machen". Guar wird v. a. in sog. kalorienarmen Fertigprodukten verwendet. Es bindet Wasser, macht die Nahrungsmittel geschmacksfreudig und besitzt praktisch keine nennenswerten Kalorien. Die folgende Liste nennt die häufigsten Nahrungsmittel, in denen Guar enthalten sein kann (aus [19]). Wollte man alle Produkte des täglichen Lebens zusammenstellen, in denen Guar oder ähnliche Hydrokolloide verwendet werden, so könnte man ein ganzes Lexikon füllen.

Feinkost:	Suppen, Soßen, Mayonnaise, Salatdressings u. a.
Milchprodukte:	Quark- und Joghurterzeugnisse (z. B. Quarkdesserts und Fruchtjoghurt), Speiseeis, Frisch- und Schmelzkäse
Backwaren:	Brot und Brötchen mit Backmittelzusatz, Feingebäck, Kuchen, Füllungen, Backmischungen, Fertigteig u. a.
Süßwaren:	Pudding, Cremes, Schaummassen, Konfekt u. a.
Getränke:	Milchmixgetränke, Instantgetränke, kalorienarme Getränke
Sonstiges:	kalorienreduzierte Produkte, Instantpulver, Fertiggerichte, Fertigpanade, Cremelikör (z. B. Eierlikör)

Obwohl die Erstbeschreibung von Schimmelpilzallergien bereits 1873 durch den englischen Arzt Charles Blackley erfolgte, sind *Schimmelpilze bzw. deren Metaboliten* unter Allergologen nach wie vor eine äußerst umstrittene Allergengruppe. Insbesondere über ihre Bedeutung als Nahrungsmittelallergene sind die Meinungen widersprüchlich, da den wenigsten Allergologen klarzumachen ist, daß z. B. nicht alle Weinsorten die gleichen Schimmelpilze enthalten – wie sollte sonst der unterschiedliche Geschmack zustandekommen. Es ist auch den Patienten nur sehr schwer zu erklären, daß es nicht um verschimmelte Lebensmittel geht, sondern um Stoffwechselmetaboliten, die teilweise zur Herstellung der Lebensmittel verwendet werden, teilweise als obligate Beimischungen z. B. in Essigsorten, Fruchtsäften, Alkoholsorten, Marmeladen und Honig enthalten sein können [2, 8, 12]. Wie Abb. 1 zeigt, ist es eine irrige Vorstellung, daß Honig nur aus Zucker und Blütenstaub besteht [11].

Die Hauttestreaktionen auf Schimmelpilzallergene sind oft sehr schwach ausgeprägt, wobei es hierfür bislang keine immunologische Erklärung gibt. Dementsprechend sind auch die In-vitro-Methoden (RAST) nicht zuverlässig, da die Titer über die sog. Klasse 1 bzw. Klasse 2 nicht hinausgehen. Weiterhin mangelt es an verbindlichen Aussagen, mit welchen Schimmelpilzextrakten man testen soll, d. h. welche Schimmelpilzallergene z. B. verantwortlich sind, wenn die Patienten über Unverträglichkeiten gegenüber Fruchtsäften oder Alkoholsorten klagen. Vordergründig gibt der Schimmelpilzallergiker immer an, nach Genuß von bestimmten Alkoholsorten eine Intensivierung seines Krankheitsbildes zu beobachten [14]. Dies wird von der Mehrzahl der diagnostizierenden Ärzte als unspezifischer Reiz auf den Histamin- oder Thyramingehalt zurückgeführt. Einerseits handelt es sich natürlich z. B. bei Rotwein um ein Weintraubenkonzentrat im Gegensatz z. B. zu Marmelade, andererseits wird niemand von uns in der Zeit, in der er ein Glas Rotwein trinkt, gleichviel Marmelade zu sich nehmen, so daß die Zusammenhangsfrage schon allein durch die Quantität erschwert ist.

Seit alters her nutzt der Mensch Schimmelpilzenzyme zur Herstellung von Nahrungsmitteln. Dies beginnt beim Brotbacken [4], bei der Bierherstellung [7] oder der Käsezubereitung [2]. Mittlerweile bedient sich die Nahrungsmitteltechnologie einer unübersehbaren Zahl von Pilzenzymen zur Herstellung der verschiedensten Lebensmittelprodukte (s. Tabelle 1).

Die Liste der nichtbeachteten Nahrungsmittelallergene ist, wie Sie mittlerweile sicherlich erfahren haben, unübersehbar lang. Wer weiß schon, daß die von Metzgern verwendeten Gewürzmischungen mit Milchpulver vermischt werden – selbst die Metzger wissen es nicht. Sie wissen auch nicht, daß der Pfeffer, den sie als „Leberwurstgewürz" verwenden, mit Ingwer als typischem Zusatz vermischt wird. Es ist wenig bekannt, daß unterschiedliche Sorten von schwarzem Tee, wahrscheinlich bedingt durch die Lagerung in großen Silos, von unterschiedlichen Schimmelpilzen befallen sind, so daß die eine Sorte schwarzer Tee vertragen wird, die andere aber nicht. Die folgenden Listen über Hefe und Maismehl als Zusatz in unseren Nahrungsmitteln sollen nur weiter verdeutlichen, wie unübersehbar das zu Beachtende im Bereich Nahrungsmittelallergie ist. Hefe (Saccharomyces cerevisiae) können folgende Lebensmittel enthalten (aus [20]):

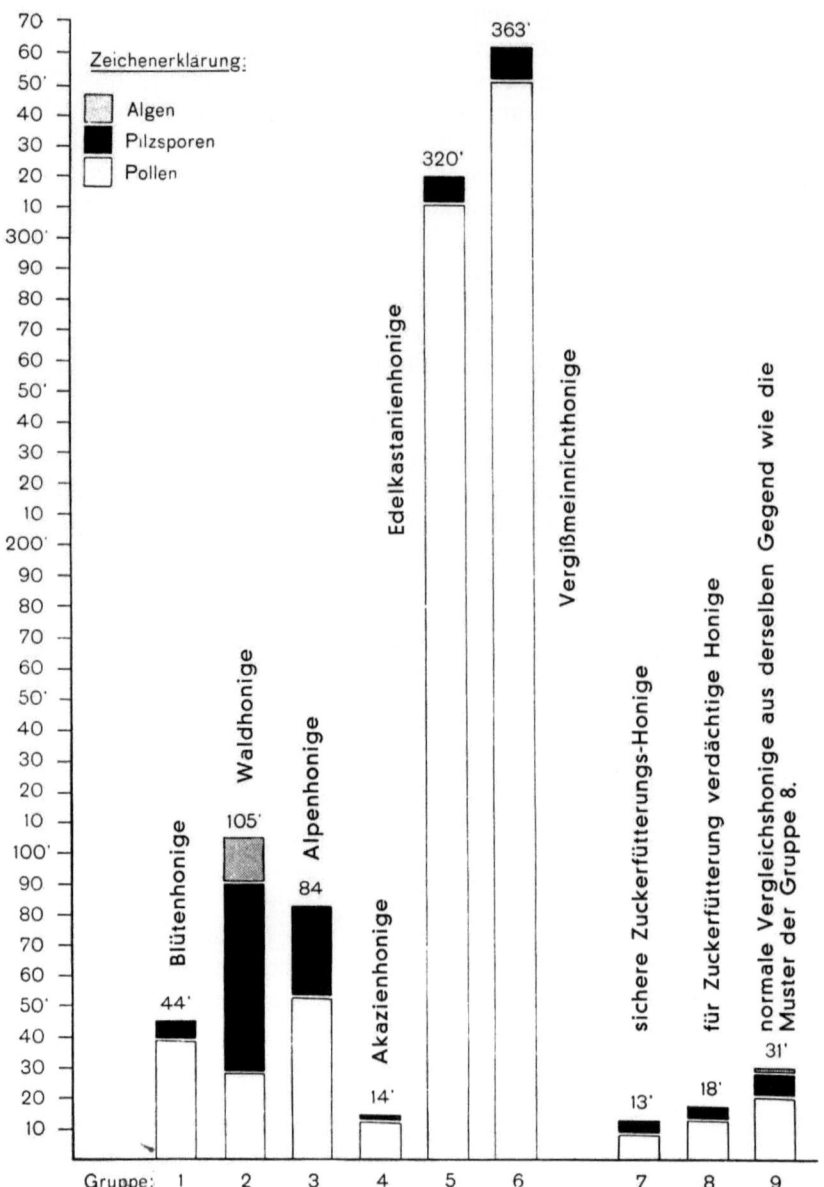

Abb. 1. Zählergebnisse der quantitativen Pollenanalyse aus verschiedenen Honigsorten (9 Gruppen). Ordinate: in Tausend angegebene Anzahl pflanzlicher Bestandteile in 10 g Honig. Preßhonig ist hier nicht dargestellt, da die Pollenzahl bei ihm in die Millionen geht. (Aus [15])

Tabelle 1. Schimmelpilzenzyme und ihre Verwendung in der Nahrungsmittelfertigung. (Aus [14])

Enzym	Enzymliefernder Schimmelpilz	Anwendungsgebiete in der Nahrungsmittelindustrie
α-Amylase	Aspergillus oryzae Aspergillus niger	Brauindustrie (Bierherstellung); Brennereiindustrie (Malzersatz); Backwarenherstellung: Ersatz von Malzmehl, Zusatz zu hellen enzymarmen Mehlen, Reduzierung des Zuckeranteils in Rezepturen, Beschleunigung der biochemischen Prozesse, kräftigere gleichmäßige Bräunung der Kruste, größeres Gebäckvolumen, Verkürzung des Gärungsprozesses
β-Amylase	Aspergillus oryzae	Maltosesirupgewinnung aus Stärke
Cellulase	Penicillium-, Rhizopus-, Aspergillusspezies	Brauindustrie (Bierherstellung, Sojaproteingewinnung, Zusatz zu Instantlebensmitteln und Schnellkochprodukten. Aromagewinnung aus Hutpilzen, Stärkeproduktion, Tierfutterzusatz, Herstellung von Hartbackwaren (Plätzchen), Instantkaffeepulver, Fruchtsäfte (enzymatisches Schälen, z. B. Orangen)
Glucoamylase	Aspergillus oryzae Aspergillus niger Rhizopusspezies	Maltosegewinnung in der Brauindustrie, Traubenzuckerproduktion, Diabetikerbier
Glucoseoxidase	Aspergillus niger Penicilliumspezies	Eiweißverarbeitung, Farb- und Geschmacksstabilisator (z. B. bei Mayonnaisen und Fruchtsäften), Trockeneierzeugnisse, Weinherstellung, Verpackungszusatz bei Schnittkäse zur Verhinderung der Oberflächenverfärbung, Sauerstoffentfernung aus Konserven und trockenpulverisierten Nahrungsmitteln
Invertase	Saccharomycesspezies	Marmeladen-Süßwarenproduktion (vor allem Marzipan, Persipan). Pralinen mit weichem Kern, Likörzusatz zur Verhinderung des Auszuckerns, Kunsthonig, Eiscreme, Instantbackmischungen
Katalase	Aspergillus-, Penicilliumspezies	Entfernung von H_2O_2 aus Milch, Nahrungsmitteln und Textilien nach Sterilisation und UV-Bestrahlung
Lipase	Aspergillus niger Rhizopusspezies	Glycerinproduktion, Aromaverbesserung bei Speiseeis, Käse, Margarine, Schokolade
Naringinase	Aspergillus niger	Entbitterung von Zitrussäften
Pektinase	Aspergillus niger	Pektinentfernung, Fruchtsaftklärung, Zitrusölgewinnung, Gelee-Fruchtnektarherstellung, Gemüsemarkkonzentrate, Farbstabilisator in Fruchtsäften, Maischebehandlung vor der Weingärung, Kaffeebohnenfermentation
Protease	Aspergillus-, Mucor-, Saccharomycesspezies	Sojaproteinhydrolyse, Fleisch„verbesserung", prä- und postmortale Rindfleischreifung, Fischmarinaden, Heringsverarbeitung, Kalträucherung von Fisch, Fischhäutung, Schnellkochhülsenfrüchte, Käseherstellung, Speisequark, Verhinderung des Biertrubs, Backmittel, Dauerbackwaren
Renninase	Mucorspezies	Labersatz bei der Käseproduktion
Ribonuclease	Penicilliumspezies	Geschmackverbesserer
Aromabildende Enzyme	Aspergillusspezies	Rearomatisierung von getrockneten Gewürzen, Gemüse und Obst

Backhefe:	Frischhefe, Trockenhefe, Hefebackwaren (z.B. Brot, Brötchen, Kuchen, Kleingebäck, Pizza u.a.), Hefeklöße, Fleischprodukte mit Brotzusatz (Würstchen, Frikadellen, Pasteten u.a.), Brotpudding u.a. – Auch Sauerteig enthält Hefekulturen!
Bierhefe:	alkoholische Getränke wie Bier, Wein, Sekt u.a.
Nährhefe:	Würzen: Essig, Brühe, Brühwürfel, Tütensuppen u.a., Hefeflocken, Hefepaste
	Sonstiges: Hefetabletten, -extrakt, Vitaminpräparate

Lebensmittel, die Mais enthalten können (aus [20]):

Maisprodukte:	Maismehl, -stärke, -grieß (Polenta), -keimöl, Cornflakes, Popcorn, Tortillas
Maiskörner:	als Konserve, in gemischten Salaten, Maiskolben, eingelegte Maiskolben (z.B. mixed pickles)
Maismehl:	Knabberartikel (z.B. Erdnußflips)
Maisstärke:	als Endprodukt zum Andicken von Soßen u.a. (Mondamin, Maizena) als Zusatzstoff (Dickungsmittel, Stabilisator) in: Backwaren, Süßwaren, Desserts, Pudding, Speiseeis, Fertigsoßen -suppen, -gerichte u.a.
Maiskeimöl:	in Speiseöl, Margarine u.a.
Sonstiges:	Backpulver (s. Zutatenliste), Außer-Haus-Verpflegung, Export-Bier

Zunehmende Bedeutung gewinnt in den letzten Jahren die Kreuzallergenität zwischen Pollen, Kräutern und Gewürzen [13]. Exemplarisch sei auf das sog. Beifuß-Sellerie-Gewürzsyndrom hingewiesen, wie es von Wüthrich u. Hofer kürzlich beschrieben wurde [16].

Versteckte Nahrungsmittelallergene können nur Beachtung finden, wenn der allergologisch tätige Arzt etwas über ihr Vorkommen weiß und den Patienten entsprechend diätetisch führen kann.

Nichtbeachtete Nahrungsmittelallergene haben nicht nur chronisch-entzündliche Organerkrankungen wie z.B. chronische Bronchitis, chronische Enterokolitis einschließlich des sog. Reizdarms zur Folge. Weitaus tragischer ist, daß diese Patienten häufig psychosomatisiert werden und ihre teilweise durchaus vernünftigen Beobachtungen aus dem Unvermögen, sie richtig einzuordnen, in den Bereich des Abstrusen eingeordnet werden.

Literatur

1. Bahna SL, Heiner DC (1980) Allergies to milk. Grune & Straton, New York
2. Beuchat LR (1978) Food and beverage mycology. AVI, Westport CT
3. Brostoff J, Challacombe SJ (1987) Food allergy and intolerance. Tyndal, London
4. Hensel H, Vetter R (1986) Rohstoffe für Backwaren in Übersichten. 2. Aufl. VEB Fachbuchverlag, Leipzig
5. Jorde W (1979) Ökologische Hinweise zur Diagnostik von Schimmelpilzallergien. Allergologie 2:214
6. Jorde W, Schata M (1989) Schimmelpilzallergene – ein relevantes Problem? Ernährungsumschau 36:530
7. Kunze W (1979) Technologie, Brauer und Mälzer. 5. Aufl. VEB Fachbuchverlag, Leipzig
8. Reiß J (1979) Schimmelpilze: Nutzen, Schaden. Springer, Berlin Heidelberg New York
9. Rowe AH, Rowe A jr (1972) Food allergy. Its manifestation and control and the elimination diet. Thomas, Springfield
10. Schata M, Jorde W (1984) Zur Zuverlässigkeit des thrombopenischen Index nach Storck bei Allergenprovokationstesten. Allergologie 7:148
11. Schata M, Jorde W (1988) Allergische Erkrankungen durch Schimmelpilze. Dustri, München
12. Thibaut M (1963) Les maladies par allergie mycosique. Arnette, Paris
13. Thiel CL (1988) Nahrungsmittelallergien bei Pollenallergikern. Allergologie 10:337
14. Tschaikowski KL, Jorde W (1989) Allergische Krankheiten des Magen-Darm-Traktes. Ein Ratgeber für die Praxis. Springer, Berlin Heidelberg New York Tokyo
15. Wilden I, Jorde W, Schata M (1989) Guar – ein verstecktes Nahrungsallergen. In: Reimann H-J (Hrsg) Nahrungsmittelallergie. Dustri, München
16. Wüthrich B, Hofer T (1984) Nahrungsmittel-Allergie: „Das Sellerie-Beifuß-Gewürz-Syndrom". Assoziation mit einer Mangofruchtallergie? Dtsch Med Wochenschr 25:981

Diskussion

Frage:

Herr Jorde, wenn ich das ganz salopp sagen darf, wir Gastroenterologen leben ja vom irritablen Darm, und Sie haben da die Lösung eines Problems aufgetischt, die sehr elegant zu sein scheint. Wie lösen Sie denn tatsächlich das Problem im Einzelfall, wenn ein Patient mit entsprechenden Beschwerden kommt; Sie haben eine entsprechende Diagnostik gemacht und stellen fest, der Patient hat also am Darm nichts, er hat aber Beschwerden, die einem irritablen Darm zuzuordnen sind. Wie gehen Sie denn jetzt vor?

Antwort:

Man kann bei der allergischen Krankheit 2 grundsätzliche Typen unterscheiden (ich mache jetzt eine ganz kurze Darstellung des Vorgehens): den chronisch Kranken, man kann auch sagen den episodisch Kranken, und den saisonal Kranken. Der saisonal Kranke – ich spreche immer vom Colon irritabile – hat eine inhalative Sensibilisierung. Auch wenn Sie ihm gar nichts zu essen geben, wird er krank bleiben, weil er seine Allergene inhaliert. Solche Publikationen der saisonalen Häufung von Colitis und Crohn gibt es ja aus England. Habe ich den Verdacht, daß er eine Nahrungsmittelallergie hat, dann setze ich ihn auf eine sog. allergenstandardisierte Kost; vereinfacht gesagt: er ißt Kartoffeln, Butter und Salz. Entweder wird er innerhalb einer Woche beschwerdefrei, dann weiß ich, ich habe ihn allergenfrei. Oder er wird kränker, weil er mehr von seinem Allergen ißt. Er ißt ja dann die 5- bis 10fache Menge „Kartoffeln", dann ist er nach 3 Tagen wieder da und sagt „So geht das nicht".

Das zweite ist, daß wir Patienten haben, z. B. mit einer Schimmelpilzallergie, die wir hyposensibilisieren müssen, weil eine Karenz fast nicht möglich ist. Da machen wir Hauttests und Provokationstests und messen parallel zur Provokation den thrombopenischen Index nach Storck; damit objektivieren wir das Beschwerdebild. Der thrombopenische Index nach Storck beinhaltet, daß es als Folge der allergischen Reaktion im Organismus zu einer passageren Agglomeration der Thrombozyten kommt. Unter der Agglomeration werden Mediatoren ausgeschüttet, die die allergische Entzündung provozieren, und das sind reproduzierbare Dinge. Ich habe Ihnen hier, weil ich mit dieser Frage gerechnet habe, eine Untersuchung mitgebracht, die wir an Pollenasthmatikern gemacht haben. Da

Diskussion 219

kann man das objektivieren. Man gibt dem Pollenasthmatiker das Allergen zu inhalieren, und der Atemwegswiderstand steigt an. Parallel dazu fallen die Thrombozyten ab. Wovon wir träumen, was wir beim Menschen nicht machen können, was bei Tieren etwas einfacher ist, wären kontinuierliche Thrombozytenmessungen, denn es kann sein, daß der größte Thrombozytensturz zu einem Zeitpunkt stattfindet, wo nicht gemessen wird, und dann haben wir nicht den signifikanten Abfall. Die Kritik aus den eigenen Reihen führt immer wieder an, daß die Methode nicht genau ist. Aber wenn Sie sie lange genug machen und wenn Sie sie oft genug machen, können Sie das reproduzieren. Es ist mühselig, aber es funktioniert.

Frage:
Es ist ja so, daß wir in Patienten, die längere Zeit von diesem Leiden geplagt sind, auch hineinschauen. Wir finden nie eine Entzündung am Verdauungstrakt, insbesondere nicht am Kolon. Wo bleibt jetzt die Brücke von Ihrer postulierten Allergenexposition zu der Entzündung, zu den Beschwerden?

Antwort:
Meine Frage an die Gastroenterologen ist in diesem Fall immer: Inwieweit können Sie wirklich beurteilen, ob nicht im Dünndarmbereich – da wo Sie mit dem Endoskop nicht hinkommen – doch etwas ist.
Die 2. Frage ist natürlich: Das Colon irritabile ist ja möglicherweise nur eine Zirkulationsstörung im Darm – wie die Migräne. Und da sehen Sie eben nichts.

Frage:
Sie haben ja gesagt, es kommt zu einem Thrombozytensturz, und dann ist damit auch verbunden eine Freisetzung von Mediatoren, die schließlich die Entzündung auslösen. Aber wenn die Entzündung fehlt, dann sagen Sie, die liegt irgendwo im Dünndarm, der ist ja nun 6–8 m lang, und ihn zu untersuchen ist natürlich ein bißchen umständlich. Aber Sie können ohne weiteres eine Sonde durchlaufen lassen, alle 20 cm Proben entnehmen und dann untersuchen. Ähnliche Untersuchungen sind ja insbesondere von Mikrobiologen gemacht worden, die auf diese Art und Weise die bakterielle Besiedlung in den verschiedenen Abschnitten des Dünndarms untersucht haben. Aber da hat man auch nichts gefunden.

Antwort:
In den überwiegenden Fällen wird die Allergie gefunden. Aber man muß ja erst einmal danach suchen; warum man mit dem Endoskop nichts findet und die Patienten trotzdem krank sind, das weiß ich nicht.

Frage:
Ich versuchte, allergische Reaktionen am Anus praeter festzustellen. Dabei habe ich das gesehen, was eben Herr Seifert zeigte. Man kann eine Abblassung sehen. Man kann sehen, daß eine Permeation eintritt, und wenn man dann mit Zustimmung des Patienten mit einer Mikrosonde nachschaut, ist da nicht die Spur einer Entzündung im pathologisch-anatomischen Sinne.

Antwort:
Ich gebe Ihnen recht, nur spricht man eben immer wieder von der Entzündungsreaktion ...

Intestinale Immunantwort auf Candida albicans: Veränderte Reaktion bei Patienten mit HIV-Infektion

A. Voss, G. Rehra, R. Treiber, M. Steffen, A. Raedler

Aids wird u. a. durch eine Vielzahl opportunistischer Infektionen definiert. Neben pulmonalen Infektionen mit Pneumocystis carinii und Kaposi-Sarkomen der Haut treten bei der Mehrzahl der Patienten mit HIV-Infektion gastrointestinale Symptome auf. Bis zu 90% aller Patienten mit Aids erleiden einen deutlichen Gewichtsverlust, ungefähr 60% leiden an Diarrhö [2]. Ursache sind die HIV-assoziierte Enteropathie und die opportunistische Besiedelung des Verdauungstraktes [5]. Das Erregerspektrum ist regional sehr unterschiedlich: Während z. B. die Infektion mit Isospora belli in der Karibik in bis zu 15% der Fälle nachweisbar ist, ist sie in Europa außerordentlich selten. Hier ist der häufigste Erreger von Infektionen im Gastrointestinaltrakt Candida albicans. Fast alle Patienten haben eine Soorstomatitis, häufig ist auch der Befall der Speiseröhre. Während beim Gesunden die Infektion selbstlimitierend und in der Regel harmlos ist, können bei Aids-Patienten schwerste Verlaufsformen auftreten. Die Infektion mit Candida albicans weist in der Regel auf eine T-Zelldysfunktion oder einen Defekt der Chemotaxis von neutrophilen Granulozyten hin [3]. Auch IgA-Antikörper sind an der spezifischen Abwehr durch Verhinderung der Adhäsion von Candida an die Schleimhaut beteiligt [4]. Der Funktionsverlust des Immunsystems bei HIV-Infektion und Aids wurde am Beispiel peripherer Zellen schon von mehreren Arbeitsgruppen untersucht. So konnte z. B. ein Zusammenhang zwischen der PHA-induzierten Proliferation, der Anzahl peripherer CD4-Zellen und dem klinischen Grad des Immundefektes nachgewiesen werden [6]. Zu Aids-assoziierten Veränderungen des mukosaassoziierten Immunsystems liegen bisher vorwiegend morphologische Befunde vor [7].

Um funktionelle Veränderungen des mukosaassoziierten Immunsystems bei Patienten mit Aids zu untersuchen, haben wir zunächst die proliferative Antwort aus der Lamina propria isolierter mononukleärer Zellen (LPMNC; Isolation modifiziert nach [1]) und peripherer Blutlymphozyten (PBMNC) miteinander verglichen. Es wurden Zellen von 12 gesunden Kontrollpersonen und 9 Aids-Patienten im Stadium WR6, CDC IV_{C1} und CDC IV_{C1D} untersucht. Unter Standardbedingungen der Zellkultur wurden $5 \cdot 10^4$ LPMNC oder PBMNC in 200 µl-Kulturen mit inaktivierten Candidazellen (im Verhältnis 1:1), PHA (25 µg/ml) oder PWM (25 µg/ml) in vitro stimuliert; nach 5 Tagen (LPMNC) bzw. 6 Tagen (PBMNC) wurde der ^{3}H-Thymidineinbau über 14 h gemessen.

Die spontane (ohne Stimulus) und die mitogen-induzierte Proliferation von LPMNC war bei Aids-Patienten gegenüber den Kontrollpatienten deutlich verringert. So betrug die Spontanproliferation nur 45% der Kontrollwerte ($p < 0,0005$), die PHA-induzierte Proliferation 26% ($p < 0,025$) und die PWM-induzierte Proliferation 11% der Kontrolle ($p < 0,0025$). Dagegen unterschied sich die candidainduzierte Proliferation von LPMNC bei Aids-Patienten nicht gegenüber der von LPMNC bei gesunden Probanden (98%).

Periphere Blutlymphozyten reagierten different: Die Spontanproliferation war mit 76% des Normalwertes nur gering, aber signifikant ($p < 0,1$) vermindert, die PHA-induzierte Proliferation lag bei 57% der Kontrolle, diese Verminderung war aber wegen der hohen Schwankungsbreite nicht signifikant ($p < 0,2$). Die candidainduzierte Proliferation von PBMNC von Aids-Patienten betrug nur 42% der Kontrolle ($p < 0,025$) und war damit im Gegensatz zu den Befunden aus dem Darm signifikant vermindert. Ebenfalls deutlich eingeschränkt war die PWM-induzierte Proliferation, sie lag bei Aids-Patienten bei 42% der Kontrollwerte ($p < 0,1$).

Zusammenfassend zeigt sich also, daß Zellen des mukosaassoziierten Immunsystems auf Antigenstimulation hin noch proliferieren können, während die Mitogenantwort schon beeinträchtigt ist. Im Blut war bei unseren Patienten dagegen die Antigenantwort wie die PWM-induzierte Proliferation vermindert, die PHA-Antwort war nur gering beeinträchtigt.

Diese Befunde machen deutlich, daß von morphologischen Veränderungen nicht in jedem Fall auch auf funktionelle Veränderungen geschlossen werden kann. Die bisherige Vermutung einer globalen Insuffizienz des mukosaassoziierten Immunsystems bei Aids ist sicher falsch. Ob die Reaktivität der intestinalen mononukleären Zellen auch im Vollbild des Aids auf Antigene generell oder nur gegen Candida bzw. eine bestimmte Auswahl von Antigenen erhalten bleibt, ist noch nicht bekannt. Es wäre z. B. denkbar, daß das ständige Verschlucken großer Mengen an Candida albicans – bedingt durch die meistens bestehende Stomatitis und häufige Ösophagitis – einen ständigen, starken antigenen Reiz darstellt, der auch in späten Stadien des Aids noch eine Immunantwort unterhält. Die gezeigten Daten beschreiben nur eine Teilfunktion der mononukleären Zellen, die Proliferation. Inwieweit das mukosaassoziierte Immunsystem im Vollbild des Aids auch in der zytotoxischen Effektorfunktion und der spezifischen Immunglobulinsekretion gegenüber Candida, die beim Gesunden einen wesentlichen Faktor der spezifischen Abwehr darstellt, suffizient ist, wird noch zu klären sein. Weitere Untersuchungen unserer Arbeitsgruppe sollen die offenen Fragen lösen helfen.

Literatur

1. Bookman MA, Bull DM (1979) Characteristics of isolated intestinal mucosal lymphoid cells in inflammatory bowel disease. Gastroenterology 77:503–510
2. Brühwiler J, Lüthy R, Münch R, Siegenthaler W (1988) Opportunistische Infektionen und Tumoren am Magen-Darm-Trakt als Manifestation von Aids. Dtsch Med Wochenschr 113:1566–1571
3. Dreizen S (1984) Oral candidiasis. Am J Med 30:28–32

4. Epstein JB, Kimura LH, Menard TW, Truelove EL, Pearsall NN (1982) Effects of specific antibodies on the interaction between the fungus candida albicans and human oral mucosa. Arch Oral Biol 27:469–474
5. Kotler DP, Gaetz HP, Lange M, Klein EB, Holt PR (1984) Enteropathy associated with the acquired immunodeficiency syndrome. Ann Intern Med 101:421–428
6. Lane HC, Masur H, Gelmann EP, Longo DL, Steis RG, Chused T, Whalen G, Edgar LC, Fauci AS (1985) Correlation between immunologic function and clinical subpopulations of patients with the acquired immune deficiency syndrome. Am J Med 78:417–422
7. Rodgers VD, Fassett R, Kagnoff MF (1986) Abnormalities in intestinal mucosal T cells in homosexual populations including those with the lymphadenopathy syndrome and acquired immunodeficiency syndrome. Gastroenterology 90:552–558

Diskussion

Moderator:
Es fällt bei Aids-Patienten auf, daß eine kolossale Schleimhautbesiedlung mit Candida schon zu Beginn des Geschehens zu sehen ist und daß es bei dieser enormen Eigenexposition gegenüber Candida albicans relativ selten zu einer Candidaseptikämie und zu tief lokalisierten Candidamykosen kommt. Wenn ein HIV-2-Patient an einer Mykose stirbt, dann an einer Kryptokokkose. Es ist also so, daß die Abwehrbarriere gegenüber der Candidamykose bei den peripheren Granulozyten liegt, und diese ist beim Aids-Patienten nicht wesentlich beeinträchtigt. Würden Sie das auch so sehen?

Antwort:
Unsere Ergebnisse beziehen sich auf die peripheren T-Zellen und die C-Zellen aus der Lamina propria. Ein wichtiger Aspekt ist sicherlich die enorm hohe Antigendosis von Candida albicans. Praktisch alle Patienten haben Mundsoor, und die Mehrzahl der Patienten haben auch eine Ösophagitis. Wir weisen die Ösophagitis nicht regelmäßig nach, weil das für den Patienten belastend ist und letztlich auch keine therapeutischen Konsequenzen hat. Sicher ist aber, daß Candida albicans als Antigen eine gewisse Sonderrolle spielt. Möglicherweise ist diese hohe Antigenbelastung entscheidend daran beteiligt, daß die lokale Immunantwort in der Schleimhaut – wir haben in diesem Fall das Kolon untersucht – auch in späten Stadien des Immundefektes noch persistiert. Wir werden jetzt andere Antigene untersuchen, um zu sehen, ob das nur für Candida allein gilt oder ob prinzipiell eine Antigenantwort länger persistieren kann als eine Antwort auf ein Mitogen.

Bemerkung:
Dann wäre es besonders interessant, die Antwort auf Cryptococcus-neoformans-Antigen zu untersuchen. Die Antigenbelastung bei der Kryptokokkose ist sehr viel höher. Wir finden im Antigennachweis bei HIV-positiven Patienten Titer von über 1:100000, das ist eine enorme Antigenmasse, aber es kommt nie zu einer Antikörperkonversion: Wir weisen nie freie Kryptokokkusantikörper nach, selbst dann nicht, wenn der Patient klinisch erfolgreich behandelt wird. Beim Nicht-HIV-Kryptokokkosepatienten ist die Antigen-Antikörper-Konversion ein wesentlicher Bewertungsparameter für die Prognose. Diese sieht man niemals bei

den HIV-Kryptokokkosepatienten. Es wäre sehr schön, wenn Sie die gleichen Experimente mit Kryptokokkusantigen machen würden, das sehr viel stabiler ist, auch was die Halbwertszeit im Körper betrifft.

Antwort:
Das ist bereits geplant.

Frage:
Kann es nicht sein, daß eine Immuntoleranz gegenüber Candida vorliegt, wie wir das gegenüber erwünschten Keimen, z. B. Bacteroides und Lactobazillen, beobachten, die sich im Schleim halten können, weil der Körper nicht darauf reagiert, und daß gegen Candida keine Immunantwort aufgebaut wird? Candida ist ein Endokommensal und Cryptococcus neoformans ist ein exogener Erreger, so daß die Verhältnisse deswegen bei Cryptococcus neoformans anders liegen?

Antwort:
Eine antigenspezifische Immunantwort gegen Candida albicans ist nachgewiesen worden. Es gibt Antikörper, z. B. IgA-Antikörper, die sezerniert werden und die eine wichtige Rolle in der Verhinderung der Adsorption an die Schleimhaut spielen. Wir haben auch gezeigt, daß eine spezifische Proliferation von T-Zellen stattfindet nach Stimulation mit Candida. D. h., es handelt sich hier nicht um eine Toleranz, sondern es besteht eine antigenspezifische Immunantwort.

Bemerkung:
Hierzu ein Kommentar: Bei der Kryptokokkose liegen experimentelle Befunde dafür vor, daß eine Immunherabregulierung durch die Antigenbelastung und durch weitere Mechanismen stattfindet. Sowohl die humorale wie auch die zelluläre Immunität wird nach der ersten Bekanntschaft des Wirtes mit dem Antigen heruntergeregelt, so daß wir ein ganz ähnliches Phänomen haben wie bei der HIV-Infektion selbst. Wir sehen einen synergistischen Effekt zwischen der Kryptokokkose und der HIV-Infektion. Die Frage ist, und das klang bei Ihnen an, ob die Immunherabregulierung nicht überhaupt ein Pathomechanismus ist für die opportunistische Mykose schlechthin, denn es ist uns ja unerklärlich, wieso es zu lebensbedrohlichen Mykosen kommen kann, obwohl keine definierten Pathogenitätsfaktoren nachzuweisen sind. Es ist hingegen plausibel, wenn wir daran denken, daß die Krankheit vom Wirt gemacht wird: zwar durch die Risikosituation, aber auch dadurch, daß im Verlauf der anlaufenden Mykose diese die Immunmechanismen herunterregelt. Das kann man hier nicht näher ausführen, aber dafür gibt es schon experimentelle Belege, denn die Arbeitshypothese besteht schon länger. Es handelt sich also nicht um eine vorgegebene Immuntoleranz; insofern möchte ich Herrn Voss beipflichten.

Frage:
Ist das Gewebe, das Sie untersuchen, bereits im histologischen Bild unterschiedlich bei Kontrollpersonen und Aids-Patient? Kann man also bereits in situ morphologische Unterschiede erkennen?

Antwort:
Zu dieser Fragestellung haben wir selbst keine Untersuchungen durchgeführt. Es gibt eine Arbeit von Rodgers et al. [7] aus San Diego in Kalifornien, die gezeigt haben, daß in der Lamina propria, ähnlich wie im peripheren Blut, eine Umkehr des CD4/CD8-Verhältnisses bei HIV-infizierten Patienten stattfindet. Das beruht im wesentlichen auf einer Verminderung der CD4-positiven Zellen. Es kommt nur in geringem Ausmaß zu einer Vermehrung der CD8-positiven Zellen. Wir haben aus den Biopsien die gezeigten Bilder nach FACS-Analyse gemacht. Es ist zu früh, Aussagen über morphologische Veränderungen zu machen, aber es zeichnet sich ab, daß wir ähnliche Befunde erheben können wie Rodgers et al. in der Immunhistologie.

Frage:
Wie viele Zellen können Sie aus den Biopsien überhaupt gewinnen?

Antwort:
Wir gewinnen aus ca. 100 mg Biopsiegewebe, das wir pro Patient ohne Probleme gewinnen können, 10–20 Mio. Zellen. Das sind mononukleäre Zellen, die über Ficoll oder Methrazimid gereinigt wurden, und dem Bild, das ich gezeigt habe, entsprechen, wenn man sie im FACS analysiert, d. h. es sind nicht nur Lymphozyten, sondern sicherlich auch noch z. T. kontaminierende Enterozyten und Makrophagen.

Rolle der Prostaglandine bei der immunologischen Ulkusprotektion*

H.-J. Krämling, R. Merkle, T. Merkle, E. Bacha, R. Teichmann, G. Enders

Magenfunktionen, wie z. B. die Freisetzung des Antrumhormons Gastrin, können in vivo nach vorausgegangener systemischer Immunisierung durch die intragastrale Gabe des Antigens beeinflußt werden [14]. In vitro lassen sich ebenfalls immunologische Mechanismen nachweisen, die an der Freisetzung von Antrumhormonen beteiligt sind [5, 8]. Schließlich findet sich in verschiedenen experimentellen Ulkusmodellen eine antigenspezifische Ulkusprotektion nach intragastraler Verabreichung des Antigens bei systemisch immunisierten Tieren [6, 7].

Als Mediatoren einer protektiven immunologischen Reaktion kommen insbesondere die Prostaglandine in Frage. Für bestimmte Vertreter dieser Eicosanoidgruppe ist eine protektive Wirkung am Alkoholulkus der Ratte nachgewiesen [13]. In unseren Versuchen sollte nun der Frage nachgegangen werden, ob Prostaglandine an der immunologischen Ulkusprotektion beteiligt sind.

Methodik

Männliche Wistarratten wurden systemisch mit dem an Ovalbumin gekoppelten synthetischen Antigen (Hapten) NIP (4-Hydroxy-3-Iodo-5-Nitrophenylessigsäure; NIP-OA) immunisiert. Die initiale Immunisierung erfolgte mit 1 mg NIP-OA zusammen mit 1 ml komplettem Freund-Adjuvans. In wöchentlichen Abständen erfolgte eine 3malige Boosterung mit jeweils 2 mg NIP-OA. Zur antigenspezifischen Stimulation der Tiere wurde NIP an HGG (humanes Gammaglobulin) gebunden, um eine ausschließlich NIP-bedingte Immunreaktion zu erhalten.

Die Ulkusprovokation erfolgte durch 2 intraperitoneale Injektionen von Indomethazin (2 mg/100 g KG) im Abstand von 14 h. Das Antigen (NIP-HGG) oder das entsprechende Kontrollprotein (HGG) wurde gleichzeitig mit der intraperitonealen Indomethazinapplikation über eine orogastrale Sonde verabreicht.

Die Auswahl von Test- und Kontrolltieren erfolgte wie in Tabelle 1 dargestellt. Die mit NIP-OA immunisierten Tiere der Testgruppe erhielten NIP-HGG intragastral verabreicht (Gruppe 4). Die immunisierten Kontrolltiere (Gruppe 3)

---

* Herrn Prof. Dr. Dr. h.c. Georg Heberer zum 70. Geburtstag gewidmet.

Tabelle 1. Indomethazinulkus: Test- und Kontrollgruppen mit unterschiedlicher Immunisierung und intragastraler Antigen-/Proteinapplikation

Gruppe	n	Immunisierung (Antigen)	Stimulation
1	23	–	HGG
2	23	–	NIP-HGG
3	22	NIP-OA	HGG
4	23	NIP-OA	NIP-HGG

erhielten das Kontrollprotein HGG. Die nichtimmunisierten Kontrolltiere bekamen entweder das Antigen (Gruppe 2) oder das Kontrollprotein (Gruppe 1) verabreicht.

Bei allen Tieren wurde 18 bzw. 4 h nach der Applikation von Indomethazin und Antigen/Kontrollprotein der Magen entfernt. Die Läsionsschwere der Mukosa wurde mittels eines Ulkusindex quantifiziert. Die größten Längsdurchmesser der einzelnen Mukosaläsionen wurden gemessen und addiert. Pro Tier und Gruppe konnte daraus ein Indexwert (mm) errechnet werden.

Ergebnisse

Die durch Indomethazin hervorgerufenen Ulzera des Rattenmagens waren – im Gegensatz zum Shay-Ulkus [7] – ausschließlich im Drüsenmagen der Ratte nachweisbar. Ihre Ausprägung war deutlich geringer als nach Applikation von absolutem Alkohol [6].

Für die Testgruppe (immunisiert und antigenspezifisch stimuliert) lagen die Indexwerte bei 25,1 ± 6,7 mm (Gruppe 4). Die Kontrolltiere (Gruppe 1–3) wiesen Werte von 27,2 ± 8,9 und 36,7 ± 10,4 bzw. 16,7 ± 6,4 mm auf (Abb. 1). Zwischen den einzelnen Gruppen bestand kein statistisch signifikanter Unterschied. Damit konnte bei den antigenspezifisch stimulierten Tieren keine Ulkusprotektion nachgewiesen werden.

Schlußfolgerung

Aus dem Nachweis einer immunologischen Stimulierbarkeit gastraler Funktionen, wie z.B. der antralen Hormonfreisetzung [5, 8, 14], ergibt sich die Frage, inwieweit diese immunologische Stimulation auch die Genese von Ulzera beeinflussen könnte. Prinzipiell sind ulkoprotektive wie ulkogene Mechanismen denkbar. Für das Shay-Ulkus (Pylorusligatur) und das Alkoholulkus ist an der Ratte der Nachweis einer protektiven Wirkung [6, 7] geführt worden. Mechanismen und Mediatoren dieser Reaktion sind bislang nicht geklärt.

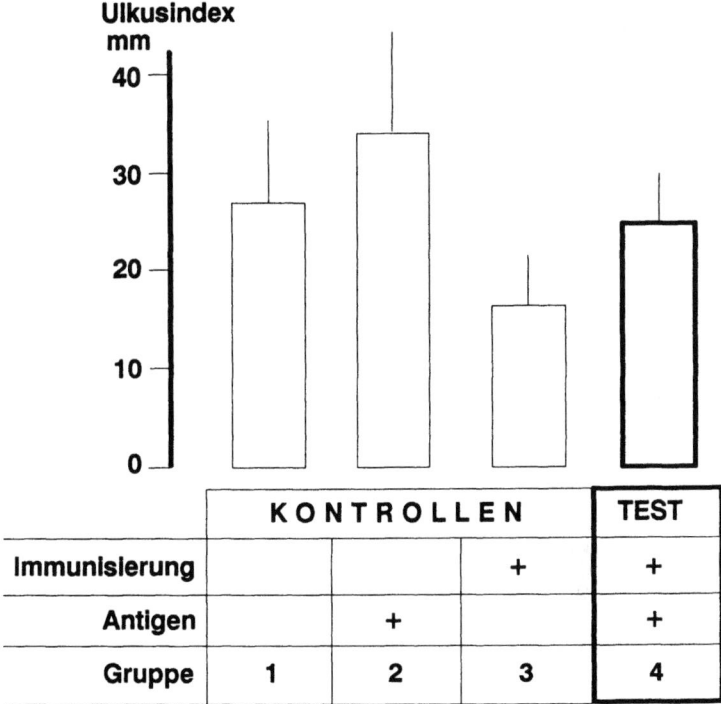

Abb. 1. Ulkusindexwerte [mm] nach 2maliger intraperitonealer Applikation von Indomethazin (2 mg/100 g KG) und simultaner intragastraler Gabe von Antigen (NIP-HGG) bzw. Kontrollprotein (HGG; 10 mg/ml). Gruppen s. Tabelle 1

Zu den in Frage kommenden Mediatoren zählen die Prostaglandine, die als PGE_2 und $PGF_{2\alpha}$ in der Mukosa des Drüsenmagens der Ratte und auch anderer Spezies vorkommen [1]. Ihre protektive Bedeutung für die Mukosa ist auch in nichtsäurereduzierender Dosis nachgewiesen [13]. Zumindest konnten synthetische PGE_2-Analoga die Läsionsschwere von Ulzera im Alkoholulkusmodell signifikant reduzieren. Dieser Effekt wurde von Robert et al. [13] – nicht unwidersprochen [10] – als „Zytoprotektion" bezeichnet.

Prostaglandine sind an vielen immunologischen Reaktionen als Mediatoren beteiligt [2]. Für die Bildung dieser Eicosanoidgruppe ist die Zyklooxygenase notwendig. Unter der Wirkung dieses Enzyms wird, ausgehend von der Arachidonsäure, die Gruppe der Prostaglandine synthetisiert [11]. Als selektiver Hemmstoff für dieses Enzym ist seit langem Indomethazin bekannt [15]. Die dadurch erzielbare Synthesekennung der Prostaglandine in einem immunologisch reagiblen System müßte eine Einschränkung oder Aufhebung der immunologischen Protektion zur Folge haben. Diese Hypothese läßt sich mit den oben dargestellten Ergebnissen bestätigen. Indirekt spricht dies dafür, daß Prostaglandine an der immunologischen Ulkusprotektion beteiligt sind.

Natürlich bleiben viele Fragen offen. Ungeklärt ist beispielsweise bislang die Rolle der ebenfalls von der Arachidonsäure abgeleiteten Gruppe der Leukotriene, die unter der Katalyse des Enzyms Lipoxigenase gebildet werden [11]. Während dem Leukotrien C_4 z.B. im Alkoholulkus der Ratte eine ursächliche Rolle bei der Entstehung von Ulzera nachgewiesen wird [12], sprechen andere Befunde für protektive Eigenschaften [3].

Auch die genauen Mechanismen, die zu einer prostaglandinbedingten Protektion von Ulzera führen könnten, sind nicht aufgeklärt. Erste Hinweise ergeben sich aus Untersuchungen zur Wirkungsweise der immunologischen Protektion in experimentellen Ulkusmodellen. Für das Shay-Ulkus konnte eine immunologisch induzierte Erniedrigung der Gastrin- und Säureproduktion nachgewiesen werden [9]. Die Schleimproduktion der Mukosa wurde beim Alkoholulkus durch die immunologische Stimulation deutlich erhöht [4]. Diese Effekte, Gastrin-/Säurereduktion wie Mukusstimulation, sind bekanntlich protektive Wirkungen, wie sie auch durch Prostaglandine vermittelt werden können [1, 11].

Weitere Aufschlüsse zur kausalen Rolle der Prostaglandine bei der immunologischen Ulkusprotektion sind aus laufenden Untersuchungen zu erwarten, in denen die mukosale Eikosanoidproduktion bzw. -freisetzung gemessen werden.

Literatur

1. Hawkey CJ, Rampton DS (1985) Prostaglandins and the gastrointestinal mucosa: are they important in its function, disease, or treatment? Gastroenterology 89:1162–1188
2. König W, Schönfeld W, Knöller J (1987) Induktion und Modulation der allergischen Reaktion. Allergologie 10:343–361
3. Konturek SJ, Bilksi J, Dembinski A, Warzecha A, Beck G, Jendralla H (1987) Effects of leukotrienes on gastric acid and alkaline secretions. Gastroenterology 92:1209–1214
4. Krämling H-J (1988) Untersuchungen zur antigenspezifischen Stimulation gastraler Funktionen in vivo und in vitro. Immunologische Beeinflussung der Ulkogenese. Habilitationsschrift, Ludwig-Maximilians-Universität München
5. Krämling H-J, Enders G, Teichmann RK, Demmel T, Merkle R, Brendel W (1987) Antigen induced gastrin release: an immunological mechanism of gastric antral mucosa. In: Mestecky J, McGhee JR, Bienenstock J, Ogra PL (eds) Recent advances in mucosal immunology. Adv Exp Med Biol 216A:427–429
6. Krämling H-J, Merkle T, Merkle R, Enders G, Teichmann R, Brendel W (1987) Immunologische Reaktivität des Magens – ein neuer Mechanismus der Ulkoprotektion. Langenbecks Arch Chir 372:942–943
7. Krämling H-J, Pratschke E, Teichmann R, Wiesinger H, Merkle T, Merkle R, Brendel W (1987) Gastrale Ulkoprotektion durch antigenspezifische Immunstimulation im Shay-Ulkus der Ratte. Acta Chir Austriaca 19:390–391
8. Krämling H-J, Teichmann R, Demmel T, Merkle R, Enders G, Brendel W (1986) Antigenstimulierte Gastrinfreisetzung im In-vitro-Modell (Mucosaperfusion). Acta Chir Austriaca 18:333–334
9. Krämling H-J, Wiesinger H, Merkle T, Merkle R, Enders G (1988) Influence of immunostimulation on experimental gastric ulcer. Dig Dis Sci 33:904
10. Lacy ER, Ito S (1982) Microscopic analysis of ethanol damage to rat gastric mucosa after treatment with a prostaglandin. Gastroenterology 83:619–625
11. Peskar BM (1986) Die Bedeutung der Prostaglandine und Leukotriene in der Gastroenterologie. Internist 27:637–642

12. Peskar BM, Lange K, Hoppe U, Peskar BA (1986) Ethanol stimulates formation of leukotriene C_4 in rat gastric mucosa. Prostaglandins 31:283–293
13. Robert A, Nezamis JE, Lancaster C, Hanchar AJ (1979) Cytoprotection by prostaglandins in rats. Gastroenterology 77:433–443
14. Teichmann RK, Andress HJ, Gycha S, Seifert J, Brendel W (1983) Die immunologische Reaktivität des Antrums zur Stimulation von Verdauungsprozessen. Langenbecks Arch Chir [Suppl] 5–8
15. Vane JR (1971) Inhibition of prostaglandin synthesis as a mechanism of action for aspirin-like drugs. Nature New Biol 231:232–235

Diskussion

Moderator:
Sie haben gesagt „die" Prostaglandine, ich möchte hinzufügen: „welche" Prostaglandine? Haben Sie da Vorstellungen, es gibt ja eine ganze Reihe von Prostaglandinen. Welche sind es denn nun, die protektiv in dieses Geschehen eingreifen?

Antwort:
Protektiv wirken können sicherlich Prostaglandin E_2 und $F2\alpha$. Es gibt andere Prostaglandine wie das Thromboxan, die einen gegenteiligen Effekt haben. Man muß die einzelnen Prostaglandine unterscheiden. Das gilt auch für die Leukotriene. Z. T. sind für diese Stoffe sehr gegensätzliche Wirkungen bekannt. Von Leukotrien C_4 z. B. war lange angenommen worden, daß es ulzerogen wirkt. Es gibt Untersuchungen, die zeigen, daß die lokale Applikation von Leukotrien C_4 auf Schleimhaut zu einer Vasokonstriktion führt, und man hat lange gesagt, Leukotrien C_4 sei ein Ulzerogen. Es gibt andere Untersuchungen, die beim Alkoholulkus eine Leukotrien-C_4-Freisetzung nachgewiesen haben. Daraus wurde geschlossen, daß Leukotrien C_4 ein potentes Ulzerogen ist. Inzwischen gibt es Hinweise durch neue Möglichkeiten der selektiven Hemmung des Lipoxigenaseweges, daß Leukotrien C_4 für die Ulkusentstehung eigentlich keine kausale Bedeutung hat, sondern wahrscheinlich mit der Nekrose, die durch die Alkoholapplikation zustandekommt, freigesetzt wird.

Frage:
Wir wissen ja, die Enteropathien, die durch Antirheumatika, insbesondere durch Indomethazin hervorgerufen werden, lassen sich durch Sopasalazin oder Salazopyrin beseitigen bzw. verhindern. Ähnlich wäre ja eigentlich anzunehmen, wenn der Mechanismus im Magen derselbe ist, daß man auch mit Salazopyrin das Ulkus behandeln könnte.

Antwort:
Mag sein. Aber man muß natürlich auch sagen, daß Prostaglandine z. B. im Magen und im übrigen Darm durchaus unterschiedliche Wirkungen haben können. So führen die Prostaglandine bei Darmentzündungen durch ihre motilitätssteigernde Wirkung zu spezifischen Krankheitssymptomen, während dies für den Magen kaum eine Bedeutung hat.

Beeinflussung der Glykoproteinsynthese der gastralen Mukosa der Ratte durch Plättchen aktivierenden Faktor (PAF)*

W.-A. Cappeller**, E. J. Schiffrin, H.-J. Krämling, E. A. Carter

Die gastrale Mukosa kann durch verschiedene endogene und exogene Mediatoren geschädigt werden. Kürzlich wurde der Plättchen aktivierende Faktor (PAF) als endogener Mediator aus dem Magen der Ratte, insbesondere aus der Antrummukosa, extrahiert [4, 11]. Möglicherweise kommt ihm dort eine physiologische Bedeutung zu. Exogen zugeführt, wird eine Mediatorfunktion von PAF in der Genese gastraler hämorrhagischer Ulzerationen diskutiert [10]. PAF induziert auch über eine Hypotonie und mikrozirkulatorische Stase eine verminderte Schleimhautdurchblutung am Magen [12]. Diese kann zu Ulzerationen führen [5, 6, 9]. In der PAF-abhängigen Pathogenese der Ulkusentstehung ist als weiterer Mechanismus die Störung der protektiven Mukusbikarbonatschicht möglicherweise von Bedeutung. Da eine Reduktion dieser Glykoprotein enthaltenden Schicht durch PAF denkbar ist, wurde der Einfluß von PAF auf die mukosale Glykoproteinsynthese untersucht.

Methodik

Im Rattenmodell wurde PAF *in vivo* injiziert und die gastrale Glykoproteinsynthese der Mukosa *in vitro* an Hand der Inkorporation radioaktiver Moleküle gemessen. Dabei wurde ^{3}H-Glucosamin als Indikatoraminozucker für Glykoproteine benutzt [8]. In Äthernarkose wurden nichtnüchternen weiblichen CD-1-Ratten (160–190 g) unter mikroskopischer Kontrolle 2 µg PAF/0,2 ml oder 0,2 ml einer isotonen NaCl-Lösung (Kontrolle) in die präparierte Femoralvene injiziert. 5, 10, 20, 45 und 60 min nach Injektion wurde der Magen der Tiere entfernt. Nach Eröffnen der kleinen Kurvatur wurde der Magen mehrfach in steriler NaCl-Lösung gewaschen und die Mukosa und Submukosa von der Muskularis getrennt. Für die Gewebekultur [1, 13] wurden 2 · 2 mm große Antrummukosafragmente mit der endoluminalen Seite nach oben auf kleine Drahtnetze in Petri-Schalen plaziert. Nach Zugabe von sterilem Trowell-T 8-Medium mit 2 µCi/ml ^{3}H-Glucosamin wurden die Gewebekulturen 20 min lang mit einem Gemisch aus 95 % O$_2$ und

---

* Herrn Prof. Dr. Dr. h.c. Georg Heberer zum 70. Geburtstag gewidmet.
** Mit Unterstützung der Chiles Foundation, Portland, Oregon, USA.

5% CO_2 oxygeniert und bei 37°C über 3, 6, 12 oder 24 h inkubiert. Anschließend wurden die Mukosafragmente mit Ultraschall homogenisiert. Nach Zentrifugation konnte der Bodensatz in Natronlauge gelöst werden (Homogenat). Die Proteinkonzentration im Homogenat wurde bestimmt [7]. Sowohl Proteine im Homogenat als auch Proteine im Inkubationsmedium wurden mit Trichloressigsäure (TCE) ausgefällt. Die Radioaktivität der Präzipitate wurde in einem β-Counter gemessen. Die Inkorporation von ^{3}H-Glucosamin wurde mit Hilfe der Radioaktivität bezogen auf mg Mukosaprotein berechnet. In einer 1. Versuchsreihe wurde 60 min nach *in vivo*-Injektion von PAF der Magen entnommen und die Mukosastückchen *in vitro* über verschiedene Zeitintervalle (3, 6, 12 und 24 h) inkubiert. Die Radioaktivität in Homogenat und Medium wurde als Maß der Inkorporation von ^{3}H-Glucosamin in neusynthetisierte Glykoproteine bestimmt. Die radiomarkierten Glykoproteine wurden gelchromatographisch charakterisiert. Dazu wurde gepooltes Medium von je 3 Tieren aus 24stündigen Kontroll- und Versuchskulturen 48 h dialysiert, um Moleküle mit weniger als 12000–14000 Dalton* zu eliminieren, und anschließend in Aquacide IIa konzentriert. Dann wurden die Medien auf einer Sepharose-4B-Säule (1 · 120 cm) analysiert. Die Standardmarkierung erfolgte mit Dextranblau (1–2 · 10^6 Dalton), bovinem Thyreoglobulin (6,7 · 10^5), bovinem γ-Globulin (1,58 · 10^5), Hühnereiweiß (4,4 · 10^4) und Vitamin B12 (1,35 · 10^3). In einer 2. Versuchsreihe erfolgte in variablen Abständen [5, 10, 20, 45 oder 60 min) nach *in vivo*-Injektion von PAF die Magenentnahme. Die Mukosastückchen wurden *in vitro* jeweils über 24 h inkubiert.

Zur Bestimmung des Blutdruckverlaufs nach PAF-Gabe erfolgte eine intravasale Messung. Dazu wurde unter Äthernarkose ein 22-Gauge-Katheter in die Femoralarterie plaziert. Nach einer Equilibrationszeit von 5 min wurde kontralateral – wie oben beschrieben – PAF injiziert und der Blutdruck 45 min lang auf einem Monitor registriert.

Ergebnisse

Nach *in-vivo*-Gabe von PAF war die Inkorporation von ^{3}H-glucosaminabhängiger Radioaktivität in TCE-Präzipitaten der homogenisierten Mukosa während der 3- bis 24stündigen Inkubation im Vergleich zu den Kontrollen um bis zu 75% reduziert (ANOVA $p < 0,04$; Abb. 1). Bei Differenzierung in Homogenat und Medium zeigte sich eine Reduktion der Inkorporation der ^{3}H-glucosaminabhängigen Radioaktivität für das Homogenat um 85% (ANOVA $p < 0,02$). Die Anreicherung der ^{3}H-glucosaminabhängigen Radioaktivität im Medium war um 54% (nicht signifikant) reduziert.

Das gelchromatographische Elutionsprofil der Radioaktivität der gepoolten Kontrollmedien (24stündige Inkubation mit ^{3}H-Glucosamin) zeigte einen Peak nahe dem Marker Dextranblau, entsprechend einer Molekülgröße von 1–2 · 10^6 Dalton, der Molekülgröße von Glykoproteinen (Abb. 2). Hingegen war nach

---

* 1 Dalton = 1,6601 · 10^{-27} kg.

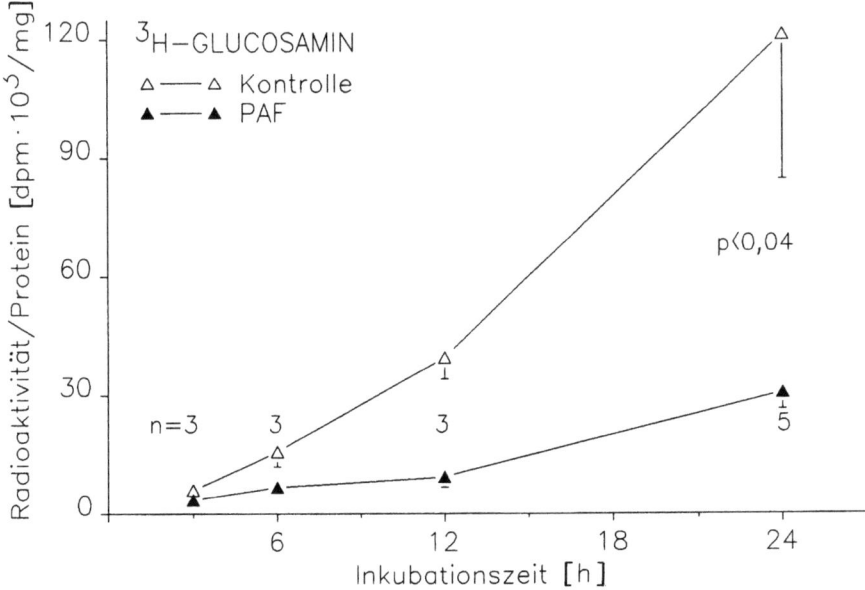

Abb. 1. Summe der inkorpierten Radioaktivität von ³H-Glucosamin in TCE-Präzipitaten von Homogenat und Medium inkubierter gastraler Mukosa. PAF- oder NaCl-Injektion *in vivo* 60 min vor Gewebeentnahme und 3, 6, 12 oder 24stündiger *in vitro*-Inkubation. *dpm* Desintegrationen pro Minute

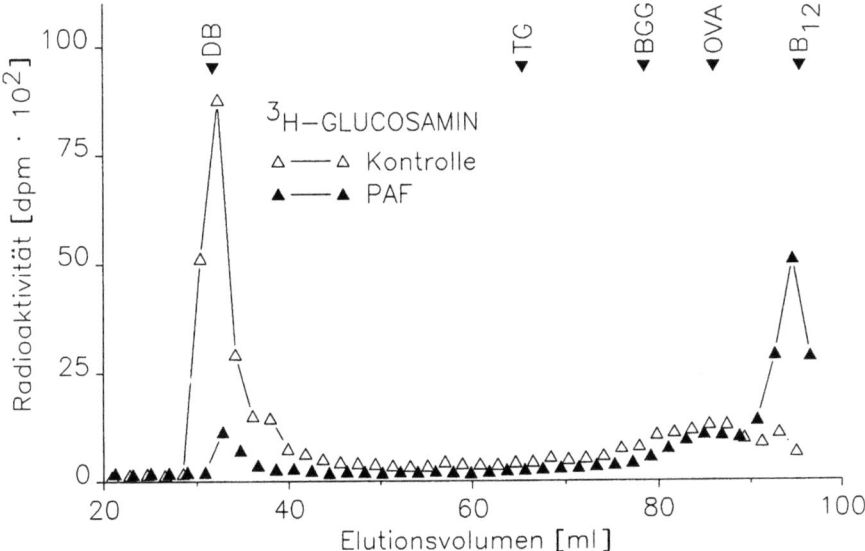

Abb. 2. Gelchromatographie (Sepharose 4B) von gepooltem Medium nach Inkubation von gastraler Mukosa in ³H-Glucosamin. PAF- oder NaCl-Injektion *in vivo* 60 min vor Gewebeentnahme und 24stündiger *in vitro*-Inkubation (n = 3). *DB* Dextranblau (1–2 · 10⁶ Dalton), *TG* bovines Thyreoglobulin (6,7 · 10⁵), *BGG* bovines γ-Globulin (1,58 · 10⁵, *OVA* Hühnereiweiß (4,4 · 10⁴), *B₁₂* Vitamin B₁₂ (1,35 · 10³), *dpm* Desintegrationen pro Minute

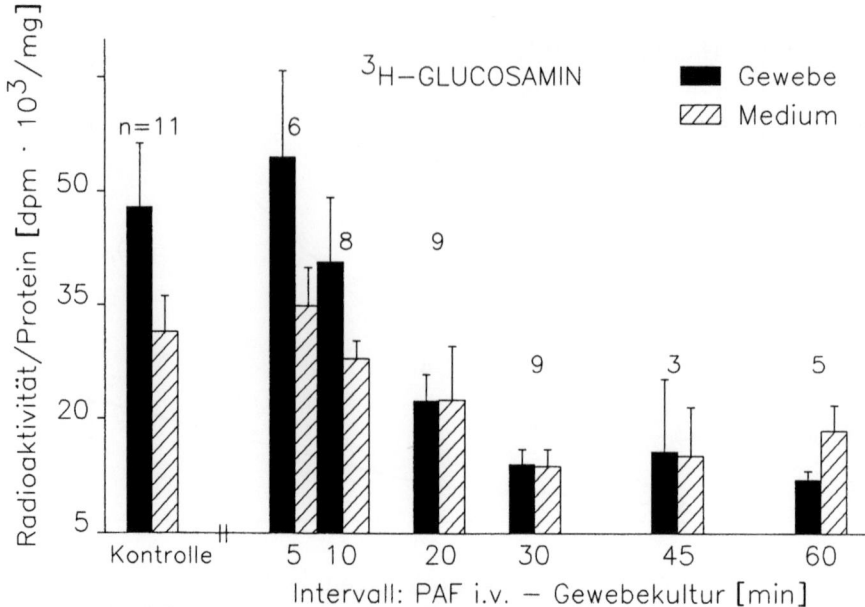

Abb. 3. Inkorporierte Radioaktivität von ^{3}H-Glucosamin in TCE-Präzipitaten von Homogenat oder Medium inkubierter gastraler Mukosa. PAF-Injektion *in vivo* 5, 10, 20, 45 oder 60 min vor Gewebeentnahme und 24stündiger Gewebekultur. *dpm* Desintegrationen pro Minute

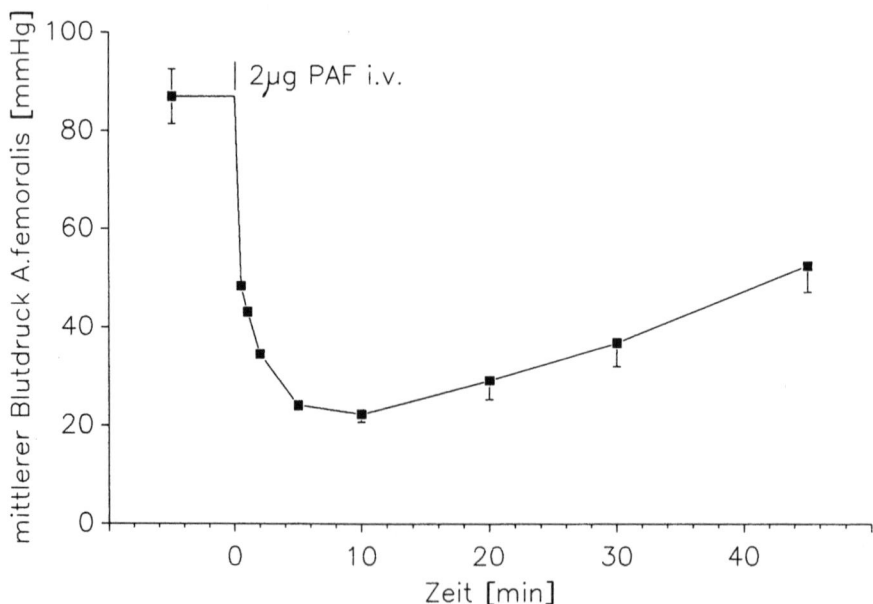

Abb. 4. Mittlerer intravasaler Druck [mm Hg] in der A. femoralis in Äthernarkose vor und nach i.v.-Injektion von PAF (n = 5)

PAF-Injektion *in vivo* und 24stündiger *in vitro*-Inkubation der Mukosa der Peak in der Dextranblauregion deutlich reduziert. Ein markanter Peak erschien in der Region des Vitamin B_{12} entsprechend Proteinfraktionen $< 3-4 \cdot 10^4$ Dalton oder freiem ^{3}H-Glucosamin (Trenngrenze der Sepharose-4B-Säule).

5 und 10 min nach *in vivo*-PAF-Injektion ergaben sich keine Unterschiede im Vergleich zu den Kontrollen. Nach 20 min fiel die Inkorporation von ^{3}H-Glucosamin in den TCE-Präzipitaten um 53 % gegenüber Kontrollen ab, während 30 min nach PAF-Injektion ein um 71 % reduzierter Minimalwert erreicht war (Abb. 3). Ein Unterschied zwischen der Inkorporation in Homogenat oder Medium von ^{3}H-Glucosamin bestand nicht.

Bei 5 Tieren wurde der mittlere arterielle Blutdruck nach Injektion von 2 µg PAF während 45 min kontinuierlich registriert (Abb. 4). Dieser fiel innerhalb von 5 min um 72 %, erreichte ein Minimum von 22 mm Hg nach 10 min und stieg nach 45 min auf 60 % seines Ausgangswertes an.

Diskussion

Eine systemische intravenöse Gabe von PAF verursacht im Rattenmagen hämorrhagische Ulzerationen [2, 10].

Da die Mukusbikarbonatschicht einen wesentlichen protektiven Faktor in der Ulkogenese darstellt, wurde der Einfluß von exogen applizierten pharmakologischen Dosen von PAF auf die Synthese der Glykoproteine, die zu den wichtigsten Strukturmolekülen der Mukusbikarbonatschicht gehören [3], untersucht. Die Syntheserate der Glykoproteine wurde *in vitro* bestimmt, um unter standardisierten Untersuchungsbedingungen individuelle Einflüsse wie Füllungszustand des Magens, Sekretionsstimuli oder Entleerungsgeschwindigkeit zu minimieren. Es zeigte sich eine gut reproduzierbare und über 24 h erhaltene Fähigkeit der Mukosa zur Glykoproteinsynthese.

Die Resultate nach verschiedenen Inkubationszeiten von Kontrollmukosa und Mukosa nach PAF-Vorbehandlung zeigen, daß es 60 min nach i. v.-Injektion von PAF im Vergleich zu den Kontrollen zu einer verminderten Inkorporation von ^{3}H-Glucosamin in die Mukosa des Rattenmagens kommt (Abb. 1). Das Elutionsprofil des inkubierten Mediums nach PAF-Vorbehandlung entsprach einer deutlichen Reduktion von neusynthetisierten Molekülen von Glykoproteingröße im Vergleich zum Medium ohne PAF-Vorbehandlung (Abb. 2). Die Reduktion der Glykoproteinsynthese der gastralen Mukosa könnte damit als mögliche Erklärung für die Ulzerogenität von PAF herangezogen werden.

Mit Hilfe der unterschiedlichen Intervalle zwischen PAF-Injektion und Beginn der Gewebekultur konnte der Zeitverlauf der Reduktion der Glykoproteinsynthese in der Mukosa analysiert werden (Abb. 3). Diese beginnt 20 min nach PAF-Injektion und erreicht nach 30 min ein Minimum. Der Blutdruckverlauf zeigt bereits 10 min nach PAF-Gabe seinen Minimalwert (Abb. 4). Damit trat die stärkste Reduktion der Glykoproteinsynthese 20 min nach dem größten Blutdruckabfall auf. Entgegen Rosam et al. [10] könnte daraus geschlossen werden, daß die reduzierte Glykoproteinsynthese nach PAF-Gabe als Folge eines generalisierten Blutdruckabfalls auftritt. Wie bereits erwähnt, induziert PAF über eine Hypotonie und mikrozirkulatorische Stase eine verminderte Schleimhautdurchblutung am Magen [12], die zu Ulzerationen führen kann [5, 6, 9].

Zum jetzigen Zeitpunkt muß die Frage offenbleiben, inwieweit die verminderte Glykoproteinsynthese ein direkter Effekt des injizierten PAF oder einer seiner Metabolite ist oder einen sekundären Effekt der begleitenden Schocksymptomatik darstellt. Dies gilt damit auch für die Pathogenese der PAF-induzierten Ulzera.

Literatur

1. Baczako K, Melzner I, Malfertheiner P, Pietrzyk C, Brass B (1986) In vitro glycoprotein synthesis and secretion by gastric mucosal tissue of patients with gastritis. Am J Gastroenterol 81:346–353
2. Braquet P, Etienne A, Mencia-Huerta J-M, Clostre F (1988) Effects of the specific platelet-activating factor antagonists, BN52021 and BN52063, on various experimental gastrointestinal ulcerations. Eur J Pharmacol 150:269–276
3. Domschke W (1981) Magenschleim und Schleimhautresistenz – ein protektives Prinzip. In: Holtermüller K-H, Malagelada J-R, Herzog P (Hrsg) Pathogenese und Therapie der Ulcuserkrankung. Excerpta Medica, Amsterdam, S 39–49
4. Fernandez-Gallardo S, Gijon MA, Garcia Md Carmen, Cano E, Sanchez Crespo M (1988) Biosynthesis of platelet-activating factor in glandular gastric mucosa. Biochem J 254:707–714
5. Flemstroem G, Turnberg LA (1984) Gastroduodenal defence mechanisms. Clin Gastroenterol 13:327–354
6. Holt KM, Hollander D (1986) Acute gastric mucosal injury: pathogenesis and therapy. Ann Rev Med 37:107–124
7. Lowry OH, Roseborough NJ, Farr AL, Randall RJ (1951) Protein measurement with the folin phenol reagent. J Biol Chem 193:265–275
8. Lukie GE, Forstner GG (1972) Synthesis of intestinal glycoprotein. Incorporation of $(1-{}^{14}C)$glucosamine in vitro. Biochim Biophys Acta 261:353
9. Marrone GC, Silen W (1984) Pathogenesis, diagnosis and treatment of acute gastric mucosal lesions. Clin Gastroenterol 13:635–649
10. Rosam A-C, Wallace JL, Whittle BJR (1986) Potent ulcerogenic actions of platelet activating factor on the stomach. Nature 319:54–56
11. Sugatani J, Fujimura K, Miwa M, Mizuno T, Sameshina Y, Saito K (1989) Occurrence of platelet-activating factor (PAF) in normal rat stomach and alteration of PAF level by water immersion stress. FASEB J 3:65–70
12. Whittle BJ R, Morishita T, Ohya Y, Leung FW, Guth PH (1986) Microvascular actions of platelet-activating factor on rat gastric mucosa and submucosa. Am J Physiol 251:G772–G778
13. Yeomans ND, Millar SJ (1980) Synthesis and secretion of glycoproteins by mucosa of rat gastric antrum in organ culture. Dig Dis Sci 25:295–301

Diskussion

Moderator:

Sie haben angedeutet, daß der Blutdruckabfall in Zusammenhang mit der Glykoproteinsynthesehemmung steht. Könnten Sie darauf nochmal eingehen?

Antwort:

Der Blutdruckabfall hat sein Minimum 10 Minuten nach PAF Injektion erreicht. 20 Minuten später ist das Minimum der Glykoproteinsynthese erreicht. Der zeitliche Zusammenhang spricht für eine Abhängigkeit von Blutdruckabfall und reduzierter Glykoproteinsynthese.

Moderator:

Kann man das nicht ganz einfach prüfen, wenn man einen hypovolämischen Schock bei Tieren induziert und dann die gleichen Messungen durchführt?

Antwort:

Das ist richtig, und das steht letztendlich noch aus.

Auswirkung schwerer Traumen auf das sekretorische Immunsystem im Gastrointestinaltrakt*

R. Hatz,** P. Harmatz,** E. Carter,** D. Sullivan, W. Cappeller**, H.-J. Krämling

Nicht selten führen schwere Traumen wie Mehrfachverletzungen und großflächige Verbrennungen trotz Anwendung modernster Antibiotika zur bakteriellen Sepsis mit nachfolgenden Multiorganversagen [1]. Als Eintrittspforten für Bakterien werden das traumatisierte Gewebe und als endogene Infektionsquelle der Gastrointestinaltrakt diskutiert. Einige Untersucher konnten die Aufnahme von Endotoxinen [2] und die direkte Translokation von Bakterien über die Schleimhautbarriere im Magen-Darm-Trakt [3] bei schwerverbrannten Patienten nachweisen. Voraussetzung für diese Translokation ist die empfindliche Störung der Schutzfunktion der gastrointestinalen Mukosa und ihrer Impermeabilität gegenüber Mikroorganismen. Zu den Komponenten der gastrointestinalen Barriere gehören die Magensäure, die Magen-Darm-Motilität, die Pankreasenzymsekretion, die Schleimhautpermeabilität und die unspezifische und spezifische Immunabwehr des Magen-Darm-Trakts.

Hauptbestandteil des spezifischen Immunsystems im Gastrointestinaltrakt ist das sekretorische Immunglobulin A (sIgA). Dieses Immunglobulin zeigt die höchste Syntheserate aller Immunglobulinklassen, wobei im menschlichen Organismus 3,5–9,1 g täglich produziert werden. Es liegt im Serum zu 80 % in seiner monomeren Form (mIgA) vor. Im Magen-Darm-Trakt findet man es überwiegend in seiner polymeren Form (pIgA) mit Bindung an die sekretorische Komponente (SC). Der Hauptsyntheseort für polymeres IgA ist die Plasmazelle in der gastrointestinalen Schleimhaut, von wo aus pIgA nach Bindung an die sekretorische Komponente und Transport durch den Enterozyten direkt in das Darmlumen gelangt. Die Funktion des Immunglobulin A besteht darin, Nahrungs- und Bakterienwandantigene im Darmlumen zu neutralisieren und die Adhärenz von Mikroorganismen an Darmepithelzellen zu verhindern [4].

Ein Teil des im Darm gebildeten pIgA unterliegt einem rezeptorvermittelten (sekretorische Komponente) hepatobiliären Transport. Das von der Plasmazelle sezernierte pIgA gelangt über den Ductus thoracicus in das Blut und von dort in die Leber. Es bindet dann an die sekretorische Komponente auf der Hepatozyten-

---

* Herrn Prof. Dr. Dr. h.c. Georg Heberer zum 70. Geburtstag gewidmet.
** Mit Unterstützung der Chiles Foundation, Portland, USA.

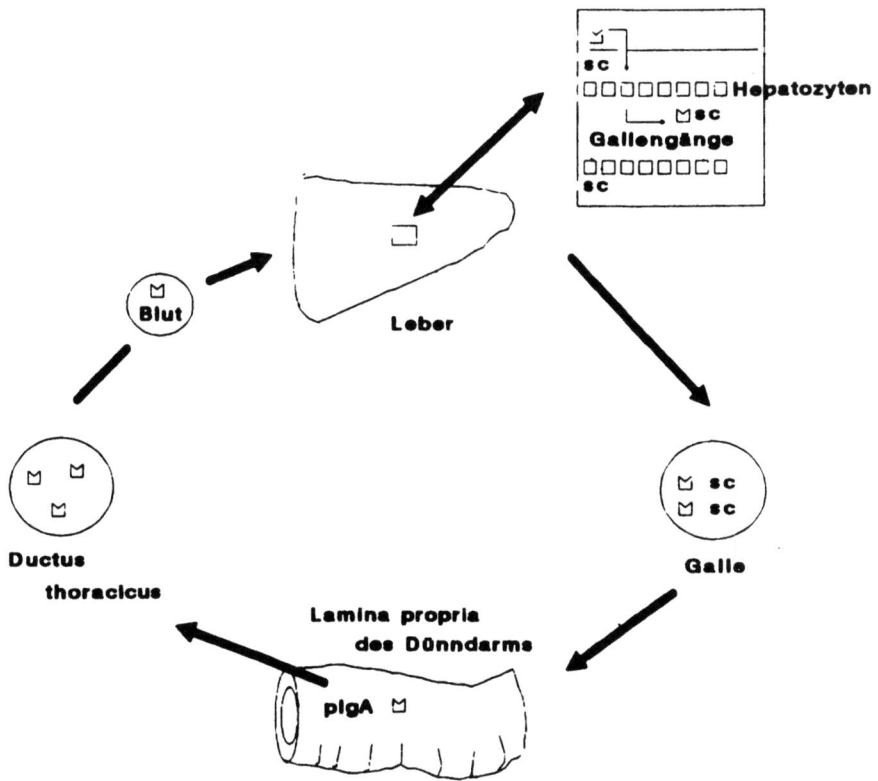

Abb. 1. Hepatobiliärer Transport des sekretorischen IgA

oberfläche. Dieser Komplex wird transzellulär transportiert und in die Gallencanaliculi hinein sezerniert. Bei der Ratte liegt dieser Anteil sogar bei 90% des gesamten in das Darmlumen sezernierten pIgA [5]. Der Transport ist abhängig von dem Angebot von pIgA an die Leber, von der Bereitstellung von SC an der Hepatozytenmembran, vom transzellulären Transport durch den Hepatozyten und von der aktiven Sekretion in die Gallencanaliculi (Abb. 1). Störungen dieses Systems können zum empfindlichen Abfall der sIgA-Konzentration im Gastrointestinaltrakt führen und somit zur vermehrten Adhärenz von Mikroorganismen mit nachfolgender Translokation über die Schleimhautbarriere.

Wir wandten uns der Fragestellung zu, ob das schwere Verbrennungstrauma die Bildung und den hepatobiliären Transport von pIgA stört und als Erklärung für eine vermehrte bakterielle **Translokation** herangezogen werden kann.

Methodik

Weibliche CD-1-Ratten mit einem mittleren Körpergewicht von 160–190 g wurden in Barbituratnarkose (50 mg/kg KG i. p.) drittgradig am Dorsum verbrüht. Die entstandene Verbrennungswunde umfaßte etwa 20% der Gesamtkörperoberfläche der Tiere. Als Schockprophylaxe erhielten sie 50 ml/kg KG physiologische Kochsalzlösung i. p. Die Kontrollgruppe ohne Verbrennungstrauma wurde ebenfalls narkotisiert und erhielt die gleiche Menge Kochsalzlösung i. p.

18 h nach Setzen der Verbrennung wurden die Tiere mit Äther anästhesiert und eine mediane Laparotomie durchgeführt. Der Ductus choledochus wurde mit einem PE-50-Katheter kanüliert und die Gallenflüssigkeit 3 h lang gesammelt. Zu Beginn der Sammelperiode erfolgten Blutentnahmen zur Serumgewinnung. Die Gesamt-IgA-Konzentration und die freie SC-Konzentration wurden mit einem modifizierten Radioimmunoassay nach Sullivan u. Allansmith [6] und Sullivan u. Wira [7] im Serum und in der Gallenflüssigkeit bestimmt. Die Messung der Gesamteiweißkonzentration entsprach der von Hartree [8] angegebenen Methode. Die Trennung von pIgA und mIgA im Serum und Gallensekret erfolgte durch Säulenchromatographie (1,5 · 80 cm) mit Biogel A1,5 (Bio-Rad, Richmond, CA). Das Herzminutenvolumen (HZV) und die regionale Leberdurchblutung (rLD) wurden mit radioaktiven Mikrosphären gemessen. Dazu erfolgte eine Kanülierung der A. carotis communis und der A. femoralis communis jeweils mit PE-50-Katheter. Cäsium-141 (^{141}Ce)-markierte Mikrosphären (15 ± 0,1 µm) wurden nach der Methode von Malik [9] verwendet.

Ergebnisse

Die Gallenflüssigkeit wurde über einen Zeitraum von insgesamt 3 h gesammelt. Die Testtiere zeigten über den gesamten Zeitraum einen gleichmäßigen 6- bis 7fachen Abfall des Gesamtgehalts an IgA im Gallensekret gegenüber der Kontrollgruppe (Abb. 2). Genauso verhielt sich die IgA-Konzentration in der Gallenflüssigkeit. Sie fiel bei den Testtieren ebenfalls um das 6fache ab (Tabelle 1).

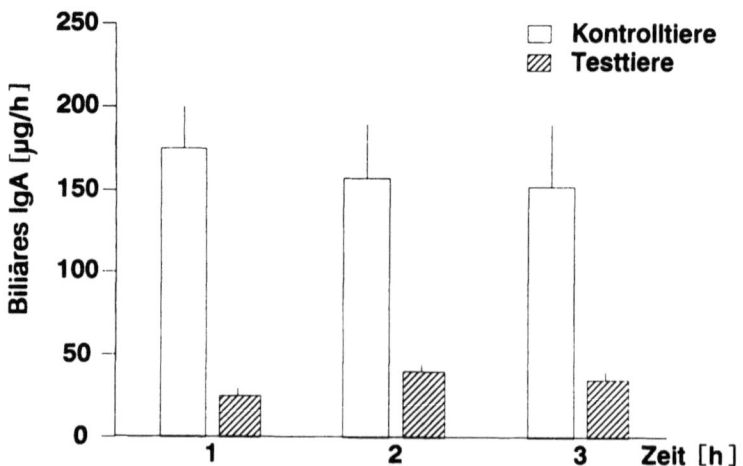

Abb. 2. Gesamt-IgA-Gehalt von Gallensekret 18 h nach Verbrennungstrauma bei Testtieren (n = 12) im Vergleich zu Kontrolltieren (n = 11). Mittelwert ± SEM; $p < 0,001$

Auswirkung schwerer Traumen auf das sekretorische Immunsystem

Tabelle 1. Charakterisierung des Gallensekrets von Test- und Kontrolltieren. Mittelwert ± SEM; * p < 0,001; ** nicht signifikant

		Kontrolltiere (n = 11)	Testtiere (n = 12)
Gesamt-IgA	[μg/h]	223 ± 26	37 ± 9*
IgA-Konzentration	[μg/ml]	693 ± 52	122 ± 16*
Eiweißkonzentration	[mg/ml]	5,2 ± 0,3	5,2 ± 0,8**
FSC-Konzentration	[μg/ml]	61 ± 5	74 ± 16**
Gallefluß	[μl/h]	321 ± 28	279 ± 37**

Dagegen konnten keine signifikanten Unterschiede in der Gesamteiweißkonzentration, der freien sekretorischen Komponente (FSC) und in der quantitativen Gallenflüssigkeitsproduktion zwischen den beiden Gruppen gefunden werden.

Durch Säulenchromatographie mit Biogel A 1,5 war es möglich, das pIgA von mIgA zu trennen und in den einzelnen Fraktionen zu bestimmen. Bei den Kontrolltieren ließ sich überwiegend pIgA im Gallesekret nachweisen, während mIgA nur in geringsten Mengen vorhanden war (Abb. 3). Nach Verbrennungstrauma fiel die pIgA-Konzentration auf 12% des Kontrollwertes ab.

Da der hepatobiliäre Transport von IgA vom Angebot von IgA an die Leber abhängt, wurde die IgA-Konzentration im Serum der Tiere gemessen. Bei den Testtieren kam es zu einer signifikanten Reduktion der Gesamteiweißkonzentration und der IgA-Konzentration im Serum gegenüber den Kontrolltieren (Tabelle 2). Nach gelchromatographischer Trennung von pIgA und mIgA konnte gezeigt werden, daß dieser Abfall der IgA-Konzentration im Serum zum größten Teil auf der Reduktion von mIgA beruht (59%) und daß nur zu einem geringeren Anteil (20%) die pIgA-Konzentration im Serum abfällt (Abb. 4).

Der Transport von pIgA durch die Leber hängt nicht nur von dessen Konzentration im Serum ab, sondern auch von der regionalen Leberdurchblutung. Diese

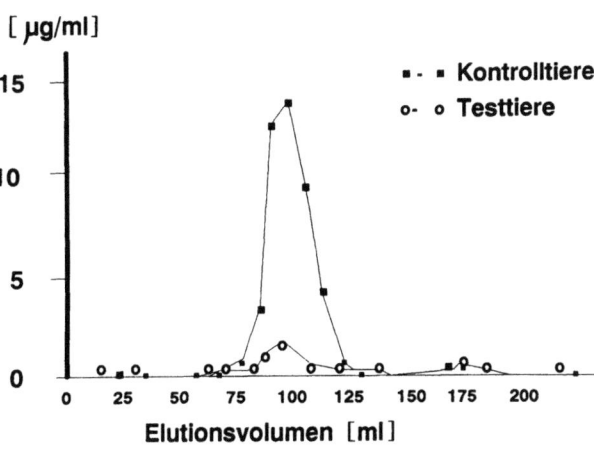

Abb. 3. Gelchromatische Auftrennung (Biogel A 1,5) von pIgA und mIgA aus dem Gallensekret von Test- und Kontrolltieren. pIgA-Gipfel bei MG 6,6 · 10⁵ (Elutionsvolumen zwischen 75 und 125 ml); mIgA-Gipfel kaum nachweisbar (Elutionsvolumen zwischen 115 und 135 ml)

Tabelle 2. IgA- und Gesamteiweißkonzentrationen im Serum von Test- und Kontrolltieren. Mittelwert ± SEM; * p < 0,001

		IgA [µg/ml]	Gesamteiweiß [mg/ml]
Kontrolltiere	(n = 11)	132 ± 8	76 ± 3
Testtiere	(n = 12)	75 ± 5*	59 ± 2*

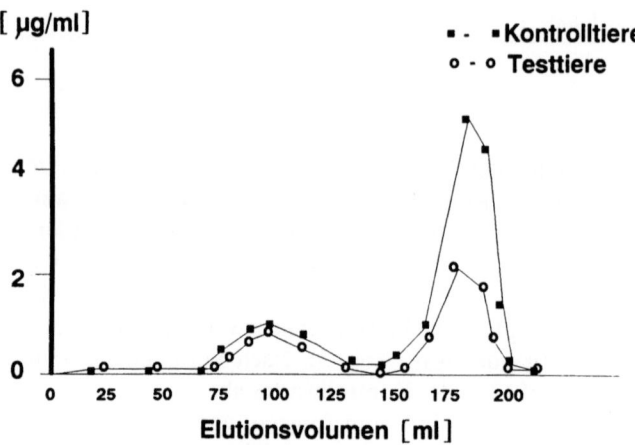

Abb. 4. Gelchromatographische Auftrennung (Biogel A 1,5) von pIgA und mIgA aus dem Serum von Test- und Kontrolltieren. pIgA-Gipfel bei MG $6,6 \cdot 10^5$ (Elutionsvolumen zwischen 75 und 125 ml); MIgA-Gipfel bei MG $1,6 \cdot 10^5$ (Elutionsvolumen zwischen 115 und 135 ml)

wurde 18 h nach Trauma mit der radioaktiven Mikrosphärenmethode bestimmt. Es konnte kein Unterschied zwischen der Testgruppe (28,2 ml/min/kg) und der Kontrollgruppe (28,4 ml/min/kg) gefunden werden.

Diskussion

Das dargestellte Verbrennungsmodell hat den großen Vorteil gegenüber anderen Traumamodellen, daß das Ausmaß der Schädigung sehr gut reproduzierbar und standardisierbar ist [10]. Die dargelegten Untersuchungen zeigen eine 75- 90 %ige Reduktion der IgA-Konzentration in der Gallenflüssigkeit 18 h nach einem Verbrennungstrauma. Dagegen kommt es nicht zum Abfall der Gesamteiweißkonzentration im Gallensekret. Es liegt daher eine Störung der Mechanismen vor, die spezifisch für die Aufrechterhaltung einer bestimmten IgA-Konzentration in der Gallenflüssigkeit sind. Die Bereitstellung von freier sekretorischer Komponente (FSC) für die Bindung von pIgA an der sinusoidalen Hepatozytenmembran und für den transzellulären Transport des SC-pIgA-Komplexes scheint gewährleistet zu sein, da kein Abfall der FSC-Konzentration im Gallesekret festzustellen ist. Es besteht auch kein Unterschied im Galleflluß oder in der regionalen Leberdurchblutung zwischen Test- und Kontrolltieren. Das um 20% verringerte Angebot von pIgA im Serum an die Leber kann allein nicht den massiven Abfall von pIgA in der Gallenflüssigkeit erklären. Zusätzlich könnte die Syntheseleistung von pIgA in Plasmazellen der Darmschleimhaut oder auch lokal in der Leber durch das Verbrennungstrauma stark eingeschränkt sein [11]. Auch die aktive Sekretion des SC-pIgA-Komplexes in die Gallencanaliculi könnte gestört sein. Weitere Untersuchungen sind notwendig, um diese wichtigen Fragen zu beantworten.

Die experimentellen Ergebnisse demonstrieren eine erhebliche Einschränkung der spezifischen sekretorischen Immunabwehr im Magen-Darm-Trakt der Ratte nach Verbrennungstrauma. Dies könnte durchaus zu einer vermehrten Adhärenz von Mikroorganismen an die Darmepithelien führen und eine gesteigerte Translokation begünstigen.

Literatur

1. Curreri P, Lutterman A, Braun D et al. (1980) Analysis of survival and hospitalization time for 937 patients. Ann Surg 192:472–476
2. Van Deventer S, Cate J, Tytgat G (1988) Intestinal endotoxemia. Clinical significance. Gastroenterology 94:825–831
3. Deitch E, Berg R (1987) Bacterial translocation from the gut: a mechanism of infection. J Burn Care Rehabil 8:475–482
4. Bienenstock J, Befus A (1983) Some thoughts on the biologic role of immunoglobulin A. Gastroenterology 84:178–185
5. Lemaitre-Coelho I, Jackson G, Vaerman J (1987) Relevance of biliary IgA antibodies in rat intestinal immunity. Scand J Immunol 8:459–463
6. Sullivan D, Allansmith M (1984) Source of IgA in tears of rats. Immunology 53:791–799
7. Sullivan D, Wira C (1983) Variations in free secretory component levels in mucosal secretions of the rat. J Immunol 130:1330–1335
8. Hartree EF (1972) Determination of protein: a modification of the Lowry method that gives a linear photometric response. Anal Biochem 48:422–427
9. Malik A, Kaplan J, Saba T (1976) Reference sample method for cardiac output and regional blood flow determinations of the rat. J Appl Physiol 40:472–475
10. Walker H, Mason A (1968) A standard animal burn. J Trauma 8:1049–1051
11. Altorfer J, Hardesty S, Scott J, Jones A (1987) Specific antibody synthesis and biliary secretion by the rat liver after intestinal immunization with cholera toxin. Gastroenterology 93:539–549

Diskussion

Moderator:
Wie ist der Zusammenhang von dem Trauma und IgA? Ist die Haut das Erfolgsorgan?

Antwort:
Das ist der heiße Punkt. Um das zu klären, haben wir verbrannte Haut von Tieren, die praktisch verbrüht worden sind, chirurgisch entfernt und unter die gesunde Haut von gesunden Kontrolltieren implantiert. Wenn man dann das IgA mißt, sieht man ebenfalls einen Effekt. Es hängt mit der verbrannten Haut zusammen. Irgendein postuliertes Toxin wird da offensichtlich freigesetzt, das schon von Chirurgen in den 60er Jahren postuliert wurde; dem wird jetzt nachgegangen.

Moderator:
Ich erinnere mich sehr deutlich, Allgöwer war das, in der Schweiz, der das Verbrennungstoxin kreiert hat; das hat eine Zeitlang existiert und dann ist es wieder in der Versenkung verschwunden. Aber offensichtlich ist vielleicht doch etwas daran.

Antwort:
Das ist also wieder ein heißes Thema, gerade auf dem Verbrennungsgebiet. Zur Zeit wird auf diesem Gebiet kräftig geforscht. Also das, was Allgöwer formuliert hat, hatte eine teleologische Bedeutung.

Frage:
Geschieht das alles in Narkose?

Antwort:
In Barbituratnarkose über die ganze Zeit. Das dauert ja insgesamt 4 Stunden. Die Tiere wachen danach auf und sind ganz fidel. Um bei diesen Tieren eine Schocksymptomatik auszulösen, müssen Sie schon 40–50% verbrennen.

Frage:
Haben Sie diesen Meßpunkt von 18 Stunden nach der Verwundung willkürlich gewählt, oder ist dort ein Maximum des IgA vorhanden?

Diskussion

Antwort:
Den Meßpunkt „18 Stunden" haben wir deswegen gewählt, da man zu diesem Zeitpunkt bei diesen Tieren einen maximalen Abfall der IgA-Konzentration im Serum gesehen hat.

Frage:
Haben Sie ähnliche prozentuale oder vielleicht identische Abfälle bei den transplantierten Tieren gesehen?

Antwort:
Also der prozentuale Abfall war genauso massiv mit 88% ± 10%, wie bei den richtig verbrannten Tieren.

Frage:
Weil Sie gerade die Barbiturate anführen, Herr Schmucker hat früher einmal Untersuchungen über die Einwirkungen der Narkose allein auf das Immunsystem durchgeführt und hat da deutliche Effekte gesehen.

Antwort:
Bei diesem Transplantationsmodell werden die Tiere nur mit Äther ca. eine Viertelstunde narkotisiert. So lange dauert es, bis man einen Schnitt macht und die Haut darunterschiebt. Ich glaube nicht, daß das ein Narkosephänomen ist.

Frage:
Es gibt bei Verbrennungen, auch wenn sie nicht sehr stark sind, sogenannte Hitzeschockproteine, mit einem Molekulargewicht von 65000, über die insbesondere die Ulmer Gruppe von Wagner, jetzt München, und Hoffmann gearbeitet hat. Die werden auch unter Narkose frei, und auch wenn kein Schock eintritt, sind sie da. Eine ihrer kennzeichnenden Wirkungen ist die Schrankenstörung. Es kann, wenn Hitzeschockproteine da sind, auch ohne sichtbaren Schock – auch beim Menschen übrigens – zu Darmblutungen kommen, zum Verlust von Eiweiß über die Schleimhautmembran, so daß also auch ein gewisser Verlust an sIgA dadurch erklärbar wäre.

Antwort:
Wir haben bei diesen Untersuchungen natürlich auch die histomorphologischen Untersuchungen gemacht und haben keine Veränderung festgestellt. Man sieht histomorphologisch überhaupt nichts. Das führt wieder auf die Beobachtungen beim Colon irritabile zurück. Man sieht nichts und hat doch irgendwelche Effekte.

Frage:
Ist das ein IgA-Verlust, oder ist das eine verminderte Synthese?

Antwort:
Der Frage der Synthese bin ich nachgegangen, aber das ist alles nur vorläufig; ich konnte einen Abfall der Synthese feststellen. Im Dünndarm (Organmodell) wurde in vitro die IgA-Synthese gemessen, so ähnlich wie Dr. Capeller das getan hat mit der Magenschleimhaut, allerdings mit Schwefel-35-markierten IgA. Dabei konnte ein empfindlicher Abfall gemessen werden, ohne statistische Überprüfung.

Immunologische Wirksamkeit von Saccharomyces boulardii – eine kritische Bestandsaufnahme

H.-U. Jahn, M. Zeitz

Lyophilisierte Hefen des Kulturstammes der Wildhefeart Saccharomyces boulardii werden zur Behandlung und Vorbeugung von Diarrhöen eingesetzt [1, 2]. Eine weitere Indikationsstellung ist die Fehlbesiedlung des Gastrointestinaltraktes unter und nach Antibiose. Surawicz et al. [3] konnten in einer prospektiven, randomisierten Doppelblindstudie eine signifikante Senkung der antibiotikaassoziierten Diarrhöen nachweisen. Darüber hinaus werden Saccharomyces boulardii zur Behandlung der Akne eingesetzt [4].

Nach oraler Einnahme der lyophilisierten Hefen werden ab dem 2. Behandlungstag lebende Hefen im Fäzes ausgeschieden, die nach Absetzen der oralen Applikation nach 8–10 Tagen nicht mehr nachzuweisen sind. Eine dauerhafte Ansiedlung im Gastrointestinaltrakt des Wirtsorganismus wurde nie beobachtet [5]. Die Frage, ob es zu einem Übertritt der vitalen Saccharomyces boulardii in die Blutbahn kommt, wird kontrovers diskutiert (Übersicht in [6]). In mehreren Arbeiten wies die Arbeitsgruppe um Volkheimer nach oraler Applikation von großen Mengen lebender Saccharomyces cerevisiae (100 g–250 g) im Urin lebende Hefen nach. Es wurde die Hypothese der Persorption der Hefen vom Darm über die Lymphgefäße in die Blutbahn aufgestellt [7]. Im weiteren konnten andere Arbeitsgruppen dies in der Anwendung beim Menschen sowie im Tiermodell nicht bestätigen [6]. Es bleibt daher letztendlich ungeklärt, ob die Hefezellen oder auch nur einzelne Bestandteile (z. B. Zellwandfraktionen) nur mit dem darmassoziierten Immunsystem oder mit der systemischen Immunabwehr in Kontakt treten.

Diskutierte Wirkmechanismen von Saccharomyces boulardii

In verschiedenen Studien konnten folgende Wirkmechanismen von lebenden Saccaromyces boulardii bei Menschen und Säugern nachgewiesen werden: In Kokulturen mit pathogenen Mikroorganismen erfolgte die Bestätigung eines direkten Antagonismus sowohl gegenüber pathogenen Bakterien [8] als auch potentiell pathogenen Hefen, z. B. Candida albicans (Übersicht in [9]). Andererseits wird Saccharomyces boulardii eine supportive Funktion der physiologischen Darmflora zugeschrieben, was zu einer Suppression der Ansiedlung von pathogenen Mikroorganismen führt (indirekter Antagonismus, [10]). Ursächlich hierfür werden Syntheseprodukte der vitalen Hefen diskutiert, wie Vitamine des B-Komplexes, Aminosäuren, Enzyme und Sterine (z. B. Ergosterin als Vorstufe von Vitamin D_2), die sowohl der intestinalen Umgebung, aber auch dem Wirtsorganismus zur Verfügung stehen.

Hinweise für eine immunologische Wirkung von *Saccharomyces boulardii*

Neben den oben beschriebenen Wirkmechanismen wird durch die orale Applikation von lebenden und vermehrungsfähigen Saccharomyces boulardii eine lokale oder auch systemische Wirkung auf das Immunsystem des Wirtsorganismus angenommen, wie die folgende Übersicht zeigt:

---

1. **Klinische Hinweise**
   - Wirksamkeit bei Akne [4]
   - Reduktion von Candida-albicans-Infektionen im Oropharynx [11]
2. **Tierexperimentelle Hinweise**
   - stimulierende Wirkung von Zymosan bzw. Glucan auf Komplementsystem Granulopoese, Makrophagenaktivität [12–16]
   - unspezifischer stimulatorischer Effekt auf die Phagozytoseleistung von polymorphkernigen Zellen [17]
   - Stimulation der sekretorischen Komponente von Immunglobulinen sowie von sekretorischem IgA [18]
3. **Klinisch-experimentelle Hinweise**
   - unspezifischer stimulatorischer Effekt auf das Retikuloendothelial- und Komplementsystem [19]
   - keine Bildung von spezifischen Antikörpern gegen Saccharomyces boulardii im systemischen Immunsystem [6]

Klinische Hinweise

Kujath u. Sipp [4] konnten in einer klinischen Studie eine Wirksamkeit von Saccharomyces boulardii bei der Behandlung der Akne nachweisen. Dieser positive Effekt ist sicherlich nicht oder nicht nur durch die Syntheseprodukte der Hefen zu erklären, die dem Wirtsorganismus zur Verfügung stehen. Im letzteren Falle wäre eine orale Substition von Vitaminen, Aminosäuren oder anderen Syntheseprodukten der Hefen eine einfachere Alternativtherapie.

Weiterhin ist nach oraler Applikation von verkapselten Saccharomyces boulardii bei Patienten unter laufender Antibiose bzw. während und nach einer Polychemotherapie eine deutliche Reduktion von Candida-albicans-Infektionen im Oropharynx beschrieben [11]. Pharmakokinetische Studien im Tierversuch haben nach oraler Applikation von Saccharomyces boulardii nur einen Nachweis der Hefen im Oropharynx und Ösophagus bis zu 8 h erbracht [5]. Die Applikation beim Menschen in Kapseln, die sich erst während bzw. nach der Magenpassage auflösen, legt nahe, daß hierbei eher keine lebenden Hefen im Oropharynx bzw. Ösophagus nachzuweisen sind. Für die signifikante Reduktion von Soorinfektionen in diesem Bereich ist am ehesten ein systemischer immunologischer Wirkmechanismus zu vermuten.

Tierexperimentelle Hinweise

Für Zellwandbestandteile von Hefen ist bereits in den 50er Jahren eine Wirkung auf das Immunsystem nachgewiesen worden. Pillemer et al. [12] konnten eine die C_3-Fraktion des Komplementsystems aktivierende Wirkung des Zymosans nachweisen. Später wurde Glucan als Bestandteil des Zymosans diese Wirkung zugeschrieben [13]. Darüber hinaus gibt es Hinweise, daß Zymosan bzw. Glucan eine stimulierende Wirkung auf das retikuloendotheliale System und insbesondere auf die Granulopoese und auf die Makrophagenaktivität ausüben [14–16].

Tierexperimentelle Studien von Petzold u. Müller [17] konnten im akuten Infektionsmodell an Ratten nach enteraler Applikation von Saccharomyces boulardii und anschließender oronasaler Streptokokkeninfektion in letaler Dosis eine Senkung der Letalitätsrate nachweisen. Eine experimentelle enterale Infektionsbelastung mit E. coli zeigte nach subkutaner Applikation von Saccharomyces boulardii ebenfalls einen deutlichen Rückgang der Mortalität. Auffallend war, daß nach Applikation von größeren Mengen Hefen die Schutzwirkung nachließ. Zur Klärung der Befunde wurde die Stimulation der Phagozytoseleistung von polymorphkernigen Zellen des peripheren Blutes in einem in-vitro-System untersucht. Hierbei wurde eine phagozytoseinduzierende Wirkung von Saccharomyces boulardii beobachtet, die gereinigtem Zymosan A unterlegen war. Nach Hitzeinaktivierung von Saccharomyces boulardii konnte eine weitere Steigerung, auch gegenüber Zymosan A, beobachtet werden. Diese Ergebnisse wurden hinsichtlich eines unspezifischen stimulatorischen Effekts von Saccharomyces boulardii auf die Phagozytoseleistung von polymorphkernigen Zellen interpretiert.

Ebenfalls in tierexperimentellen Studien von Buts et al. [18] erfolgte die Bestimmung der Gesamtmenge an sekretorischem IgA in der Duodenalflüssigkeit und der intrazellulären Menge der sekretorischen Komponente von Immunglobulinen in den Kryptenzellen des Jejunum nach Exposition von Saccharomyces boulardii versus Placebo. Beide Fraktionen zeigten eine signifikante Erhöhung in der Verumgruppe im Vergleich mit Versuchstieren, die über den gleichen Zeitraum mit Placebo behandelt worden waren. Eine Differenzierung, inwieweit es sich hierbei um spezifisches IgA gegen Antigene von Saccharomyces boulardii oder eine allgemeine Stimulation der sekretorischen Immunantwort handelt, erfolgte nicht. In der Diskussion der Arbeit wird ein maximaler Anteil von 5–10% an spezifischem IgA gegen Saccharomyces boulardii angenommen. Der Einfluß von Saccharomyces boulardii auf die Enterozytensyntheseleistung wurde in vitro mittels ^{3}H-Thymidineinbau untersucht. Hierbei konnten keine Unterschiede zwischen der Verum- und Plazebogruppe gefunden werden. Daraus wurde geschlossen, daß die Hefen mindestens teilweise einen stimulatorischen Effekt auf die Produktion und das Sezernieren von IgA in das Jejunum haben, wobei der genaue Mechanismus ungeklärt bleibt.

Klinisch-experimentelle Hinweise

1986 veröffentlichten Machado Caetano et al. [19] eine Arbeit über immunpharmakologische Effekte von Saccharomyces boulardii an gesunden menschlichen Probanden. Vor und nach oraler Applikation von Saccharomyces boulardii in therapeutischer Dosierung (4mal 250 mg/Tag über 7 Tage) erfolgte die Untersuchung einer Vielzahl von Immunparametern in vivo und in vitro (Ø keine Änderung), ↑ Anstieg):

In-vivo-Zielgrößen (je 96 Probanden)		In-vitro-Zielgrößen (je 8–10 Probanden)	
Blutbild	↑	Proliferationsassay	Ø
Thrombozyten	Ø	Immunglobulinsynthese	Ø
Differentialblutbild	Ø/↑	Phagozytoseassay	Ø
B- und T-Lymphozytenzahl	Ø	Migrationsassay	↑
α2-Makroglobulin, Transferrin	Ø	Komplementfixierung von C3b	
Haptoglobin, Fibrinogen,	Ø	an Saccharomyces boulardii	↑
BSG n. W.	Ø		
Gesamteiweiß, Elektrophorese	Ø		
Immunglobuline quantitativ	Ø		
Speichel-IgA	Ø		
Komplementfraktionen quantitativ	↑		

Hierbei wurden Veränderungen im Blutbild, ein Einfluß auf den klassischen und alternativen Weg des Komplementsystems in vivo und in vitro und auf die Leukozytenchemotaxis gefunden. Ein mitogener Response von Saccharomyces boulardii auf unselektierte periphere Lymphozyten konnte nicht beobachtet werden. Die Ergebnisse bestätigen den tierexperimentell gezeigten unspezifischen Einfluß von Saccharomyces boulardii auf das Retikuloendothelial- und Komplementsystem [14–16].

Kappe und Müller [6] zeigten bei einem Probanden, daß es nach 2maliger Einnahme von lebenden Saccharomyces cerevisiae (20 g und 130 g) zu keinerlei Änderung des Antikörpertiters gegen Saccharomyces cerevisiae im Serum und im Speichel kommt. Darüber hinaus kam es zu keinerlei Veränderung beim serologischen Nachweis von Candidaantigen, -antikörpern und -immunkomplexen. Die Ergebnisse zeigen, daß nach Einnahme von lebenden Saccharomyces cerevisiae keine spezifischen Antikörper im systemischen Immunsystem gebildet werden. Es bleibt ungeklärt, ob der fehlende Nachweis von spezifischen Antikörpern gegen Saccharomyces cerevisiae im Serum durch die Besonderheit des darmassoziierten Immunsystems (orale Toleranz) bedingt ist (Übersicht in [20]) oder ob primär keine Immunantwort induziert wird.

Schlußfolgerung und Ausblick

Zusammenfassend ergeben sich bisher in der klinischen Anwendung, tierexperimentell und in klinisch-experimentellen Studien Hinweise für eine immunologische Wirksamkeit von Saccharomyces boulardii. Der Wirkungsmechanismus und die Ebene, auf der die Auseinandersetzung mit dem Immunsystem stattfindet, bleiben aber letztendlich ungeklärt. Das Ziel weitergehender Untersuchungen muß sein, Systeme zu entwickeln, um die immunstimulatorische Wirkung insbesondere beim Menschen weiter zu untersuchen.

Literatur

1. Kollaritsch HH, Tobüren D, Scheiner O, Wiedermann G (1988) Prophylaxe der Reisediarrhoe. Ergebnisse einer doppelblinden, plazebokontrollierten Studie über die Wirksamkeit von Saccharomyces cerevisiae CBS 5926. Münch Med Wochenschr 38:671–674
2. Chapoy P (1986) Behandlung akuter Diarrhoe bei Kleinkindern. Kontrollierte Prüfung mit Saccharomyces cerevisiae Hansen CBS 5926. Therapiewoche 36:4022–4028
3. Surawicz CM, Elmer GW, Speelman P, McFarland LV, Chinn J, Belle G van (1989) Prevention of antibiotic-associated diarrhea by saccharomyces boulardii: a prospective study. Gastroenterology 96:981–988
4. Kujath P, Sipp H (1978) Neuartige Therapiemöglichkeit bei der Akne vulgaris. Wehrmed Monatsschr 12:374–376
5. Blehaut H, Massot J, Elmer GW, Levy RH (1989) Disposition kinetics of saccharomyces boulardii in man and rat. Biopharm Drug Dispos 10:353–364
6. Kappe R, Müller J (1987) Cultural and serological follow-up of two oral administrations of Baker's Yeast to a human volunteer. Mykosen 30 8:357–368
7. Volkheimer G, Hermann H, Hermanns E, John H, Al Abesie F, Wachtel S (1964) Über Resorption und Ausscheidung intakter Hefezellen. Zentralbl Bakteriol Abt I 192:121–125
8. Brugier S, Patte F (1975) Antagonisme in vitro entre l'Ultralevure et différents germes bactériens. Méd Paris 45:3–8
9. Hagenhoff G (1989) Antagonismus von Saccharomyces cerevisiae Hansen CBS 5926 gegen Candida in vitro/in vivo (Review) In: Müller J, Ottenjann R, Seifert J (Hrsg) Springer, Berlin Heidelberg New York Tokyo, S 179–184
10. Seguela JP, Massot J, Nessou J, Patte F (1978) Action d'un saccharomyces lors d'une infestation expérimentale à Candida albicans chez le rat normal et le rat traité par antibiotiques. Bull Soc Myc Méd 7:199–202
11. N.N. Multicenter Studie (1977) Essais cliniques controlés en double insu du Pérenterol. Ars Medici 32:281–291
12. Pillemer L, Blum L, Lepow IH, Ross OA, Todd EW, Wardlaw AC (1954) The properdin system and immunity. I. Demonstration and isolation of a new protein, Properdin, and its role in immune phenomena. Science 120:279–285
13. Glovsky MM, DiLuzio NR, Alenty A, Ghekiere L (1976) Complement activation by glucan (Abstract). J Reticuloendothelial Soc 20:54a
14. Burgaleta C, Golde DW (1977) Effect of glucan on granulopoiesis and macrophage genesis in mice. Canc Res 37:1739–1742
15. Di Luzio NR, Pisano JC, Saba TM (1970) Evaluation of the mechanism of glucan-induced stimulation of the reticuloendothelial system. RES – J Reticuloendothelial Soc 7:731–742
16. Di Luzio NR (1976) Pharmacology of the reticuloendothelial system – accent on glucan. Adv Exp Med Biol 73:412–421
17. Petzold K, Müller E (1986) Tierexperimentelle und zellbiologische Untersuchungen zur Wirkung von Saccharomyces cerevisiae Hansen CBS 5926 bei der unspezifischen Steigerung der Infektionsabwehr. Arzneim Forsch Drug Res 36 (II) 7:1085–1088

18. Buts J-P, Bernasconi P, Vaerman JP, Dive C (1990) Stimulation of secretory IgA and secretory component of immunoglobulins in small intestine of rats treated with saccharomyces boulardii. Dig Dis Sci 35 2:251–256
19. Machado Caetano JA, Paramés MT, Babo MJ, Santos A, Bandeira Ferreira A, Freitas AA, Clemento Coelho MR, Matthioli Mateus A (1986) Immunopharmacological effects of saccharomyces boulardii in healthy human volunteers. Int J Immunopharmacol 8 3:245–259
20. Zeitz M (1989) Initiierung und Regulation der Immunantwort im darmassoziierten Immunsystem. In: Müller J, Ottenjann R, Seifert J (Hrsg) Ökosystem Darm. Springer, Berlin Heidelberg New York Tokyo, S 191–197

Diskussion

Frage:
Wieso kommt man gerade auf diesen Saccharomycesstamm, um solche Untersuchungen zu machen? Was qualifiziert den gegenüber anderen Saccharomycesstämmen?

Antwort:
Die Untersuchungen wurden mit diesem Hefestamm durchgeführt, weil er therapeutisch – als Arzneimittel – eingesetzt wird.

Frage:
Für mich bleibt die Frage offen, warum ausgerechnet diese Hefe in dem Präparat verwendet wird. Dafür muß es einen Grund geben.

Moderator:
Herr Hagenhoff, jetzt sind Sie gefragt.

Antwort:
Warum ausgerechnet dieser Hefestamm?
Wie bei vielen Arzneistoffen war auch die Entdeckung von Saccharomyces boulardii eher ein Zufall. Der französische Forscher Boulard beobachtete zu Anfang des Jahrhunderts in Südostasien, daß Einheimische bei Diarrhö bestimmte Früchte aßen. Aufbauend auf dieser Beobachtung isolierte er von den Schalen der verwendeten Früchte den Hefestamm Saccharomyces boulardii.
Betrachtet man unterschiedliche Saccharomyces cerevisiae-Stämme, läßt sich feststellen, daß das Maximum ihrer Stoffwechselaktivität bei sehr unterschiedlichen Temperaturen erreicht wird. Es gibt Hefen, die bei Temperaturen um 5 Grad Celsius besonders stoffwechselaktiv sind, andere erreichen ihr Stoffwechselmaximum bei 20 Grad; Saccharomyces boulardii hat ein Stoffwechseloptimum bei Temperaturen über 30 Grad Celsius, also bei Temperaturen, wie sie in etwa auch im Intestinum vorliegen.

Frage:
Mag sein, daß es ein ausgesprochener Glücksfall war, diesen Hefestamm zu entdecken, wissenschaftlich läßt sich im Vergleich mit anderen Saccharomyces

cerevisiae-Stämmen feststellen, daß sie z. T. in der Flüssigkeit, in der sie wachsen, sehr differente Allergene produzieren, was bei Saccharomyces boulardii ganz offensichtlich nicht der Fall ist. Aber ich glaube nicht, daß das damals ein Kriterium für die Auswahl war. Meine Frage lief eigentlich auf etwas anderes hinaus. Sie haben eben die Induktion von Suppressorzellen erwähnt, die in das strömende Blut gehen. Welche Rolle spielen hier die M-Zellen?

Antwort:
Die M-Zellen sind ja spezielle antigentransportierende Zellen, die jedes Antigen aus dem Darm in die Peyerschen Plaques hineintransportieren. Die eigentliche Antigenpräsentation mit Induktion von Helfer- oder Suppressorzellen erfolgt eigentlich erst in den Peyerschen-Plaques durch antigenpräsentierende Zellen, d. h. die M-Zellen selbst haben sicherlich keine besondere Rolle in der Induktion von Suppressorzellen, sondern sie haben die Aufgabe des Transportes von Antigenen aus dem Darmlumen in die Peyerschen-Plaques, dem Ort der Induktion der Immunantwort.

Frage:
Wie groß ist die Senkung der Letalitätsrate durch die Gabe dieses Hefestammes im Falle von Streptokokken? Haben Sie da Literaturhinweise oder Mutmaßungen, aufgrund welcher Mechanismen das zustandekommt?

Antwort:
Die Letalitätsrate wurde deutlich reduziert. Die Mechanismen sind noch ungeklärt.

Frage:
Gibt es auch keinen Hinweis auf einen möglichen Antagonismus, welcher Art auch immer?

Antwort:
Ein direkter Antagonismus ist nur eine teilweise Erklärung. Normalerweise wurden die Tiere 1–3 Tage, bevor sie den Streptokokken exponiert worden sind, mit Saccharomyces boulardii-Hefen gefüttert. Ich glaube auch nicht, daß dieser Zeitraum ausreicht, um eine spezifische Immunantwort zu induzieren.

Frage:
Ein Antagonismus ist in vitro bei Bakterien nachgewiesen worden, ohne daß irgendwelche immunologischen Mechanismen beobachtet wurden.

Antwort:
In der klinischen Beobachtung ist ein antagonistischer Effekt als *einzige* Erklärung nicht denkbar, weil 2 Kompartimente betroffen sind. Einmal der Gastrointestinaltrakt und zum anderen der Oropharynx. Die Hefen sind ja in den Intestinaltrakt verabreicht worden, so daß kein direkter Kontakt zwischen Erregern und Oropharynx bestand.

Intestinalmykose – Provokationsfaktor bei der Nahrungsmittelallergie

R. Hauss

Ein Vorteil von Expertentreffen besteht darin, auch solche Forschungsergebnisse darzustellen und zu diskutieren, die noch nicht statistisch abgesichert sind, die vielleicht einen Trend, eine Möglichkeit aufzeigen und die ggf. Veranlassung von größeren Ergänzungsuntersuchungen sein können. So ist auch dieser Beitrag zu verstehen, dessen mykologische Daten hinsichtlich der Quantität und Qualität der entsprechenden Erreger vom eigenen Labor, die klinischen Untersuchungsparameter von niedergelassenen Allergologen erstellt wurden.

Ergebnisse aus tierexperimentellen Arbeiten weisen darauf hin [1], daß die Auslösung der Bildung von spezifischen Antikörpern der IgE-Klasse durch Fremdsubstanzen und Parasiten erleichtert und getriggert werden kann. Beim Nager ist dieser Effekt durch Aluminiumhydroxid erreichbar, ebenso durch die Besiedelung des Darmes durch Nyppostrongylus brasiliensis.

In der Klinik zeigt sich bisweilen eine Übereinstimmung mit dem Tiermodell: Die idiopathische Urtikaria sowie asthmatische Erkrankungen können die Folge eines Darmbefalls mit Lamblia intestinalis sein. Proppe [2] wies schon 1971 auf eine gestörte Darmflora mit hoher Besiedelungsdichte der Fäzes durch Hefen der Spezies Candida bei der idiopathischen Urtikaria hin. Ähnliche Befunde gibt es bei der Psoriasis, dem seborrhoischen Ekzem und der atopischen Dermatitis [3–9].

Die lokale Produktion von IgE ergibt sich einerseits als spezifische Antwort gegen den Parasiten, andererseits als eine Immunreaktion gegen die gleichzeitig im Darmlumen vorliegenden Nahrungsmittelantigene oder Makromoleküle [10]. Mit Sicherheit sind mehrere pathophysiologische Mechanismen beteiligt, u. a. die abnormale Erhöhung der Darmpermeabilität für die normalerweise nicht durchlässigen Makromoleküle. Die genannten Parasiten sind dabei nicht die einzigen infektiösen Erreger, die in diesem Zusammenhang eine Rolle spielen; intestinale Permeabilitätserhöhungen sind auch bei Viren als Allergieauslöser bekannt. Nach Menzel [7] läßt der kulturelle Nachweis von pathogenen Hefen im Stuhlmaterial einerseits und der serologische Nachweis von candidaspezifischen IgE-Antikörpern andererseits in den Hefen einen den erwähnten Parasiten und Viren ähnlich wirkenden Provokationsfaktor für die atopische Dermatitis vermuten. Kalimo et al. [11] untersuchten Duodenumbiopsien von 29 erwachsenen Patienten mit atopischer Dermatitis mit multiplen positiven Haut-Prick-Test-Reaktionen und verglichen die Resultate mit Biopsien von 13 Nichtatopikern. Die Duodenumbiopsien zeigten leicht entzündliche Veränderungen bei 6 von 29 Patienten. Bei allen Kontrollpersonen waren sie normal. Es wurden viele anti-IgE-positive Zellen, deren Zahl mit der Schwere der atopischen Dermatitis anstieg, in der Mukosa von 25 der 29 Atopikern im Vergleich zu wenigen sporadisch positiven Zellen bei 2 der 13 Kontrollpersonen gefunden.

Diese Ergebnisse liefern einen weiteren Beweis, daß bei Patienten mit einer atopischen Dermatitis der Gastrointestinaltrakt als Eintrittspforte für Allergene dienen könnte, die zur Exazerbation der atopischen Dermatitis führen können.

Die Voraussetzung für eine Infektion mit pathogenen Keimen ist deren Fähigkeit, sich auf der Epitheloberfläche anzuheften. Auch bei Candida albicans ist eine Adhärenz mittels Lektinbindung nachgewiesen, die ähnliche Bindeverhältnisse wie zwischen Bakterien und Wirtszelle aufweist: Es handelt sich um eine Bindung zwischen dem Adhäsin und der Hefe, höchstwahrscheinlich mit dem Proteinanteil des Mannoseproteins ihrer Zellwand, der mit einem zuckerhaltigen Rezeptor der Wirtsepithelzelle reagiert. Die Intensität der Adhärenz ist dabei von verschiedenen äußeren Parametern beeinflußbar. Wichtig scheinen hier von den Hefen extrazellulär ausgeschiedene Proteasen zu sein, insbesondere die Carboxyproteinase, die ein Wirkungsoptimum bei pH 3,5 besitzt. Durch Einwirkung dieses von den Hefen sezernierten eiweißspaltenden Enzyms kommt es zu Schleimhaut- bzw. Hautläsionen, über die die Hefen in die Schleimhaut bzw. Haut hinein zu penetrieren vermögen, um dann Hyphen auszubilden.

Interessant ist die Beobachtung, daß Mutantenstämme von Candida albicans, die keine Proteasen ausscheiden, für Mäuse eine geringere Letalität besitzen als die Stämme mit einer solchen Protease. Nach Juto [12] entstehen klinisch manifeste Nahrungsmittelallergien aus einer Störung von mehreren immunologischen Parametern, wobei ein Mangel an sekretorischem IgA sowie eine Schwäche der T-Suppressorzellen für die Entwicklung einer IgE-Sensibilisierung und damit einer hypergischen Reaktionslage entscheidend sind.

Patientenkollektiv

In einem kleinen Kollektiv von 20 Nahrungsmittelallergikern (verschiedenen Geschlechts, verschiedener Altersklassen) mit positivem Rast-Test, positivem Skin-Prick-Test und positivem Provokationstest wurde das Vorkommen candidaspezifischer IgE-Antikörper im Serum überprüft. Als Antigen wurde Candidin m 5 von Pharmacia Phadebas eingesetzt.

Bei den 20 Probanden der Kontrollgruppe waren keine allergischen Symptome, insbesondere Lebensmittelintoleranzreaktionen bekannt.

Ergebnisse

Von den insgesamt 20 untersuchten Nahrungsmittelallergikern zeigten 14 (70%) candidaspezifische IgE-Antikörper im Serum (vgl. Abb. 1a). Die Stuhlanalysen

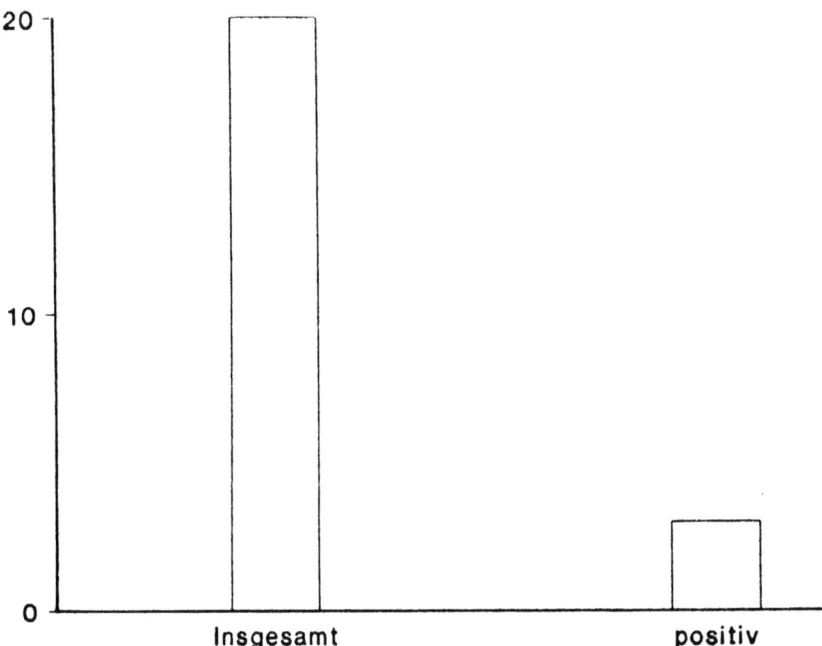

Abb. 1. Candidin-IgE **a** bei Patienten mit einer Nahrungsmittelallergie **b** bei Probanden der Kontrollgruppe

ergaben bei 19 (95%) Patienten dieses Kollektivs Sproßpilzquantitäten von $> 10^6/g$ Stuhl. Bei den 20 Probanden des Kontrollkollektivs zeigten 3 (13%) candidaspezifische IgE-Antikörper. In den Stuhlanalysen waren bei 12 (60%) Probanden keine Sproßpilze nachweisbar, bei 8 (40%) Personen waren Sproßpilzquantitäten von $< 10^3/g$ Stuhl nachweisbar (vgl. Abb. 1b).

Schlußfolgerung

Der hohe Prozentsatz von Nahrungsmittelallergikern im geprüften Kollektiv, die sowohl im Serum candidaspezifische IgE-Antikörper als auch im Stuhl erhöhte und damit pathophysiologisch bedeutsame Sproßpilzquantitäten zeigten, könnte ein Hinweis auf die tatsächliche Relevanz der intestinalen Candidabesiedelung in der Pathogenese der Nahrungsmittelallergie als Provokations- oder Triggerfaktor sein.

Beim Vorliegen einer Nahrungsmittelallergie gehen nicht nur das verantwortliche Allergen in das neue Milieu über, sondern gleichzeitig im Darmlumen vorhandene Makromoleküle wie z. B. Candidaantigene. Die 1. Folge hieraus ist die

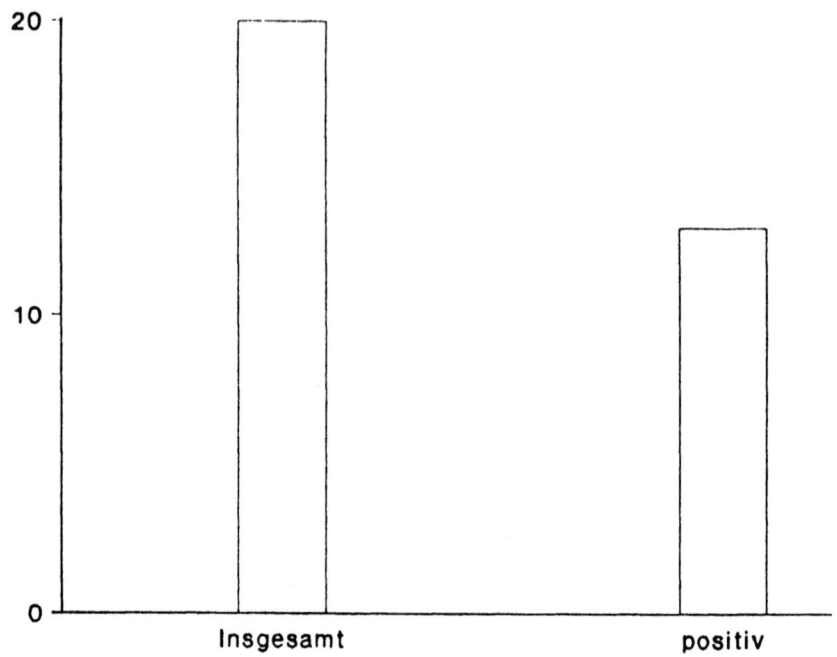

Abb. 1. (Fortsetzung)

Bildung von zirkulierenden Immunkomplexen, die 2. ist die mögliche Vervielfachung der entstehenden Sensibilisierungen.

Dieser Umstand erklärt auch die aus der Praxis zu beobachtende Zunahme von allergischen Reaktionen bei Nahrungsmittelallergikern auf eine ständig wachsende Zahl von Lebensmitteln und diverse Lebensmittelhilfsstoffe (Antioxidanzien, Emulgatoren, Farbstoffe, Bindemittel etc.), insbesondere bei den Patienten, deren mikrobiologische Stuhlanalysen deutlich erhöhte Sproßpilzquantitäten aufweisen.

Literatur

1. André C, André F, Cavagna S (1989) Zur Pathophysiologie der Nahrungsmittelallergie. In: Reimann HJ (Hrsg) Nahrungsmittelallergie. Dustri, Deisenhofen, S 3–11
2. Proppe A (1971) Urtikaria. Therapiewoche 21: 2851–2856
3. Hauss R (1986) Naturheilkonzept bei Magen-Darm-Erkrankungen. Biol Med 5: 241–246
4. Hauss R (1988) Über die Pathogenität von Candida albicans für den Menschen und deren therapeutische Konsequenz. Biol Med 1:32–38
5. Hauss R (1989) Die menschliche Darmflora bei Gesundheit und Krankheit. Teil IV: Mykologische Aspekte bei der Entstehung und Behandlung gastrointestinaler Störungen und anderer Erkrankungen. Heilpraxis Magazin 9:4–11

6. Menzel J (1984) Zur Provokation der Dermatitis atopica durch intestinale Candidamykose. Hautkrankheiten 59:1463–1468
7. Menzel J (1989) Intestinaler Candidabefall als Provokationsfaktor für Neurodermitis. Candida albicans in den Fäzes/candidaspezifisches IgE im Serum. In: Müller J, Ottenjann R, Seifert J (Hrsg) Ökosystem Darm. Springer, Berlin Heidelberg New York Tokyo, S. 125–131
8. Menzel J, Holzmann H (1986) Überlegungen zum seborrhoischen Kopfekzem und der Psoriasis capitis im Zusammenhang mit intestinalen Mykosen. Hautkrankheiten 61:451–454
9. Menzel J, Holzmann H (1988) Seborrhoisches Ekzem, Psoriasis und intestinaler Hefepilzbefall. Ein neues pathogenetisches Konzept? Aktuel Dermatol 14:314–316
10. Gillon J, André C, Descos L, Minaire Y, Fargier MC (1982) Changes in mucosal immunoglobulin-containing cells in patients with giardiasis before and after treatment. J Infection 5:67–72
11. Kalimo K, Lammintansta K, Klemi P, Leino R, Panula P, Kalimo H (1988) Mastzellen und IgE in der Intestinalmukosa bei erwachsenen Patienten mit atopischer Dermatitis. Br J Dermatol 119(5):579–585
12. Juto P (1980) Elevated serum immunoglobulin E in T cell-deficient infants fed cows milk J Allerg Clin Immunol 66:402–407

Manifestationen von Immundefekten im Gastrointestinaltrakt

M. Zeitz

Das klinische Erscheinungsbild von primären und sekundären Immundefektsyndromen wird häufig durch eine gastrointestinale Symptomatik geprägt. Diese bevorzugte Manifestation von Immundefektsyndromen im Bereich des Gastrointestinaltraktes ist möglicherweise durch die Besonderheiten des hochspezialisierten darmassoziierten Immunsystems bedingt [18].

Entsprechend einer Empfehlung der Weltgesundheitsorganisation (WHO) können die primären Immundefektsyndrome eingeteilt werden in überwiegende Störungen der humoralen Immunantwort, in überwiegende Störungen der zellulären Immunantwort sowie in Immundefektsyndrome, die mit anderen Defekten kombiniert sind [11, 12]. Eine Übersicht über die primären Immundefektsyndrome entsprechend dieser Einteilung gibt die folgende Übersicht. Die für den Gastrointestinaltrakt besonders wichtigen Krankheitsbilder sind kursiv gedruckt.

Überwiegend humorale Immundefektsyndrome
Kongenitale (X-chromosomale) Agammaglobulinämie
Selektiver IgA-Mangel
Selektiver Mangel anderer Immunglobulinisotypen
Transitorische Hypogammaglobulinämie im Kindesalter
Erworbene Hypogammaglobulinämien („common variable hypogammaglobulinemia")
   mit überwiegendem B-Zelldefekt
   mit überwiegendem T-Zelldefekt
     Helferzelldefekt
     Suppressorzelldefekt
   mit Autoantikörpern gegen B- oder T-Lymphozyten

Überwiegende Defekte der zellvermittelten Immunität
Schwerer kombinierter Immundefekt
   kombiniert mit Adenosin-Deaminase-Mangel
Purin-Nukleosid-Phosphorylase-Mangel
Immundefekt mit pathologischer Reaktion auf Epstein-Barr-Virus

Immundefekte kombiniert mit anderen Organstörungen
Wiskott-Aldrich-Syndrom
Ataxia teleangiectatica
Transcobalamin-2-Mangel
DiGeorge-Syndrom

Sekundäre Immundefekte werden z. B. bei einer exsudativen Enteropathie mit intestinalen Verlusten von Immunglobulinen beobachtet. Bei diesen Erkrankungen ist die Immunantwort auf exogene Antigene normal, die Immunglobulinsynthese ist erhöht. Krankheitsbilder mit einer exsudativen Enteropathie schließen die chronisch-entzündlichen Darmerkrankungen, den Morbus Whipple, die intestinale Lymphangiektasie, die Spruesyndrome und den Morbus Menetrier ein. Sekundäre Immundefekte werden auch nach Zytostatikatherapie oder nach Radiatio beobachtet. Auch verschiedene Systemerkrankungen des blutbildenden Gewebes sowie verschiedene Tumorerkrankungen gehen mit einem Immundefekt einher. Das spektakulärste Beispiel eines sekundären Immundefektes mit ausgeprägter gastrointestinaler Manifestation stellt die HIV-Infektion dar.

Im folgenden werden zunächst die für den Gastrointestinaltrakt wichtigsten primären Immundefekte, die erworbene Hypogammaglobulinämie (variables Immundefektsyndrom) und der selektive IgA-Mangel, dargestellt. Im Anschluß daran werden besondere Aspekte des erworbenen Immundefektsyndroms (HIV-Infektion) in Beziehung zum Gastrointestinaltrakt diskutiert.

Erworbene Hypogammaglobulinämie
(variables nichtklassifizierbares Immundefektsyndrom)

Die erworbene Hypogammaglobulinämie stellt eine heterogene Gruppe von Erkrankungen dar, die weniger durch ihre gemeinsame Pathogenese als vielmehr durch ihr verzögertes Auftreten charakterisiert sind [13]. Die Erkrankung ist durch stark erniedrigte Serumkonzentrationen aller Immunglobulinklassen und eine gestörte spezifische Antikörperbildung nach Immunisierung gekennzeichnet. Die Ursache des variablen Immundefektsyndroms ist unbekannt. Pathogenetisch können unterschiedliche immunologische Defekte zugrundeliegen [11]:

Die häufigste Form der erworbenen Hypogammaglobulinämie ist durch eine B-Zellreifungsstörung charakterisiert. Die B-Lymphozyten zeigen nach Stimulation mit Antigenen oder Mitogenen keine Differenzierung in immunglobulinsezernierende Plasmazellen. Die Zahl der peripheren B-Lymphozyten kann niedrig oder auch erhöht sein. Weiterhin gibt es eine T-Zellvermittelte Form des variablen Immundefektsyndroms. Die T-Zellvermittelte Form kann durch eine gestörte Helfer-T-Zellfunktion bedingt sein, da eine Reifung und gezielte Antikörperbildung Helfer-T-Zellen voraussetzen. Eine Hypogammaglobulinämie kann jedoch auch durch eine überschießende Suppressor-T-Zellfunktion bedingt sein. Sehr selten können auch Autoantikörper gegen T- oder B-Zellen vorliegen, die die Hypogammaglobulinämie bedingen.

Die erworbene Hypogammaglobulinämie kommt mit einer Häufigkeit von etwa 1–1,5/100000 Einwohnern vor [15]. Der Altersgipfel der Erkrankung liegt bei etwa 20–30 Jahren, Männer und Frauen sind etwa gleich häufig betroffen. Das klinische Bild der Patienten mit variablem Immundefektsyndrom ist in erster Linie durch Infektionen des Respirationstraktes gekennzeichnet. Daneben ist insbesondere der Gastrointestinaltrakt häufig in das Krankheitsgeschehen miteinbezogen. Im Bereich des Magens wird bei etwa 25 % der Patienten mit Hypogammaglobulinämie eine atrophische Gastritis beobachtet. Die atrophische Gastritis kann mit einer perniziösen Anämie vergesellschaftet sein [15]. Es bestehen jedoch deutliche Unterschiede zur perniziösen Anämie ohne Immundefekt: Der Altersgipfel ist deutlich niedriger, in aller Regel werden bei dem variablen Immundefektsyndrom mit atrophischer Gastritis keine Antiparietalzellantikörper gefunden. Das Risiko, an einem Magenkarzinom zu erkranken, ist um den Faktor 50 erhöht, daher sind entsprechende Vorsorgeuntersuchungen erforderlich. Ein hoher Prozentsatz der Patienten mit variablem Immundefektsyndrom leidet unter chronischen Durchfällen, wobei die Ursache der Diarrhöen unterschiedlich ist. Ganz im Vordergrund steht die Infektion mit Giardia lamblia. Die Lamblieninfektion kann zu einer Epithelzellschädigung mit Malabsorption führen. Diese Infektion wird beim variablen Immundefektsyndrom häufig chronisch, sie spricht jedoch gut auf eine Therapie mit Metronidazol an. Auch Campylobacter-jejuni-Infektionen werden gehäuft bei variablem Immundefektsyndrom beobachtet. Ein Teil der Patienten mit variablem Immundefektsyndrom entwickelt im Intestinaltrakt das Bild einer nodulären lymphatischen Hyperplasie mit multiplen kleinen Knötchen, die Lymphfollikeln entsprechen [13]. Diese Lymphfollikel repräsentieren hyperplastisches lymphatisches Gewebe, sie entstehen vermutlich durch eine kompensatorische B-Zellproliferation, um den Pool an antikörperproduzierenden Zellen zu erhöhen. Obwohl diese Veränderung in der Regel als gutartig angesehen wird, so kann sie auch in ein intestinales Lymphom übergehen. Insgesamt werden bei Patienten mit variablem Immundefektsyndrom mit oder ohne nodulärer lymphatischer Hyperplasie des Dünndarms gehäuft intestinale Lymphome beobachtet, das Risiko hierfür liegt etwa um den Faktor 30 über dem der Normalbevölkerung [6]. Gelegentlich wird bei Patienten mit variablem Immundefektsyndrom das Bild einer totalen Zottenatrophie des Dünndarms gefunden, ohne daß eine infektiöse Ursache verantwortlich gemacht werden kann.

Selten wird eine Assoziation zwischen erworbener Hypogammaglobulinämie und Morbus Crohn beobachtet. Immunologische In-vitro-Untersuchungen haben zeigen können, daß bei Patienten mit Morbus Crohn und Hypogammaglobulinämie zirkulierende – sehr effektive – Suppressorzellen für die Immunglobulinsynthese auftreten (Abb. 1; [2]). Diese Suppressorzellen können nach entsprechenden Reinigungsschritten auch bei einigen Patienten mit Morbus Crohn ohne Hypogammaglobulinämie nachgewiesen werden. Da sie bei dieser Patientengruppe keine manifeste Hypogammaglobulinämie hervorrufen, werden sie auch als sog. „covert suppressor cells" in der Literatur bezeichnet [5]. Das Auftreten dieser Suppressorzellen in der Zirkulation bei Patienten mit Morbus Crohn ist möglicherweise durch eine überschießende Immunantwort im intestinalen Immunsystem bei dieser Erkrankung bedingt [16].

Selektiver Immunglobulin-A-Mangel

Der selektive IgA-Mangel ist durch eine stark erniedrigte IgA-Konzentration im Serum und einen Mangel an sekretorischem IgA an mukosalen Oberflächen charakterisiert. Serum- und sekretorisches IgA können in unterschiedlicher Weise

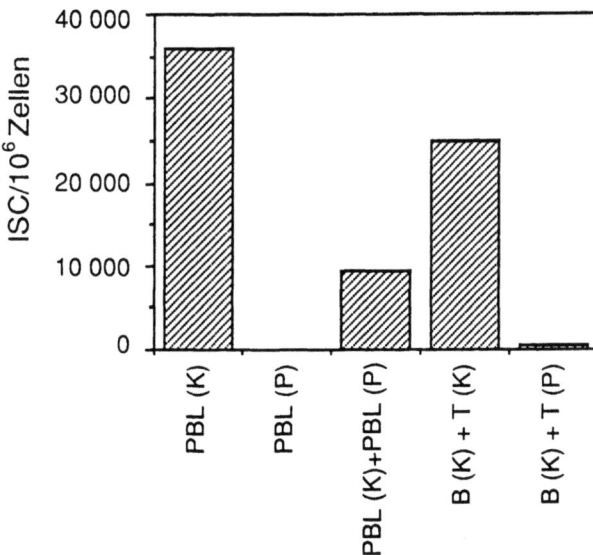

Abb. 1. Suppressorzellen für die Immunglobulinsynthese bei einem Patienten mit M. Crohn und Hypogammaglobulinämie: Zirkulierende Lymphozyten eines Patienten mit M. Crohn und Hypogammaglobulinämie – *PBL (P)* – und einer gesunden Kontrollperson – *PBL(K)* – wurden in vitro in Gegenwart von Pokeweed-Mitogen kultiviert und die Zahl der immunglobulinsezernierenden Zellen *(ISC)* mittels eines reversen hämolytischen Plaqueassays bestimmt. Zusätzlich wurden Kokulturen von Lymphozyten des Patienten und der Kontrollperson sowie von B-Zellen der Kontrollperson mit T-Zellen der Kontrollperson – *B (K) + T (K)* – bzw. mit T-Zellen des Patienten – *B (K) + T (P)* – durchgeführt: T-Lymphozyten des Patienten vermitteln eine exzessive Suppression der Immunglobulinsynthese. Diese Suppression ist auch bei B-Zellen einer Kontrollperson nachweisbar.

betroffen sein. Der selektive IgA-Mangel stellt vermutlich die häufigste Form eines Immundefektes dar [1]. In Finnland wurde eine Häufigkeit von 1:400 angegeben, in der weißen Bevölkerung der USA von 1:800 und in Japan von 1:15000. Es bestehen somit deutliche regionale Unterschiede. Die Ätiologie der Erkrankung ist nicht geklärt, es besteht eine familiäre Häufung sowie eine Assoziation von bestimmten HLA-Antigenen (HLA-A1, B8, DW3). Der Defekt beim selektiven A-Mangel liegt aller Wahrscheinlichkeit nach in einer B-Zellreifungsstörung von oberflächen-IgA-positiven B-Zellen in reife IgA-sezernierende Plasmazellen [1].

Der selektive IgA-Mangel ist in etwa 80% der Fälle klinisch völlig asymptomatisch [11]. Symptomatische Patienten leiden meist unter chronischen bronchopulmonalen Infektionen, die in der Regel für den Krankheitsverlauf bestimmend sind. Rezidivierende Durchfallepisoden kennzeichnen die gastrointestinalen Manifestationen der Erkrankung. Ursächlich sind meist enterale Infektionen mit Giardia lamblia oder auch Viren. Assoziationen bestehen mit der einheimischen Sprue: Bei etwa 2% der Spruepatienten kann ein IgA-Mangel nachgewiesen werden. Bei Patienten mit selektivem IgA-Mangel werden überdurchschnittlich häufig sog. Autoimmunerkrankungen beobachtet. Diese Zunahme von Autoimmunerkrankungen wird durch den Mangel an sekretorischem IgA im Bereich der intestinalen Mukosa mit einer hierdurch bedingten pathologischen Aufnahme von Makromolekülen durch intestinale Schleimhaut erklärt [1].

Erworbenes Immundefektsyndrom (HIV-Infektion)

Bei etwa 50-93% aller Patienten mit erworbenem Immundefektsyndrom werden gastrointestinale Symptome beobachtet. Diese treten bereits im Frühstadium der Erkrankung auf, im Vollbild des erworbenen Immundefektsyndroms bestimmen sie häufig das klinische Erscheinungsbild. Etwa 50-90% der Patienten leiden unter heftigsten Diarrhöen, 95-100% der Patienten haben einen ausgeprägten Gewichtsverlust; Schluckstörungen und abdominelle Schmerzen werden ebenfalls häufig angegeben. Ursächlich für diese zahlreichen gastrointestinalen Beschwerden können unterschiedliche Erreger wie Protozoen (Kryptosporidien, Mikrosporidien, Isospora), Viren (Zytomegalievirus, Herpes simplex), Bakterien (typische und atypische Mykobakterien, Salmonellen, andere Enteritiserreger) sowie Pilzinfektionen (insbesondere Candidainfektionen der Mundhöhle und der Speiseröhre) sein [4, 14]. Daneben treten auch im Bereich des Gastrointestinaltraktes sekundäre Malignome, wie das Kaposi-Sarkom oder maligne Non-Hodgkin-Lymphome auf. Auch bei intensivster Suche (mikrobiologische Stuhluntersuchungen, endoskopische Untersuchungen etc.) werden bei einem erheblichen Prozentsatz (etwa 40% der Patienten) keine pathologischen Erreger oder sekundäre Malignome gefunden, die das gastrointestinale Krankheitsbild erklären könnten. Es wird deshalb diskutiert, ob das HIV-Virus selbst den Gastrointestinaltrakt schädigen könnte [14].

Untersuchungen zur Infektion der intestinalen Mukosa mit HIV

In der intestinalen Lamina propria findet sich ein hoher Prozentsatz an CD4-positiven Helfer-/Induktor-T-Lymphozyten. T-Zellen in der Lamina propria sind vermehrt aktiviert, wie durch den Nachweis einer erhöhten Expression von Interleukin-2-Rezeptoren und einer hohen Synthese von Interleukin-2 gezeigt werden konnte [17]. Zusätzlich befinden sich diese Lymphozyten in ständigem Kontakt mit mitogenen und antigenen Substanzen im Darmlumen. Intestinale Laminapropria-T-Zellen stellen somit potentielle Zielzellen für eine HIV-Infektion dar. Das HIV infiziert bevorzugt CD4-positive T-Zellen über das CD4-Antigen, welches als Rezeptor für das Virus fungiert. Die alleinige Infektion führt jedoch noch nicht zu einer Zellschädigung, erst eine Aktivierung der HIV-infizierten Zellen führt zur Virusreplikation und dem anschließenden Zelltod. In eigenen immunhistologischen Untersuchungen sowie in Untersuchungen anderer Arbeitsgruppen konnten eindeutig HIV-infizierte Zellen in der intestinalen Lamina propria nachgewiesen werden [3, 9, 14]. Solche HIV-positiven Zellen werden bei etwa der Hälfte aller Aids-Patienten gefunden. Nur in sehr seltenen Ausnahmefällen werden HIV-positive Zellen oberhalb der Basalmembran gefunden. Das HIV kann somit mononukleäre Zellen in der intestinalen Lamina propria infizieren, die eindeutige Identifikation des infizierten Zelltyps steht bisher aus.

Immunhistologische Untersuchungen zu Veränderungen in den T-Zell-Subpopulationen der intestinalen Lamina propria bei HIV-infizierten Personen haben zeigen können, daß die Zahl der CD4-positiven T-Zellen gering abnimmt; die Zahl der CD8-positiven Zellen nimmt deutlich zu, so daß es zu einer signifikanten Verringerung des CD4/CD8-Verhältnisses kommt [10, 19]. Auch findet sich eine deutliche Abnahme der CD25-positiven T-Zellen, CD25 charakterisiert die α-Kette des Interleukin-2-Rezeptors, eine Abnahme CD25-positiver Zellen ist somit gleichbedeutend mit einer Abnahme von aktivierten regulatorischen T-Zellen der Mukosa [19].

Untersuchungen zur Struktur und Funktion der intestinalen Mukosa bei HIV-Infektion

In eigenen morphometrischen Untersuchungen an tiefen Duodenalbiopsien konnte gezeigt werden, daß bei Patienten mit HIV-Infektion und gastrointestinaler Symptomatik ohne Nachweis einer zusätzlichen gastrointestinalen Infektion eine Verringerung der Zottenoberfläche und der Kryptentiefe auftritt [14]. Gleichzeitig fand sich in dieser Patientengruppe eine signifikant erniedrigte Zahl von Mitosen in den Krypten. Diese Veränderungen waren am stärksten ausgeprägt beim Nachweis von HIV-Antigenen in der intestinalen Mukosa. Sie können somit als geringgradige Schleimhautatrophie mit Hypoproliferation gekennzeichnet werden. Eine gleichzeitige intestinale Infektion mit anderen pathogenen Keimen kann diese Veränderungen maskieren. Bei gleichzeitiger intestinaler Infektion fand sich nämlich eine normale Mitoserate bei normalen bis etwas verlängerten Krypten [14].

In klinischen Untersuchungen mittels des H_2-Exhalationstestes nach Laktosegabe fand sich bei einem hohen Prozentsatz der Patienten mit erworbenem Immundefektsyndrom ein Laktasemangel. Dieser Laktasemangel konnte auch mittels quantitativer Enzymhistochemie an Gefrierschnitten von Duodenalbiopsien bestätigt werden. Bei etwa 40% der HIV-infizierten Patienten fand sich ein absoluter Laktase-β-Glukosidasemangel. Auch bei den Patienten mit Nachweis von Laktase-β-Glukosidase fand sich sowohl im basalen Zottendrittel als auch im apikalen Zottendrittel eine signifikante Verminderung der Laktase-β-Glukosidaseaktivität [14]. Dieser Laktasemangel deutet auf eine Reifungsstörung der Enterozyten bei HIV-Infektion hin.

Die dargestellten klinischen, immunhistologischen, strukturellen und funktionellen Befunde weisen auf eine eigenständige, durch das HIV-Virus induzierte Enteropathie hin [7]. Eine HIV-Infektion intestinaler regulatorischer T-Zellen könnte mit einer Funktionsbeeinträchtigung dieser Zellen einhergehen, die einerseits eine gestörte lokale immunologische Barrierefunktion bedingt; durch diese gestörte lokale immunologische Reaktion können andererseits die zahlreichen opportunistischen Infektionen und sekundären Malignome im Bereich des

Gastrointestinaltraktes bei Aids-Patienten erklärt werden. Gleichzeitig konnte in kürzlich erschienenen Untersuchungen gezeigt werden, daß zwischen dem Funktions- bzw. Aktivierungszustand intestinaler T-Zellen und der Mukosastruktur bzw. dem Mukosawachstum ein enger Zusammenhang besteht [8]. Die HIV-Infektion intestinaler T-Zellen mit Funktionsbeeinträchtigung könnte somit auch die von uns beobachtete Störung des Mukosawachstums und der Epithelzelldifferenzierung bei der HIV-Infektion mitbedingen. Die HIV-Infektion könnte daher ein weiteres Beispiel einer immunologisch vermittelten intestinalen Funktionsstörung darstellen. Der letztendliche Beweis für diese Hypothese steht allerdings aus.

Literatur

1. Cunningham-Rundles C (1988) Selective IgA deficiency and the gastrointestinal tract. In: Kagnoff MF (ed) Immunology and Allergy Clinics of North America, vol 8/no 3. Saunders, Philadelphia, pp. 435–449
2. Elson CO, James SP, Graeff AS, Berendson RA, Strober W (1984) Hypogammaglobulinemia due to abnormal suppressor T-cell activity in Crohn's disease. Gastroenterology 86:569–576
3. Fox CH, Kotler D, Tierney A et al. (1989) Detection of HIV-1 RNA in the lamina propria of patients with Aids and gastrointestinal disease. J Inf Dis 159:467–471
4. Heise W, Mostertz P, Arastek K et al. (1988) Gastrointestinale Befunde bei der HIV-Infektion. Dtsch Med Wochenschr 113:1588–1593
5. James SP, Neckars LM, Graeff AS, Cossman J, Balch CM, Strober W (1984) Suppression of immunglobulin synthesis by lymphocyte subpopulations in patients with Crohn's disease. Gastroenterology 86:1510–1580
6. Kinlen LJ, Webster ADB, Bird AG, Haile R, Peto J, Soothill JF, Thompson RA (1985) Prospective study of cancer in patients with hypogammaglobulinaemia. Lancet I:263–266
7. Leading Article (1989) HIV-associated enteropathy. Lancet II:777–778
8. MacDonald TT, Spencer J (1988) Evidence that activated mucosal T cells play a role in the pathogenesis of enteropathy in human small intestine. J Exp Med 167:1341–1349
9. Nelson JA, Reynolds-Kohler C, Margaretten W et al. (1988) Human immunodeficiency virus detected in bowel epithelium from patients with gastrointestinal symptoms. Lancet I:259–261
10. Rodgers VD, Fassett R, Kagnoff MF (1986) Abnormalities in intestinal mucosal T cells in homosexual populations including those with the lymphadenopathy syndrome and acquired immunodeficiency syndrome. Gastroenterology 90:552–558
11. Rosen FS, Cooper MD, Wedgwood RJP (1984) The primary immunodeficiencies (First of two parts). N Engl J Med 311:235–242
12. Rosen FS, Cooper MD, Wedgwood RJP (1984) The primary immunodeficiencies. (Second of two parts). N Engl J Med 311:300–309
13. Sperber KE, Mayer L (1988) Gastrointestinal manifestations of common variable immunodeficiency. In: Kagnoff MF (ed) Immunology and allergy Clinics of North America, vol 8/no 3. Saunders, Philadelphia, pp 423–434
14. Ullrich R, Zeitz M, Heise W et al. (1989) Small intestinal structure and function in patients infected with human immunodeficiency virus (HIV): Evidence of HIV-induced enteropathy. Ann Int Med 111:15–21
15. Webster ADB (1987) Immunodeficiency and the gut. In: Wright R, Hodgson HJF (eds): Baillière's clinical gastroenterology, vol 1/no 3: Gastrointestinal and liver immunology. Tindall, London, pp 547–565
16. Zeitz M (1989) Chronisch-entzündliche Darmerkrankungen: Immunologische Veränderungen – Ursache oder Epiphänomen? In: Herfarth C, Caspary WF (Hrsg) Ergebnisse der Gastroenterologie. Z Gastroenterol Verh. Bd 24. Demeter, Gräfelfing, S 26–30

17. Zeitz M, Greene WC, Peffer NJ, James SP (1988) Lymphocytes isolated from the intestinal lamina propria of normal nonhuman primates have increased expression of genes associated with T-cell activation. Gastroenterology 94:647–655
18. Zeitz M (1989) Initiierung und Regulation der Immunantwort im darmassoziierten Immunsystem. In: Müller J, Ottenjann R, Seifert J (Hrsg) Ökosystem Darm. Springer, Berlin Heidelberg New York Tokyo, S 191–197
19. Zeitz M, Ullrich R, Riecken EO (1990) The role of the gut-associated lymphoid tissue in the pathogenesis of the acquired immunodeficiency syndrome (HIV-infection). In: MacDonald TT, Challacombe SJ, Bland PW, Stokes CR, Heatley LV, Mowat AM (eds): Advances in Mucosal Immunology. Proceedings of the 5th International Congress of Mucosal Immunology. Kluwer Academic Press, Dordrecht Boston London, pp 655–659

Diskussion

Frage:
Erstens, sind die erworbene Hypogammaglobulinämie und die Gastritis, die dabei gesehen wird, Helicobacter pylori-assoziiert? Und zweitens, wie verhält sich IgA bei den HIV-Patienten?

Antwort:
Die 1. Frage kann ich Ihnen nicht beantworten, ich weiß nicht, ob zu diesem Problem systematische Untersuchungen durchgeführt wurden. Das Krankheitsbild ist nicht so häufig, und es sind mir keine Zahlen dazu bekannt.
  Die 2. Frage: Bei der HIV-Infektion sind Untersuchungen zum sekretorischen IgA durchgeführt worden, nicht von uns, jedoch von anderen Arbeitsgruppen. Es findet sich eine verminderte Zahl von IgA-positiven Plasmazellen in der Mukosa bei HIV-infizierten Patienten, was auch wiederum darauf hindeutet, daß die Immunregulation in der Mukosa gestört ist.

Frage:
Nach welcher Zeit finden Sie Veränderungen der Mukosa bei HIV-Patienten?

Antwort:
Diese Frage läßt sich nicht eindeutig beantworten. Wir können nur Patienten untersuchen, die eine gastrointestinale Symptomatik haben, weil sich aus ethischen Gründen eine Endoskopie mit Biopsie bei einem asymptomatischen HIV-infizierten Patienten verbietet. D. h., alle diese Patienten, die wir untersucht haben, hatten primär Durchfälle oder Bauchschmerzen, die sie zur Endoskopie geführt haben. Wir haben aber diese Veränderungen auch in früheren Stadien gesehen, d. h. im Stadium III, wenn der Patient wegen gastrointestinaler Symptome biopsiert wurde; sie waren ausgeprägter im späten Stadium der Infektion, im Stadium des Vollbildes der Aids-Erkrankung.

Frage:
Sie sprachen in ihrem Vortrag von einer Kombination von Morbus Crohn mit Immunmangelsyndrom. Woher wissen Sie, daß das ein Crohn war? Könnte es nicht sein, daß es eine chronische bakterielle Infektion gewesen ist, die auf dem

Diskussion 271

Boden eines Immunmangelsyndroms entstanden ist? Es gibt ja entsprechende Publikationen. Eine junge Frau wurde 5 Jahre als Morbus Crohn geführt, dann wurde das Immunmangelsyndrom festgestellt; bakteriologische Untersuchungen führten zur Entdeckung von Campylobacter. Ähnliches fand man bei einer Gruppe von HIV-Infizierten, die bakteriologisch untersucht wurde, und dabei wurde in 4 Fällen eine chronische Campylobacter jejuni/coli-Infektion festgestellt.

Antwort:
Die Frage ist natürlich völlig berechtigt. Das, was für eine Assoziation Morbus Crohn und Hypogammaglobulinämie spricht, sind die Daten, die ich nur genannt und nicht als Dia gezeigt habe. Bei Patienten, die keine Hypogammaglobulinämie haben, findet man, wenn man periphere T-Lymphozyten reinigt, Suppressorzellen der Immunglobulinsynthese. Von der Arbeitsgruppe um James, von der diese Zellen beschrieben wurden, wurden diese Zellen als sog. „covert suppressor cells" bezeichnet, also verdeckte Suppressorzellen, die relativ charakteristisch in Assoziation mit einem Morbus Crohn auftraten. Das hat man aber nicht bei allen Patienten beobachtet, sondern nur etwa bei einem Drittel der Patienten. Daß möglicherweise einige Crohn-Fälle fehldiagnostiziert werden bei primärer Hypogammaglobulinämie mit einer chronischen Infektion des Darmes, ist sicherlich richtig.

Frage:
Ich möchte nochmals an die Frage von Herrn Seifert anschließen. Es ist natürlich richtig, daß man die, die keine gastrointestinale Symptomatik haben, nicht endoskopieren kann. Aber Sie werden doch sicherlich autoptisch entnommenen Darm untersuchen. Das wäre zumindest eine Anregung.
Der andere Punkt ist, daß der Zeitpunkt der Infektion und das Apparentwerden der HIV-Infektion zeitlich sehr lang auseinanderliegen können, so daß es zeitliche Aussagen nicht gibt. Aber es müßte doch pathologische Untersuchungen dazu geben? Und dann habe ich noch eine Verständnisfrage: Was ist Odynophagie?

Antwort:
Das ist eine Schluckstörung. Zur Frage des Sektionsmaterials: Für immunhistologische Untersuchungen ist in aller Regel Sektionsmaterial nicht mehr geeignet. Es sei denn, Sie führen die Sektion innerhalb von 4 Stunden nach Eintritt des Todes durch, dies ist natürlich sehr problematisch. Die Patienten haben häufig Fieber, kurz bevor sie sterben, entsprechend ist die Zunahme der Autolyse im Bereich des Gewebes, so daß diese Untersuchungen sehr schwierig zu interpretieren sind. Bei einigen Patienten haben wir Sektionsmaterial untersucht: Wenn die Sektion sehr früh erfolgte, haben wir auch HIV-Antigene vereinzelt in der Mukosa gefunden, aber die Aussagen sind fragwürdig wegen der Probleme, die ich geschildert habe.

Frage:
Sie hatten ein Bild gezeigt von einer HIV-positiven Zelle. Können Sie diese Zellen näher charakterisieren? Konnten Sie da auch Doppelmarkierungen machen, und können Sie sagen, was für Zellen das sind?

Antwort:

Das kann ich noch nicht. Diese Untersuchungen laufen in Zusammenarbeit mit Prof. Stein an unserem pathologischen Institut. Ich glaube, es ist bisher noch niemandem gelungen, die Zellen tatsächlich zu identifizieren. Es können natürlich auch Makrophagen sein, das ist uns völlig klar. Wir wissen bisher nicht, ob es CD4-positive Zellen sind.

Was wir nicht gefunden haben, andere Untersucher aber beschrieben haben, sind HIV-infizierte Zellen oberhalb der Basalmembran. Einige Untersucher haben behauptet, daß enterochromaffine Zellen im Darm mit HIV infiziert sein können; wir können das nicht bestätigen. Auch eine Infektion von Epithelzellen, die von einigen Untersuchungen postuliert wird, haben wir nicht bestätigen können.

Frage:

Beobachten Sie eigentlich bei HIV-infizierten Patienten mit einer gastrointestinalen Symptomatik vermehrt allergische Reaktionen?

Antwort:

Gegenüber Medikamenten ja. – Gegenüber Nahrungsmitteln nicht.

Frage:

Noch eine Frage zur HIV-assoziierten Enteropathie. Können Sie lichtmikroskopisch einen Unterschied sehen, ob nur diese HIV-assoziierte Enteropathie vorliegt oder ob eine opportunistische Infektion zusätzlich eine Rolle spielt?

Antwort:

Nein, das läßt sich nur durch Mikrodissektion erfassen, so daß ich diesen Befund eigentlich relativieren möchte. Der deutlichste und ausgeprägteste Befund war der funktionelle Befund hinsichtlich der Aktivität der Laktase, so daß ich eher annehme, daß es eine Reifungsstörung der Enterozyten ist, die die Symptomatik verursacht, und nicht so sehr die Zottenreduktion. Die Zottenreduktion per se erklärt sicherlich nicht so sehr die Durchfälle, die die Patienten haben.

Bemerkung:

Ich bin eben gefragt worden hinsichtlich der allergischen Symptome: Rhinitis und allergische Exantheme scheinen in den ersten Jahren nach Feststellen der leichten klinischen Symptome erhöht zu sein, nach 2–3 Jahren verschwinden sie, bei den fortgeschrittenen Formen der HIV-Infektion sind sie nicht mehr festzustellen.

Entsprechen Zellsuspensionen aus der Lamina propria der histologischen Verteilung der Lymphozytensubpopulationen in der Darmwand?

H. J. Rothkötter, R. Pabst

Die Darmoberfläche ist ständig mit einer großen Zahl von mikrobiellen und nutritiven Antigenen in Kontakt. Das Darmimmunsystem verhindert als spezifische Barriere das Eindringen von Antigenen, oder es induziert eine Immuntoleranz (Übersicht bei [1]). Die Effektorzellen des Darmimmunsystems sind die diffus in der Darmwand verteilten Lymphozyten. Intraepithelial befinden sich vorwiegend $CD8^+$-zytotoxische T-Lymphozyten. In der Lamina propria (LP) der Schleimhaut sind die T-Zellen überwiegend $CD4^+$-Helferzellen. Der größte Teil der B-Lymphozyten in der LP entwickelt sich zu Plasmazellen. Sie sezernieren sekretorisches Immunglobulin A (sIgA), das über die Epithelzellen in das Darmlumen abgegeben wird. Der Schleim auf den Darmepithelien enthält große Mengen sIgA. Im Dünndarm des Schweines befinden sich 10mal mehr IgA^+- und IgM^+-lymphatische Zellen in der Krypten- als in der Zottenregion [2]. Vergleichbare Ergebnisse wurden auch beim Menschen beobachtet [3].

Für verschiedene immunologische Untersuchungen ist es notwendig, Zellsuspensionen lymphatischer Zellen herzustellen. Unterschiedliche Methoden zur Gewinnung von Lymphozyten aus der Darmwand wurden beschrieben [4–6]. Da die Ig^+-Zellen unterschiedlich häufig in den Zotten und Krypten vorkommen, sollte am Schweinedarm kontrolliert werden, ob durch die bekannten Separationsmethoden repräsentative Zellsuspensionen mit allen Lymphozytensubpopulationen der LP isoliert werden können.

Bisher wurden drei 14 Monate alte Göttinger Minipigs untersucht. Darmstücke ohne Peyer-Plaques wurden entnommen und intensiv mit Ringer-Lösung durchspült. Dann wurden die zerschnittenen Darmstücke mit Ca^{++}- und Mg^{++}-freiem Medium gewaschen und im gleichen Medium mit EDTA und Dithiotreitol inkubiert. Durch diese Maßnahme werden der Schleim und ein großer Teil der intraepithelialen Lymphozyten entfernt. Die Darmstücke wurden dann bei 37 °C mit kollagenasehaltigem Medium inkubiert (RPMI 1640, 0,015% Kollagenase, 0,01% DNAse, Trypsininhibitor, Antibiotika). Jeweils nach 1,5 h wurde der Inkubationsüberstand gewonnen und neues Medium hinzugefügt. So wurden 8 Fraktionen während einer gesamten Inkubationsdauer von 12 h gewonnen. Die in den Überständen vorhandenen Zellen wurden abzentrifugiert und morphologisch (Pappenheim-Färbung) und immunzytologisch (Immunfluoreszenztechnik) auf Zytopräparaten untersucht. Zusätzlich wurde aus dem gleichen Darmareal

Gewebe für die Immunhistologie gewonnen. Zum Nachweis der T- und B-Lymphozytenantigene wurden monoklonale Antikörper gegen Schweinelymphozytensubpopulationen benutzt (Übersicht bei [7]).

Die Gesamtlymphozytenzahl betrug zwischen $33 \cdot 10^6$ und $59 \cdot 10^6$ Zellen/g Darm (n = 6, 2 unabhängige Proben/Tier). Der größte Anteil der Lymphozyten wurde in den ersten 5 Fraktionen gewonnen. Die morphologische Charakterisierung der Zellen in der Pappenheim-Färbung zeigte eine deutliche Zunahme der Plasmazellen von der 1. (1,2 ± 1,0 %) bis zur letzten Probe (30,4 ± 23,8 %). In der 1. Probe wurden 80,4 ± 8,3 % $CD2^+$-T-Lymphozyten, 1,6 ± 1,2 % IgA^+- und 0,4 ± 0,14 % IgM^+-Lymphozyten gefunden. Die relative Anzahl der $CD2^+$-Zellen nahm in den folgenden Fraktionen ab (36,4 ± 11,0 %; Probe 7), der Anteil der Ig^+-Zellen stieg dagegen an (IgA^+: 10,2 ± 8,6 %; IgM^+: 8,6 ± 1,7 %). In der Immunhistologie wurden bei den gleichen Tieren $CD2^+$-, IgA^+- und IgM^+-Zellen/Fläche bestimmt. Die $CD2^+$-Zellen waren in Zotten- und Kryptenregion in gleicher Anzahl vorhanden (1256 ± 464/mm^2 und 1221 ± 471/mm^2). Die Zahl der IgA^+ Zellen betrug in den Zotten nur 51 ± 26/mm^2, in den Krypten dagegen 806 ± 29/mm^2. Ähnlich große Unterschiede wurden auch bei den IgM^+-Zellen beobachtet (Zotten: 49 ± 32/mm^2, Krypten: 379 ± 121/mm^2). Die noch vorhandenen Darmreste wurden histologisch aufgearbeitet, nach 12stündiger Inkubation wurden noch lymphatische Zellen in den Geweberesten gefunden.

Die Versuche zeigen, daß erst bei länger andauernder Separation die große Anzahl der Ig^+-Lymphozyten und Plasmazellen aus der Kryptenregion gewonnen werden kann. Die morphologische Untersuchung der Zellsuspensionen in der Pappenheim-Färbung gibt bereits guten Aufschluß über den Erfolg der Separation, da deutlich zwischen kleinen Lymphozyten und Plasmazellen unterschieden werden kann. Auch nach 12stündiger Separation sind im teilweise erhaltenen Bindegewebsgerüst noch Lymphozyten vorhanden. Die Separation von lymphatischen Zellen aus der LP sollte durch immunhistologische Kontrolle ergänzt werden. Nur so kann der Nachweis geführt werden, daß die gewonnenen Zellsuspensionen repräsentativ für die gesamte LP sind. Über die topographische Gliederung der LP ist wenig bekannt, die Lokalisation der Plasmazellen kann durch die Abgabe des sIgA in den Krypten geklärt werden. Ob die T-Zellen, die in der Zotten- und Kryptenregion der LP gefunden werden, funktionell unterschiedliche Subpopulationen darstellen, ist bisher nicht geklärt.

Literatur

1. Pabst R (1987) The anatomical basis for the immune function of the gut. Anat Embryol 176:135–144
2. Rothkötter HJ, Ulbrich H, Pabst R (1989) Lamina propria Lymphozyten im Dünndarm des Schweines: Postnatale Entwicklung ihrer Subpopulationen. Z Gastroenterol 27:506
3. Moreira MAR, Barbieri D, Sesso A (1989) Morphometric quantification of plasma cells in the intestinal mucosa of children. A comparative study between two sampling procedures. Virchows Arch [A] 416:97–103
4. Cerf-Bensussan N, Guy-Grand D, Griscelli C (1985) Intraepithelial lymphocytes of human gut: isolation, characterisation and study of natural killer activity. Gut 26:81–88

5. Lycke N (1986) A sensitive method for the detection of specific antibody production in different isotypes from single lamina propria plasma cells. Scand J Immunol 24:393–403
6. Zeitz M, Greene WC, Peffer NJ, James SP (1988) Lymphocytes isolated from the intestinal lamina propria of normal nonhuman primates have increased expression of genes associated with T-cell activation. Gastroenterology 94:647–655
7. Lunney JK, Pescovitz MD (1988) Differentiation antigens of swine lymphoid tissues. In: Miyasaka M, Trnka Z (eds) Differentiation antigens in lymphohemopoietic tissues. Dekker, New York, pp 421–454

Diskussion

Moderator:

Sie haben die Frage selber schon angeschnitten: Was passiert eigentlich, wenn ich sehr lange mit sehr stark wirksamen Enzymen eine Zellpräparation – ich möchte jetzt überspitzt sagen – malträtiere? Dann werden sicherlich Zellen zerstört und andere bleiben übrig. Es kann doch sein, daß ein Teil der übrigbleibenden Zellen schon geschädigt ist, d. h. die Funktion dieser Zellen entspricht nicht der Wirklichkeit?

Antwort:

Sie haben völlig recht. Wir haben auf der einen Seite natürlich bei den Zellsuspensionen die üblichen Tests, die man in der Zytologie macht, durchgeführt. Zum Beispiel den Methylenblauausschlußtest. Wir haben selten weniger als 90 % wirklich lebende Zellen gehabt: 10 % tote Zellen in der Suspension müssen hingenommen werden. Die Frage nach der Funktion dieser Zellen – z. B. einer Plasmazelle – und ob sie genauso Immunglobulin sezerniert wie eine Zelle im normalen intakten Gewebe, das ist eine Frage, die wir bislang noch nicht beantworten können. Andererseits sind natürlich Messungen der Immunglobulinproduktion in situ sehr schwer möglich. Also ist es sehr schwer abzuwägen, was die Zellen funktionell noch können.

Bemerkung:

Ich kann dazu vielleicht etwas aus unseren eigenen Erfahrungen sagen. Wir finden zum einen sehr wenig Plasmazellen in unseren Präparationen, da muß ich Ihnen zustimmen. Wir haben 80 % T-Zellen, was natürlich nicht mit der in-vivo-Situation übereinstimmt. Das, was übereinstimmt, ist das Verhältnis der T-Zellen zur Population. Wir haben umfangreiche Untersuchungen zur Funktion der T-Zellen gemacht, mit dem Ergebnis, daß die Kollagenasebehandlung offenbar die T-Zellfunktion nicht beeinflußt. Und auch nicht die Exposition bestimmter Oberflächenantigene. Bezüglich der T-Zellfunktion sind wir uns relativ sicher, daß die Isolierungsprozedur wenig ausmacht, aber bei B-Zellen, Plasmazellen wäre ich sehr skeptisch gegenüber in-vitro-Untersuchungen mit isolierten Zellen, weil wir über die Funktion wenig sagen können.

Kommentar:
Wenn ich das noch ergänzen darf: Wir haben bei unseren Versuchen natürlich auch normale Zellen aus dem Lymphknoten und dem peripheren Blut der Tiere mit dem gleichen Inkubationsmodus behandelt. Was die Markerexpression an der Zelloberfläche anbetrifft, haben wir keine Unterschiede gesehen. Aber das sind natürlich erst phänotypische Beobachtungen, noch keine funktionellen Aussagen.

Frage:
Kann man Populationsanteile Ihrer Zellsuspensionen subkultivieren, oder müssen Sie immer mit Frischexplantaten arbeiten?

Antwort:
Wir haben es bislang noch nicht probiert, solche Zellen weiter zu untersuchen. Aber solche Zellen können sicher weiter in vitro kultiviert werden.

Frage:
Wissen Sie, wie lange die B-Zellen funktionsfähig bleiben mit den von Ihnen bestimmten Parametern?

Antwort:
Über die Funktion der Plasmazellen und B-Zellen kann ich nichts sagen. Da gibt es nur Ergebnisse, wieviel Immunglobulin täglich produziert wird. Über die Markerexpression der T-Zellen müßte ich Herrn Zeitz fragen.

Moderator:
Herr Zeitz, Sie sind gefragt.

Antwort:
T-Zell-Klone aus dem Darm langfristig in Kultur zu halten, ist prinzipiell möglich, aber schwieriger als mit peripheren Zellen. Ich hatte letztes Jahr hier ja auch Ergebnisse vorgestellt, die zeigten, daß interessanterweise T-Zellen aus dem Darm offenbar weniger zu einer antigenen Proliferation in der Lage sind als periphere Zellen, was möglicherweise Ausdruck ihres Differenzierungszustandes ist. Es gibt Beispiele in Tiermodellen, daß Klone aus den epithelialen Lymphozyten oder Lamina-propria-Lymphozyten angelegt worden sind, aber das ist selten. Es ist schwieriger als bei peripheren Zellen. Funktionelle Untersuchungen wie 14-Tage-Helferzellassays und Suppressorzellassays, sind ohne weiteres möglich.

Frage:
Wie groß waren die Darmstücke, aus denen Sie die Zellsuspension hergestellt haben; wieviel Darm haben Sie dazu gebraucht?

Antwort:
Wir haben meistens eine Fläche von ca. 20 cm^2 genommen. Das entsprach, bei den Tieren, die wir zur Verfügung haben – Schweine –, meistens einem Gewicht von etwa 6 g. Pro Gramm erhält man zwischen 35 und 55 Mio. Zellen.

Frage:
Haben Sie das gleiche schon einmal am Magen gemacht?

Antwort:
Bislang noch nicht.

Frage:
Wir arbeiten relativ viel mit Zellsuspensionen vom Magen, und entscheidend ist ja auch die Verteilung der Zellen. Finden Sie in der Suspension das wieder, was Sie im Gewebestück hatten? Haben Sie einmal den prozentualen Gehalt von z. B. T-Lymphozyten oder Subklassen verglichen mit einer histometrischen Bestimmung der Zellen im Epithel selbst?
Es kann ja sein, daß durch die Behandlung einzelne Zellgruppen auch verlorengehen. Was unsere Erfahrungen vom Magen her anbelangt, ist es so, daß die Gruppe der Makrophagen z. B. mindestens auf ein Zehntel reduziert war. Die T-Lymphozyten waren hingegen eigentlich in fast identischer Weise quantitativ im Präparat nachweisbar.

Antwort:
Wir haben die Lymphozyten bei den gleichen Tieren verglichen. Die histologischen Werte, die ich zuerst gezeigt habe, waren bei den gleichen Tieren erhoben, die wir später dann auch separiert haben, also Darmstücke von gleichen Tieren. Und wenn man in der Immunhistologie morphometrisch die Lymphozyten bestimmt, kommt man auf ähnliche Werte wie bei der Separation.
Inwieweit Makrophagen nach der Separation noch vorhanden sind, kann schlecht untersucht werden. Wir haben bislang keinen guten Marker für die Makrophagen in der Lamina propria und haben auch noch nicht in normaler Routinehistologie nachgezählt. In den Suspensionen waren immer ganz beachtliche Anteile von Makrophagen enthalten. Das liegt aber auch daran, daß wir die Zellen nicht weiterbehandelt haben. Wir haben sie nur zweimal gewaschen und dann Zytopräparate daraus hergestellt, um eine native Zellsuspension zu bekommen.

Frage:
Bei verschiedenen Erkrankungen werden in vivo auch hohe Dosen von Enzymen verabreicht. Gibt es da Tierversuche, wo gezeigt wird, was dabei geschieht und wie das hinterher mit der Zellisolierung aussieht?

Antwort:
Dazu kann ich nichts sagen.

Moderator:
Ich kann nur sagen, daß die Enzyme – es sind Makromoleküle – auch resorbiert werden.

Opiatpeptide aus der Kuhmilch: Überempfindlichkeitsreaktionen durch β-Casomorphin-7 im experimentellen Tiermodell*

M. Kurek, J. Ring, K. Hermann, K. J. Schotten

Intra- und extragastrointestinale Überempfindlichkeitssymptome durch Nahrungsmittelbestandteile können immunologisch (allergisch) und nichtimmunologisch (pseudoallergisch) ausgelöst werden [18]. Während durch die Fortschritte der experimentellen und klinischen Allergologie in den letzten Jahrzehnten die Pathomechanismen allergischer Reaktionen zu großen Teilen aufgeklärt werden konnten, zeichnet sich v. a. das Gebiet von nichtimmunologisch bedingten Überempfindlichkeitsreaktionen durch eine Fülle ungelöster Probleme in Theorie und Praxis aus. Die Beteiligung der Mastzelle des Bindegewebes und der Schleimhaut in der Pathogenese dieser Reaktionen hat die Studien auf diesem Gebiet geprägt. Aus heutiger Sicht zeigt sich die Mastzelle als Zielzelle zahlreicher Stimulationen. Es überschneiden sich dabei exogene sowie endogene, immunologisch und neurohumoral vermittelte Einflüsse [16].

Überempfindlichkeitsreaktionen durch Opiate und Endorphine

Die ersten Hinweise auf Ähnlichkeit der Hautreaktionen auf intrakutan injiziertes Histamin und Morphin lieferte 1927 Lewis [14]. In den nächsten Jahrzehnten konnten sog. anaphylaktoide Symptome durch Opiate vom Typ des Morphins aufgeklärt und der Freisetzung von vasoaktiven Mediatoren aus den Mastzellen zugeschrieben werden [15]. In einem In-vitro-Modell konnten Ellis et al. zeigen, daß Morphin in den Konzentrationen von 1–10 mmol/l Histamin aus den isolierten peritonealen Mastzellen der Ratte freisetzt [7]. Auch endogene Opiatpeptide, Endorphine, setzen Mediatoren aus den kutanen Mastzellen vom Menschen und aus den isolierten peritonealen Mastzellen von der Ratte frei [4, 20]. Die genauen Vorgänge an der Zellmembran bleiben bisher wenig aufgeklärt, die Beteiligung von Opiat- und Nonopiatrezeptoren wird dabei vermutet [4, 9].

---

* Mit Unterstützung der Hanns-Seidel-Stiftung.

Exogene Opiatpeptide aus der Nahrung

Die Arbeiten von Zioudrou u. Klee sowie von Brantl u. Teschemacher [2, 19] haben auf die Opiataktivität von Verdauungsprodukten des Glutens und des Kaseins der Kuhmilch aufmerksam gemacht. Aus Kaseinhydrolysaten konnten Opiatpeptide isoliert und als β-Casomorphin charakterisiert werden [3]. β-Casomorphin-7, das im Darmlumen nach Einnahme der Kuhmilch entsteht, wird die Rolle eines exogenen Peptidhormons des Gastrointestinaltraktes zugeschrieben [17]. Es bestehen experimentelle Hinweise, daß dieses Fragment vom β-Kasein die Freisetzung von Insulin und Somatostatin, die Permeabilität des Darms sowie die Funktionen des zentralen Nervensystems beeinflussen kann [13, 19, 21, 22]. Diese biologischen Auswirkungen von β-Casomorphin werden im Zusammenhang mit einem agonistischen Effekt auf die Opiatrezeptoren interpretiert [2, 17].

Histaminfreisetzung durch β-Casomorphin

Aufgrund der oben angeführten Probleme interessierte es uns, ob β-Casomorphin-7 Histamin aus den isolierten peritonealen Mastzellen (Abb. 1) von der Ratte freisetzt. Für die Versuche wurden erwachsene Sprague-Dawley-Ratten verwendet (n = 6). Die Mastzellen wurden durch peritoneale Lavage mit dem Thyrodepuffer (Heparin 10 U/ml) gewonnen [1]. Die Zellen wurden in einem kalzium- und magnesiumfreien Puffer gewaschen (4°C, 150 × g, 10 min) und resuspendiert (1,2 · 10^6–2,4 · 10^6 Zellen/ml). Bei diesem Verfahren können ca. 5% von den gesamten Zellen als Mastzellen identifiziert werden. Die Stimulationen mit β-Casomorphin-7 erfolgten mit den Konzentrationen 5%, 1% und 0,1% (1,1–55,5 mmol/l) und

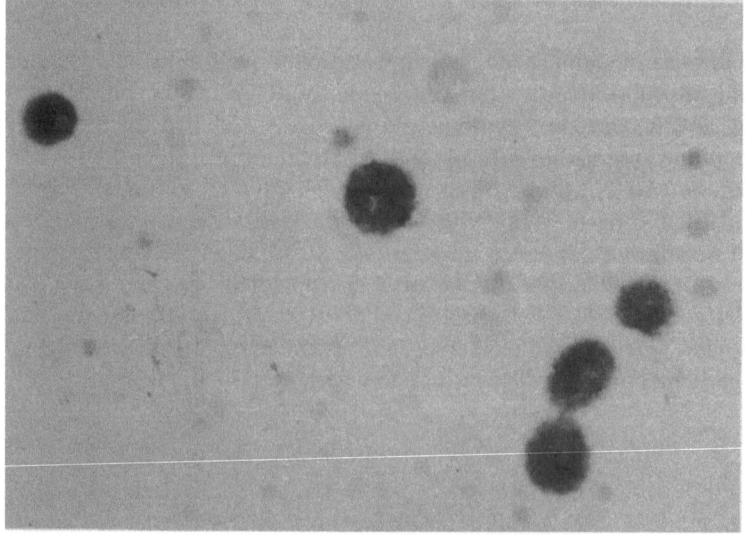

Abb. 1. Isolierte peritoneale Rattenmastzellen (Hansel-Färbung)

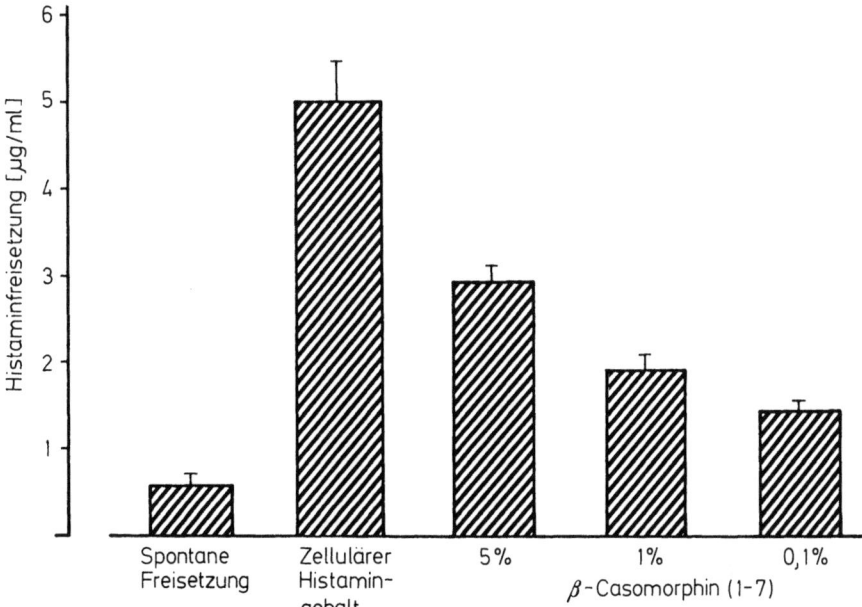

Abb. 2. In-vitro-Histaminfreisetzung nach Inkubation peritonealer Rattenmastzellen mit 1,1 mM-, 11,1 mM- und 55,5-mM-Konzentration von β-Casomorphin-7. Mittelwerte ± SEM (n = 6)

dauerten 30 min (37 °C). Als negative Kontrolle wurden die Zellen mit dem Puffer stimuliert. Das gesamte Histamin wurde mittels einer Ultraschallbehandlung freigesetzt (100 W, 10 s). Das freigesetzte Histamin wurde mittels der Radioimmunoassaymethode (Histamine RIA, Pharmacia, Freiburg) bestimmt (Abb. 2).

Bei den In-vitro-Stimulationen peritonealer Mastzellen mit β-Casomorphin-7 in Konzentrationen von 1,1–55,5 mmol/l konnte ein signifikanter Anstieg des freigesetzten Histamins gegenüber negativen Kontrollen festgestellt werden ($p < 0,05$, Wilcoxon-Test). Dies entsprach einem prozentuellen Betrag von 54 ± 5,1 %, 30,9 ± 5,1 % bzw. 20,0 ± 3,4 % des freigesetzten Histamins für die 5 %-, 1 %- und 0,1 %-Stimulationen (x ± SEM). Diese Befunde weisen darauf hin, daß β-Casomorphin-7 Histamin aus diesen Zellen in einem ähnlichen Konzentrationsbereich wie Morphin und Kodein freisetzt [8].

Bronchiale Reagibilität gegen β-Casomorphin-7 und Kodein beim Meerschweinchen

Die Reagibilität des Bronchialsystems gegen 1 bzw. 2 % β-Casomorphin-7 und 1 bzw. 2,5 % Kodeinphosphat wurde ganzkörperplethysmographisch als „compressed air" [ml] erfaßt. Für die Versuche wurden ausgewachsene Albinomeerschweinchen (n = 20) aus eigener Zucht und beiderlei Geschlechts verwendet. Als negative Kontrolle inhalierten die Tiere 0,9 % NaCl (120 s) und als positive Kontrolle 0,5 % Histamin (10 s). Diese von Dorsch entwickelte Methode benutzt als Maß der Bronchialobstruktion den Volumenbetrag, um den intrathorakales

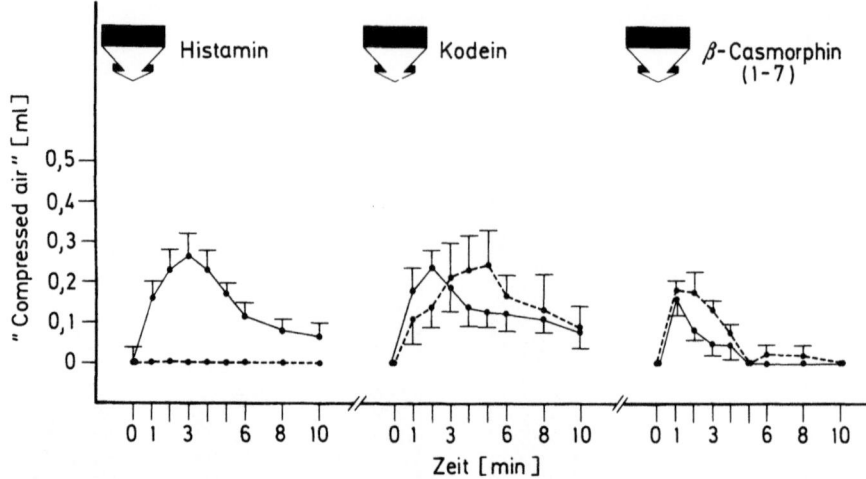

Abb. 3. Erhöhung des Bronchialwiderstands nach 120 s Inhalation von Kodeinphosphat (1 und 2,5%) und β-Casomorphin-7 (1 und 2%) bei 35 und 45% bzw. 20 und 30% der Meerschweinchen (n = 20)

Gasvolumen zur Überwindung eines erhöhten Atemwegwiderstands komprimiert werden muß [6, 11]. Nach Inhalation von 0,5% Histamin reagierten alle Meerschweinchen mit einer meßbaren Bronchialobstruktion. Eine Erhöhung des Bronchialwiderstands („compressed air" über 0,1 ml) konnte nicht nach Inhalation von 0,9% NaCl festgestellt werden. Nach 120 s Inhalation von 1% bzw. 2% β-Casomorphin-7 und 1% bzw. 2,5% Kodeinphosphat trat die Bronchialobstruktion entsprechend bei 25, 30, 35 und 45% der Meerschweinchen auf. Die Meßwerte bronchialer Obstruktion sind bei positiv reagierenden Tieren als „Compressed-air"-Mittelwerte ± SEM dargestellt (Abb. 3).

Reagibilität der Haut gegen intrakutan injiziertes β-Casomorphin-7 und Kodeinphosphat

Die Reaktionen der Haut auf Histamin, β-Casomorphin-7 und Kodeinphosphat in den Konzentrationen 0,001, 0,01 und 0,1% wurden im Intrakutantest nach 15 min bei Meerschweinchen (n = 20) untersucht. Die Hautreaktion wurde als Quaddelfläche (cm^2) erfaßt, dabei wurde die Kontrollquaddel durch 0,9% NaCl abgezogen. Alle getesteten Substanzen wurden in 0,9% NaCl gelöst. Wir konnten in früheren Studien feststellen, daß intrakutane Injektionen von 1% β-Casomorphin-7 und 1% Kodeinphosphat eine ähnliche Reaktion beim Meerschweinchen auslösten und daß die Hautreaktionen auf beide Opiate miteinander korrelieren (r = 0,72; p < 0,05; Abb. 4 und 5).

Unter Anwendung von Konzentrationen von 0,001, 0,01 und 0,1% β-Casomorphin-7 konnte eine Quaddel bei 35, 65 und 70% der Meerschweinchen festgestellt werden. Auf Injektionen von Kodeinphosphat reagierten entsprechend 70, 100 und 100% der Meerschweinchen positiv (Abb. 6).

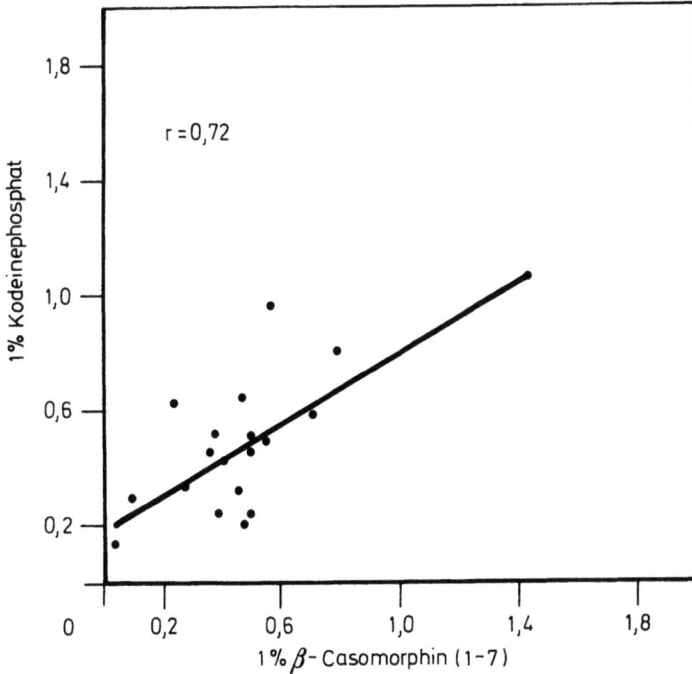

Abb. 4. Korrelation von Hautreaktionen auf β-Casomorphin-7 (1 %) mit den Hautreaktionen auf Kodeinphosphat (1 %) nach 15 min bei Meerschweinchen (n = 20)

Schlußfolgerungen

Das heutige Wissen über Opiatpeptide aus der Kuhmilch ist noch v. a. auf tierexperimentelle Befunde begrenzt. Es fehlen auch Hinweise, daß β-Casomorphin in der Pathogenese gastrointestinaler Überempfindlichkeitsreaktionen beteiligt sein könnte. Wir konnten aber zeigen, daß dieses Opiatpeptid Histamin aus den isolierten peritonealen Mastzellen von der Ratte freisetzt. Bei den In-vivo-Studien reagierten einige Meerschweinchen auf Inhalationen von β-Casomorphin-7 sowie von Kodeinphosphat mit einer meßbaren bronchialen Obstruktion, was auf die Möglichkeit der Freisetzung von vasoaktiven Mediatoren aus den Mastzellen des Bronchialsystems hinweist. Dieser Effekt konnte aber besser im Bereich der Haut gezeigt werden. Die Ähnlichkeit in der Ausprägung von Hautreaktionen durch beide Opiate scheint unseren Verdacht auf Degranulierung kutaner Mastzellen durch β-Casomorphin-7 zu unterstützen. Wir konnten allerdings bei freiwilligen, gesunden Probanden eine Quaddel- und Erythemreaktion auf intrakutan injiziertes β-Casomorphin-7 feststellen (Kurek u. Ring, in Vorbereitung). Im Hinblick auf die Tatsache, daß eine sofortallergische Komponente nur bei 30–40 % von Patienten mit kuhmilchinduzierter Enteropathie nachgewiesen werden kann, ist die Berücksichtigung der Reagibilität gastrointestinaler Mastzellen gegen β-Casomorphin von Interesse [5, 9, 19, 23].

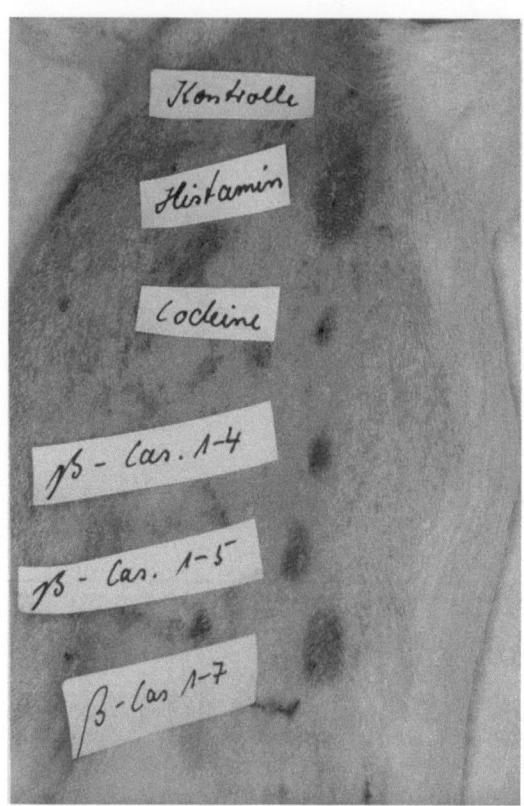

Abb. 5. Hautreaktionen 15 min nach intrakutaner Injektion von 0,1% Histamin, 1% Kodein und 1% β-Casomorphin-4, -5 und -7 (Evans-Blaufärbung)

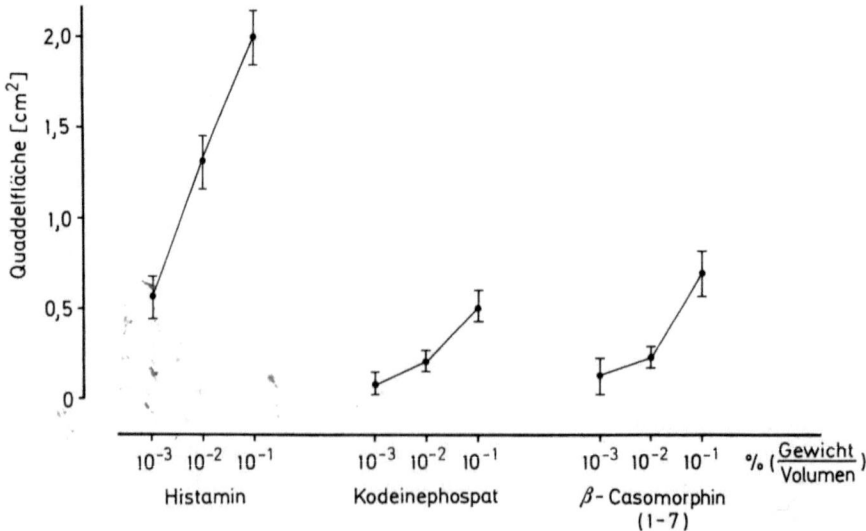

Abb. 6. Quaddelreaktion nach intrakutaner Injektion von 0,001, 0,01 und 0,1 % β-Casomorphin-7 bzw. Kodeinphosphat bei Meerschweinchen (n = 20)

Literatur

1. Atkinson G, Ennis M, Pearce FL (1979) The effect of alkaline earth cations on the release of histamine from rat peritoneal mast cells treated with compound 48/80 and peptide 401. Br J Pharmacol 65:395–402
2. Brantl V, Teschemacher H (1979) A material with opioid activity in bovine milk and milk products. Naunyn Schmiedbergs Arch Pharmacol 306:301–304
3. Brantl V, Teschemacher H, Bläsig J, Henschen A, Lottspeich F (1981) Opioid activities of β-Casomorphins. Life Sci 28:1903–1999
4. Casale TB, Bowman S, Kaliner M (1984) Induction of human cutaneous mast cell degranulation by opiates and endogenous opioid peptides: evidence for opiate and nonopiate receptor participation. J Allergy Clin Immunol 73:775–781
5. Chandra RK, Singh G, Shirdhara B (1989) Effect of feeding whey hydrolysate, soy and conventional cow milk formulas on incidence of atopic disease in high risk infants. Ann Allergy 63:102–106
6. Dorsch W, Waldherr U, Rosmanith J (1981) Continous recording of intrapulmonary „compressed air" as a sensitive noninvasive method of measuring bronchial obstruction in guinea pigs. Pflugers Arch 391:236–241
7. Ellis HV, Johnson AR, Moran NC (1970) Selective release of histamine from rat mast cells by several drugs. J Pharmacol Exp Ther 175:627–631
8. Grosman N, Steen MJ, Johansen FF (1982) Histamine release from isolated rat mast cells induced by opiates: Effect of sterical configuration and calcium. Agents Actions 50:417–424
9. Hägermark Ö (1986) Itch and endorphins. In: Ring J, Burg G (eds) New trends in allergy II. Springer, Berlin Heidelberg New York Tokyo, S 128–134
10. Hamel U, Kielwein G, Teschemacher H (1985) β-Casomorphin immunoreactive materials in cow's milk incubated with various bacterial species. J Dairey Res 52:139–148
11. Koch G, Wiedemann K, Drebes E, Zimmerman W, Link G, Teschemacher H (1988) Human β-Casomorphin-8 immunoreactive material in the plasma of women during pregnancy and after delivery. Reg Peptides 20:107–117
12. Kurek M, Dorsch W, Ring J (1989) Klinische und experimentelle Studien zur Diagnostik und Pathogenese der Nahrungsmittelallergie. Modell der Kuhmilchallergie beim Meerschweinchen. In: Müller J, Ottenjann R, Seifert J (Hrsg) Ökosystem Darm Morphologie, Mikrobiologie, Immunologie, Klinik und Therapie. Springer, Berlin Heidelberg New York Tokyo, S 294–304
13. Kurek M, Hermann K, Ring J (1990) In-vitro-Histaminfreisetzung und Hautreaktionen durch Kasein-Hydrolysate vom Typ des β-Casomorphins. 2. Allergologischer Workshop der Deutschen Gesellschaft für Allergie und Immunitätsforschung. Mainz 9. März 1990. Allergologie [Abstract] 2:52
14. Lewis T (1927) The blood vessels of the skin and their responses. Shaw & Sons, London
15. Lorenz W, Doenicke A, Meyer B, Reimann HJ, Kusche J, Barth H, Gessing H, Hutzel M, Weissenbacher B (1972) Histamine release in man by propanidid and thiopentone: pharmacological effects and clinical consequences. Br J Anasth 44:355–368
16. Marshall JS, Bienenstock J, Perdue MH, Stanisz AM, Stead RH, Ernst PB (1989) Novel cellular interactions and networks involvin the intestinal immune system and its micro environment. AMPIS 97:383–394
17. Morley JE (1982) Food peptides. A new class of hormones? JAMA 247:2379–2380
18. Ring J (1984) Nahrungsmittelallergie und andere Unverträglichkeitsreaktionen durch Nahrungsmittel. Klin Wochenschr 62:795–802
19. Zioudron C, Klee WA (1979) Exorphins-peptides with opioid activity derived from casein and wheat gluten. In: Van Ree Y, Terennis L (ed) Characteristics and function of opioids. Elsevier North-Holland. Biomedical Press, Amsterdam, S 243–244

Diskussion

Frage:

Es ist ja schon seit langem in der Diskussion, daß die Milchallergene im Bereich der Kaseine anzusiedeln sind. Es ist die Frage, inwieweit die Kaseine sich chemisch auf dem Weg „von der Kuh in die Flasche", aus der wir dann trinken, so verändern, daß hier Proteinstrukturen entstehen, die einen allergenen Charakter haben. Die erste Frage ist: Haben Sie Milchproben untersucht und diese Kaseine isoliert – abhängig von der Fütterungsart der Kuh? Zweite Frage: Welche Milch, die native Milch aus dem Euter? Und das dritte, was man auch beachten muß: Wir sehen bei Milchallergikern, die ins Ausland fahren, vor allem in den Mittelmeerraum, daß sie wiederkommen und sagen: „ich habe da unten alles gegessen, was mit Milch zu tun hat und hatte keine Beschwerden". D. h., das, was Sie hier nachgewiesen haben, sind zunächst einmal histaminähnliche Reaktionen. Ob es Allergene sind, ist fraglich.

Antwort:

Es ist keine allergische Reaktion. Das ist der Punkt. Es geht darum, daß ein Bruchteil des Kaseins als Opiatpeptid auch direkt die Mastzelle degranulieren könnte.
Wir haben das Kasein nicht aus der Frischmilch isoliert. Es gibt schon fertige Peptide, die synthetisch hergestellt sind.

Frage:

Da muß ich fragen, was das für eine klinische Relevanz hat? Sollen wir keine Milch mehr trinken?

Antwort:

Also, die Milch ist sicher zu genießen. Aber ich spekuliere jetzt ganz bewußt. Angenommen, es gäbe im Darm Zustände, wo es z. B. auf einem nicht immunologisch bedingten Weg zu einem erhöhten Mediatorenrelease aus Mastzellen kommen könnte: wir wissen, daß nur 30–40 % der Patienten eine nachweisbare Allergie in unserem allergologischen Sinne haben.

Frage:
Das ist ja ein brisantes Thema, was Sie aufgegriffen haben. Es könnte sein, daß die Milch durch sog. Denaturierung durch Hydrolyse zwar allergenfrei wird, aber im Zuge dieser chemischen Umsetzung eben die entsprechenden Oligopeptide entwickelt, die eine allergische Reaktion vortäuschen können, wenn die entsprechende Dosis hoch genug ist. Offenbar ist die Ernährungsindustrie hier auf einem falschen Wege, daß sie durch eine weitere Denaturierung wieder einen echten Histaminlieferanten im klassischen pharmakologischen Sinne erzeugt.

Frage:
Bei dieser Gelegenheit wollte ich noch einmal fragen, wie ist eigentlich die physiologische Dosis, die Sie in der Milch finden, hinsichtlich ihrer Reaktion auf die lokale Mukosa zu bewerten?

Antwort:
Das ist eine sehr schwierige Frage. Bis jetzt ist es nicht bekannt, welche Konzentrationen im Darm entstehen. Es wird nur spekuliert. Ich kenne eine Arbeit von Teschemacher und eine Vermutung. Er hat es so formuliert: Aus 0,5 l Milch entstehen wahrscheinlich 15 mg β-Casomorphin, die aber enzymatisch stabil sind. Natürlich ist es eine Frage, wie die menschliche Haut reagiert. Aber ob der Darm genauso reagiert, das wissen wir nicht.

Bemerkung:
Eine Antwort zur Frage, ob das eine klinische Relevanz hat: Wenn mein Eindruck richtig ist, hat das eine sehr große klinische Relevanz. Die Pharmaindustrie bzw. Hersteller von flüssigen Formeldiäten, die hydrolisierte und auch hochmolekulare Diäten herstellen, kämpfen ja mit dem Problem, daß unter diesen Diäten sehr häufig Diarrhöen auftreten, und man weiß ja, daß bestimmte Kasomorphine in bestimmten Konzentrationen über entsprechende Rezeptoren auf den Gastrointestinaltrakt ganz spezifische Wirkungen entfalten.

Bemerkung:
Ich möchte das noch einmal wiederholen, was ich in meinem eigenen Vortrag gesagt habe. Die klinische Relevanz sehe ich darin, daß ich eben dem Patienten sage, „wenn Sie Milchprodukte meiden, ist Ihr derzeitiges Krankheitsbild weg." Ob es allergisch, ob es pseudoallergisch ist, ist für den Patienten zunächst einmal nicht relevant. Die klinische Relevanz für mich ist hier, daß ich sage, es gibt Milchunverträglichkeiten, die ich mit den klassischen allergologischen Methoden nicht beweisen kann.

Bemerkung:
Aber es ist doch relevant für den Hersteller; der muß sich doch darum kümmern, daß solche Stoffe nicht in der Nahrung vorhanden sind.

Bemerkung:
Sie haben gesagt, die Endorphine und Kaseine haben ähnliche Wirkungen. Wenn es so wäre, dann müssen die Konfigurationen ähnlich sein. Aber die β-Endorphine sind nicht enzymatisch stabil.

Antwort:
Die Ähnlichkeit bezieht sich auf die Struktur, weil es eine Peptidstruktur ist, die eine Opiatwirkung hat, aber es sind vollkommen andere Substanzen. Die Endorphine haben die Wirkung auf die Opiatrezeptoren, da gibt es noch weitere spezifische Rezeptoren.

Frage:
Sind sie R- oder D-isomer?

Antwort:
Das wissen wir noch nicht.

Bemerkung:
Ich meine schon, daß man bei einem Patienten, der Milch nicht verträgt, wissen muß, warum er die Milch nicht verträgt. Wenn wir bedenken, daß wir durch ganz einfache Tests heute bis zu 30% Laktoseunverträglichkeit ganz einfach eliminieren können, dann hat das ganz entscheidende Bedeutung auch z.B. für unsere Milchindustrie. Unsere Milchindustrie hat eine so starke Lobby, daß sie es sich leisten kann, auf diese hohe Rate von Laktoseunverträglichkeit nicht einzugehen. In den USA ist es ganz normal, daß Sie in einen Milchladen gehen und laktosefreie Milch einkaufen können und daß die Patienten dort eigentlich ganz problemlos die Milch konsumieren, was bei uns hier nicht möglich ist.

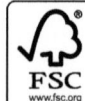

If you have any concerns about our products,
you can contact us on
ProductSafety@springernature.com

In case Publisher is established outside the EU,
the EU authorized representative is:
**Springer Nature Customer Service Center GmbH
Europaplatz 3, 69115 Heidelberg, Germany**

Printed by Libri Plureos GmbH
in Hamburg, Germany